浙江省中医药科技计划科研基金项目:《伤寒杂病论》药物与证的理论研究与实践（No:2020ZA107）

《伤寒杂病论》药证解读

主　编　张宇静

副主编　孙国铭　唐可伟　郑军状

编　委　（按姓氏笔画排序）

王辰宇　宁波市北仑区关键帧传媒工作室

任婷婷　上海交通大学医学院附属同仁医院

孙国铭　宁波市北仑区中医院

杨　瑞　中国科学院植物研究所

杨奇达　宁波市北仑区卫生健康局

张宇静　宁波市北仑区中医院

张晓林　宁波市教育考试院

郑军状　慈溪市中西医结合医疗健康集团（慈溪市中医医院）

徐春申　上海交通大学医学院附属同仁医院

高兰君　北京中医药大学

唐可伟　宁波市海曙区中医医院

人民卫生出版社

·北京·

图书在版编目（CIP）数据

《伤寒杂病论》药证解读 / 张宇静主编． —— 北京：
人民卫生出版社,2021.6

　　ISBN 978-7-117-31165-6

　　Ⅰ. ①伤…　Ⅱ. ①张…　Ⅲ. ①《伤寒杂病论》- 研究
Ⅳ. ①R222.19

中国版本图书馆 CIP 数据核字（2021）第 007869 号

| 人卫智网 | www.ipmph.com | 医学教育、学术、考试、健康，购书智慧智能综合服务平台 |
| 人卫官网 | www.pmph.com | 人卫官方资讯发布平台 |

《伤寒杂病论》药证解读
《Shanghan Zabing Lun》Yaozheng Jiedu

主　　编：张宇静
出版发行：人民卫生出版社（中继线 010-59780011）
地　　址：北京市朝阳区潘家园南里 19 号
邮　　编：100021
E - mail：pmph @ pmph.com
购书热线：010-59787592　010-59787584　010-65264830
印　　刷：人卫印务（北京）有限公司
经　　销：新华书店
开　　本：787 × 1092　1/16　　印张：21
字　　数：344 千字
版　　次：2021 年 6 月第 1 版
印　　次：2021 年 7 月第 1 次印刷
标准书号：ISBN 978-7-117-31165-6
定　　价：160.00 元

打击盗版举报电话：**010-59787491**　E-mail：**WQ @ pmph.com**
质量问题联系电话：**010-59787234**　E-mail：**zhiliang @ pmph.com**

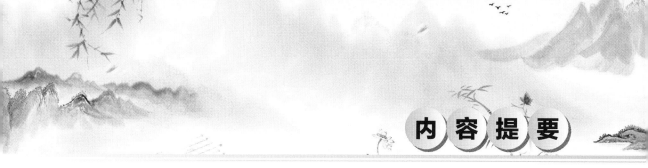

内 容 提 要

　　本书是作者研习《伤寒论》与《金匮要略》中所用药物之小结。

　　全书分为两部分。第一部分为张仲景习用药物,从"基源探讨""条文辑要""病机辨析""应用探究"展开论述,通过"析药测证""以药串方"的形式,努力探索,还原张仲景时代诸医者的用药思辨规律,从"证-药"角度全新地诠释每味药物;第二部分为张仲景较少使用的药物,重点厘清其基源及本草历史沿革,内容、形式不拘一格。

　　本书以临床实用为指归,融思想性、学术性、可读性于一体,所论特色鲜明,法度从容,为促进经方研究发展提供了新思路,对于广大中医药临床工作者及中医爱好者来说,都是一本不错的参考书。

　　主编邮箱:zhangyujing153@163.com

　　扫描下面二维码,了解本书相关内容的最新进展

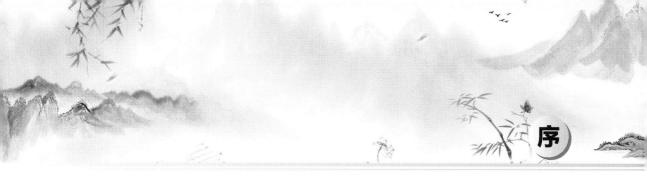

　　《伤寒杂病论》是继《黄帝内经》《难经》《神农本草经》之后又一部著名的中医古典医籍，因其有独特的辨证论治体系，理、法、方、药俱备，故有"方书之祖"的美誉，为历代医家所重视。由于古代战火洗礼，本书目前分为《伤寒论》和《金匮要略》呈现在我们面前。古往今来，研习《伤寒论》者不下数十家，古有三纲鼎立、方证类比、六经气化等著名学说，今有六经八纲、脏腑辨证、药证方证等不同学术流派，遗风余采，莫与比盛，而探讨《金匮要略》者则屈指可数。

　　浙江自古以来，中医氛围较为浓厚，杰出医家人才辈出。清朝初年宁波柯琴的《伤寒来苏集》，其后绍兴俞肇源的《通俗伤寒论》都是伤寒学派重要的读本，民国时期宁波的伤寒大家范文甫家喻户晓，同时代在绍兴地区更涌现了何廉臣、曹炳章等著名伤寒医家，将"绍派伤寒"推入顶峰。近年来，"浙派中医"兴起之时，"浙派伤寒"亦风发而上。张宇静副主任中医师幼承家学，其后就读于浙江中医药大学，多年来致力于仲景方药之医药结合研究，即将出版的著作《〈伤寒杂病论〉药证解读》一书，本着"挤出水分写干货、啃露骨头说白话"的原则，通过"析药测证""以药串方"的形式，将《伤寒论》与《金匮要略》全书所用方药进行归纳整理，更将仲景学术经验，通过析"药"辨"证"这种崭新的方式呈现给读者，通俗而不失专业性，有助于大家汲取更为宝贵的营养物质，充实自己，提高自己，令吾钦佩。其与吾徒交往多年，吾视若一辄，今索序于吾，乐为之序。吾以为张医师乃年轻一代中医的佼佼者，"源头出活水"，期冀他这本不拘一格的伤寒药解，为学者们提供新思路，为中医临床提供新方法，为"浙派中医"分支"浙派伤寒"添砖加瓦，并为宁波中医人的伤寒学研究如何另辟蹊径，如何独立创新，起到一个示范带头的作用。

第三批全国老中医药专家学术经验继承工作指导老师

全国名老中医传承工作室指导老师

浙江省国医名师

原宁波市中医药学会会长、原宁波市中医院院长

王晖

己亥年冬至于宁波

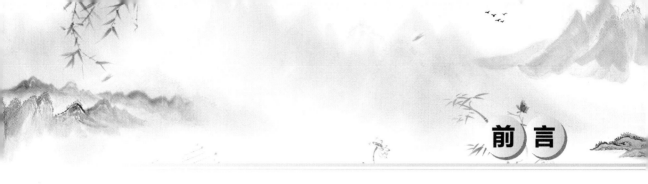

本书是作者研习《伤寒论》与《金匮要略》的小结。全书主体分为两部分内容。

一、第一部分为张仲景习用药物（多篇使用 >5 次），从"基源探讨""条文辑要""病机辨析""应用探究"四块内容展开论述。

1.【基源探讨】 研究一个药物，搞清它的科属种、历史变迁及药用部位的演变，是非常有意义的，可以避免不少认知上的混淆。本书重在厘清古代文献相关资料，遵循"古今对照"原则，纵向展开论述。

2.【条文辑要】 研究前人的用药思想，最有说服力的资料是其本人在著作中的相关论述，若无则需要研究者从文中进行比较、归纳。本书在论述张仲景习用药物时，一般采用药物最大剂量原则、最简方原则、加减指征原则，将《伤寒论》与《金匮要略》书中相关条文内容进行归纳。其中，药物最大剂量是针对该药物在《伤寒论》与《金匮要略》中应用的最大剂量及其所涉及的具体方剂进行论述；最简方是针对方剂组成的药味数量而言，最简方特指组成包括该药物的方剂中药味最少者；加减指征是指针对《伤寒论》与《金匮要略》中方剂加减用药里涉及该药物的内容进行了总结。部分药物由于张仲景使用次数过少或采用剂量对比、归纳法难以得出满意的结论，直接采用资料归纳法处理。

3.【病机辨析】 对相关症状进行比较、归纳之后，进一步推演病机，再将药物与病机结合起来综合论述，从"药 - 证"角度对每一味药有一个新的认识。

4.【应用探究】 本段内容相对广泛、灵活，注重实用。着重探讨张仲景方中脚注中的制法，略论历代炮制沿革及常用的验收、鉴定要点。其他炮制相关内容在诸炮制类书籍中多有记载，若有需要请自行查阅相关资料。

二、第二部分为张仲景较少使用的药物（多篇使用 <5 次），重点厘清其基源及本草历史沿革，旁及炮制及鉴定等相关内容。此部分内容由本研究室成员协作共同整理完成。

三、主要引用文献及版本说明

1. 本书中的"现行版药典"指的是《中华人民共和国药典》（2020 年版）。

2.《伤寒论》版本选用赵开美复刻本之影印本，以刘渡舟教授等校注的《伤寒论校注》作为主校本，以人民卫生出版社出版"中医临床必读丛书"之《伤寒论》作为现代简体汉字版依据，条文编码选用目前大专院校教材所习用的由重庆中医药学会制订之新辑宋本 398 条系统。药物涉及内容自书中"辨太阳病脉证并治上第五"篇起，至"辨阴阳易差后劳复病脉证并治第十四"篇止，共 10 篇。药物涉及条文均以编码数字形式出现，并加以括弧。例:(21),

即代表《伤寒论》第 21 条。

3.《金匮要略方论》版本选用邓珍本仿宋刻本之影印本,以何任教授等校注的《金匮要略校注》作为主校本,以人民卫生出版社出版"中医临床必读丛书"之《金匮要略》作为现代简体汉字版依据。内容自书中"脏腑经络先后病脉证第一"篇起,至"妇人杂病脉证并治第二十二"篇止,共 22 篇,取正文部分。药物涉及内容均示以对应篇名,并加以括弧。例:(第八),即代表《金匮要略》之奔豚气病脉证治第八。

4.《神农本草经》版本选用马继兴主编之《神农本草经辑注》;《本草经集注》《日华子本草》《新修本草》《本草图经》等均选用尚志均之辑复、辑校本;《证类本草》选用以金刻本为底本之郭君双等校注本;《本草纲目》选用人民卫生出版社出版之金陵版排印本;《金匮玉函经》选用清康熙重刻何义门手抄宋本之影印本;《黄帝内经素问》《灵枢经》均选用人民卫生出版社出版之影印本。

另外,为便于读者检索,文后附中药索引。正文中的药物标题名称保持与《伤寒论》《金匮要略》原书中所用名称一致,索引中将《伤寒论》《金匮要略》原书所用中药名称与其现代常用名称分别列出。例如:正文中记"䗪虫",索引中收录"䗪虫""土鳖虫"等名称。

四、从应用实际考虑,本书药物附图以饮片为主,部分药物以药材形式呈现。对于药物基源有争议或难以明确者,或在平素生产活动中常见者(如鸡子黄、人尿等),本书不予以附图。

五、为了便于读者学习和理解本书的内容,每个药物都配有音频讲解,以二维码的形式在书中呈现。

本书适合中医师、中医爱好者、西医学习中医者及教学工作者阅读和参考。

这个小册的问世,衷心感谢人民卫生出版社,正是他们在选题、撰著等各个环节给予的大力支持,才使本书有幸与读者见面;感谢福建广生堂药业股份有限公司(广生科技有限公司)的李振阳研发工程师与来自安徽亳州的姚旭先生,为找寻本书拍摄所用实物样品而辛苦奔波;感谢妻子的支持,协助完成本书之原稿录音整理并予以转换成文字。谨以此为礼,献给中医事业,献给读者,作为对上述各方的真诚答谢!

本作品对中药之研究角度较为新颖,研究思路尚在探索阶段,又缺乏参考资料,加之作者水平有限,编写时间仓促,书中的错漏及不完善之处在所难免,但我们本着边学边用、边学边改的精神,广泛听取诸位读者的宝贵建议,以待进一步修正与完善之。

张宇静

2020 年 10 月于浙江宁波

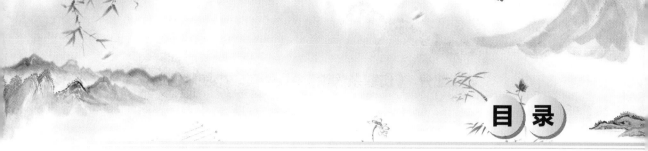

目录

第二部分 《伤寒杂病论》中张仲景较少使用的药物

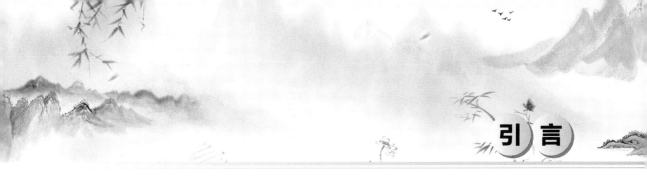
任何疾病,在它演变的不同阶段,必然会出现一系列相应的征象。

例如,有些人一受风就会出现口干、鼻腔内流清涕的症状,这"口干""鼻腔内流清涕"就是两个征象。这些不同的征象是孤立存在的,还是互相之间有内在联系呢?

我们的祖先早在5000多年前就开始思考这个问题了。他们通过不断观察发现,疾病中的征象都是有意义的。他们总结了这些通过望、闻、问、切获得的征象,运用他们当时生产、生活中分析事物的方法(如阴阳、五行理论,这些并不是中医特有的),将资料进行理性分析,从病因、病位、病性角度展开了较为系统的推演,由此得出的这个结论,古人称之为"证"。

辨证论治是中医的魂。辨证论治是贯穿在整个治疗环节的。医者如果不能准确分析病机,如何确定治法? 如果没有正确地进行辨证,如何立方遣药?

既然辨证论治如此重要,学习从何入手?

目前,中医界公认先秦时期的中医经典作品仍是《素问》《灵枢经》《难经》和《神农本草经》。虽然《素问》中《咳论》《举痛论》《至真要大论》等篇都专门探讨了病机,但其详记医理,略于方论;《灵枢经》以论述经络、针灸为主;《难经》主要是以问答的方式对《灵枢经》的内容进行补充、讲解,还包括对一部分诊法的发挥;《神农本草经》则完全是一本药学著作,已亡佚,目前大家见到的版本多是从后世诸本草著作里辑录出来的。历史延续至东汉末年汉献帝时期出现了重大转折,此时出现了一本名为《伤寒杂病论》的著作,在这本书里,作者首次展开了对除医理之外的法、方、药的详细探讨,正式提出了"观其脉证,知犯何逆,随证治之"的思想。至此,我们的先人不再拘泥于症-药对应,真正转入了证-药(方)相应的时代。这就是历代医家会把张仲景和他的作品放在这么高位置的原因。学习中医学,是绕不开张仲景和《伤寒杂病论》的。

可惜的是,东汉时期还没有发明活字印刷,纸帛虽已出现但并不普及,当时的医家仍然多把文字刻录在竹简上,非常繁琐,携带不便。因此,那时的古籍多言简意赅。再者,著书者一般只会把他认为最紧要的部分记录下来,其他部分则多隐晦不表(他的潜意识里认为这些内容大家都懂,事实上读者可能并不都懂或者理解不全),然而对于这些文字背后隐含的信息,如果我们不加以潜心挖掘,让我们现代的思维与古人立方用药、辨析病机的思维发生碰撞,这些宝贵的经验就很难被我们完整地获取、消化和应用于临床实践,资源就白白浪费掉了。这就是常说的要"从无字句中读书"的意思。

中医学术界还有几个很有意思的现象:

一、理论脱离实用。唐宋以后的医家，不少是从学习宋明理学起步的。因此当他们成为一代名家著书立说时，在他们的著作中难免留有宋明理学思想的印记。而现代的中医人，绝大部分是到了大学本科阶段才真正接触中医知识与理论，之前十几年的学习主体几乎都是现代理性辨析思维，两者产生的矛盾与冲突就不可避免了，甚至部分中医人忽视学习、研读、继承中医古籍。

二、重伤寒轻金匮。据统计，研究《伤寒论》的书，自金代成无己始著《注解伤寒论》以来，训诂注释的医著已经不下100本了，但研究《金匮要略方论》的书，却屈指可数。所以"经方"经常给人只能治"外感病"，只能治"古人病"的错觉。

三、重条文轻方药。对于《伤寒论》经文的解释、演绎，诸多医家多有发挥，然一论及文中方药，或轻描淡写，或直接略过，或强加入自己的各种臆想，还标榜这就是"仲景原意"。

中医学需要创新与发展。但是，任何学科所谓创新与发展，都是建立在继承的基础上，再通过当代学者不断的实践，细致的观察、研究而达成的。例如，清代诸位医家创立的温病学说，其思想体系和中医理论体系是浑然一体的，它探索了除寒邪外其他外淫在人体内的传变规律，并对张仲景的厥阴病研究做了非常翔实的补充，临床反复验证这些资料确有实用价值。因此，所谓的"寒温"之争，根本是脱离临床实际，大多纯粹是为了理论争辩而争辩。可叹今日的现状青年中医人普遍古文功底较差，大多不愿读甚至读不懂医学古籍；到了临床分辨不了寒热虚实，上手只会凭着大学时期记住的几首方剂，勉强应付一下。今日会治"未病"的专家不少，治得了"已病"的专家却是凤毛麟角。中医的根本在于疗效，再有政策保障，如果疗效不能提高，将会被时代淘汰。学科发展亦是如此，如果连继承都非常有难度，谈何发展？

本着"说明白话，写干货，实事求是"的原则，本书尝试不再使用大多数研究者"条文结合方药"的分析讲解模式，而将《伤寒论》与《金匮要略方论》二书合而为一（本来就是一本书），结合《黄帝内经》《神农本草经》（仲景学说并不完全继承二书思想，但有很大的学术关联性），通过"析药测证""以药串方"的形式，努力探索，还原张仲景时代诸医者的用药思辨规律（《伤寒杂病论》本为张仲景"博采众方"而成），挖掘其"随证治之"的精髓，以达到快速临床转化的目的。

如果大家读完本书后，燃起了研读经典的兴趣，给自己的临床工作带来了一些启发和引领，或者搞清楚了某几个中医概念，那这本小册，就真正实现了它微薄的价值了。

第一部分

《伤寒杂病论》中张仲景的习用药物

本部分内容的主要探究对象为仲景习用药物（多篇使用 > 5 次），从"基源探讨""条文辑要""病机辨析""应用探究"四个方面展开论述。

1. 茯苓

【基源探讨】

在现行版药典中,茯苓为多孔菌科真菌茯苓 *Poria cocos* (Schw.) Wolf 的菌核,多寄生于松科植物赤松或马尾松的树根上。主产于浙江、云南、湖北、安徽等地,目前野生与栽培品均有。立秋前后采挖,除去泥沙,"发汗",去皮,按色泽分为"白茯苓"和"赤茯苓"。切厚片、方块或骰粒形块,干燥;选取菌核中间带有松根或松枝者,切方块干燥,称"茯神"。

本品历代用药基源保持一致。最早名为"伏灵",见于《史记·龟策列传》。《神农本草经》将其列为上品,名"伏苓""伏菟"。"茯神"这一名称最早见于梁代《名医别录》。"茯苓皮"则最早见于明代《本草纲目》。目前诸多学者仍认为产于云南者曰"云苓",质最优,此观点最早起源于《滇海虞衡志》。

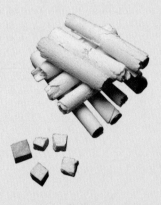

茯苓

【条文辑要】

最简方,当是**葵子茯苓散**(第二十),方中仅葵子、茯苓两味:"妊娠有水气,身重,小便不利……起则头眩……小便利则愈。"

茯苓的最大应用剂量达到半斤,共涉及 3 个方剂,具体如下:

茯苓桂枝甘草大枣汤(65):"发汗后,其人脐下悸者,欲作奔豚"。

茯苓泽泻汤(第十七):"吐而渴欲饮水者"。

茯苓戎盐汤(第十三):"小便不利"。

方中加减:

真武汤(316):"若小便利者,去茯苓"。

小柴胡汤(96):"若心下悸,小便不利者,去黄芩,加茯苓四两"。

小青龙汤(40):"若小便不利,少腹满者,去麻黄,加茯苓四两"。

四逆散(318):"小便不利者,加茯苓五分"。

理中丸(386):"悸者,加茯苓二两"。

其他如**小半夏加茯苓汤**(第十二)、**茯苓杏仁甘草汤**(第九)、**苓桂术甘汤**(第十二)等均有类似描述,在此略过,请自行查考。

【病机辨析】

从上述条文归纳,我们不难发现,仲景在选用茯苓这味药时是非常有规律的。条文中反复多次出现的"眩""悸""小便不利",提示我们应该考虑这些症状是其选用茯苓的指征。

三点思考:

1. "眩""悸""小便不利"这些症状,是不是在患者身上必须同时出现?

答案是否定的。因为条文中对此的记录是分散并单独出现的,偶有两者并存。

2. 这些症状出现的密集度,与剂量大小有没有呈正相关性呢?

我们统计后可见,在茯苓桂枝甘草大枣汤中,茯苓应用的剂量最大,达到了半斤;在五苓散中,茯苓的剂量最小,为 18 铢;在其他方剂中,茯苓的剂量多为 1~4 两。然而,"眩""悸""小便不利"的症状,均为分散出现。因此,这个推断也是不成立的。另外,仲景使用茯苓的剂量差异如此之大,应该考虑与剂型的选择有关系(汤剂与散剂)。

3. 茯苓是不是"眩""悸""小便不利"的通用药呢? 换句话说,是不是只要见到"眩""悸""小便不利",我们就可以加用茯苓呢?

有一定经验的医者,都能发现这个说法是不符合临床实际的,这点恰恰是很多所谓坚持"药证"学说的学者有意或无意避之不谈的。

因此,我们除了分析、归纳出仲景选用本品的"症"的特征,更应当要挖掘在这个"症"的背后疾病发生、发展与转归的机制,这个才是真正的"证"。

在这些经文里,与上述症状伴随出现的,还有一些"身重""有水气""欲饮水""有痰饮""渴"等症状、病机的记录,这些是不是也能给我们一些提示呢? 我们分析发现,这些其他症状、病机的记录有一个共同的特点,就是这些信息都是围绕水液代谢失常展开论述的。由此推论,既然这些资料和"眩""悸""小便不利"同时记录,我们是不是可以认为,所谓的茯苓证,所谓的"眩""悸""小便不利",不过是由于水液代谢紊乱而导致的痰、湿、饮、水毒等积聚、流注、上冲身体不同部位(上焦的"眩"、中上焦的"悸"、下焦的"小便不利")而出现的各种症状变化而已。因此,"眩""悸""小便不利",仅仅是"症",而真正的"证"是痰、湿、饮、水毒弥漫三焦。此观点正确与否,各位读者可以从临床实践中反复观察、验证。

发汗、利小便(即《素问·汤液醪醴论》中"开鬼门、洁净府"之义)是《黄帝内经》给我们提示的治疗饮证的两大法门。我们今天讲的这一味性味甘淡、微寒的白茯苓,它能入肺达脾,通行三焦,它的淡渗趋下之性能引导体内水湿下行,从小便而出,则诸症自除。这也是为什么在真武汤里"若小便利者,去茯苓"的意义所在。茯苓是通过通行水道、引水下行而治水,并不是如半夏、橘皮一样通过其辛温燥湿之性行水气,此要点不可不知。

我们再看《神农本草经》对茯苓的描述,其记录茯苓"治胸胁逆气,忧恚,惊邪,恐悸,心下结痛,寒热,烦满,咳逆。止口焦,舌干,利小便"。对比可见,仲景对茯苓的认识和应用,与《神农本草经》的要点是一脉相承的。除上述内容,他在书中亦有对"忧恚惊邪恐悸"的专项治疗典型例子。这一治疗"忧恚惊邪恐悸",就是现行的中药学教材中提到茯苓能用于"宁心安神"的意思吗? 不尽然。笔者认为,"忧恚惊邪恐悸"当为心神不宁的加强版,如书中茯苓四逆汤条(69)中的"烦躁"即是。此条是一条难解条文,现多数学者从"茯苓淡渗,能宁心安神"来解释,笔者认为此解释不够点明仲景原意,如果茯苓在此方证中仅仅是起到一点安神的作用,那是不是用点龙骨、牡蛎效果更好？或者用点后世人喜用的酸枣仁、柏子仁,行不行呢？更重要的是,本方中茯苓的用量是全方中药物剂量最大的(用到了四两),说明它并不是一个可有可无的点缀药。在此,笔者认为,本条之所以"烦躁",当为此患者本已处于少阴阳衰、阴寒内结的阶段,津遇寒而凝,此阴寒之水气上凌于心,而致患者出现烦躁不安。故此时一面予以四逆汤回阳救逆,一面投下重剂茯苓行水、散阴结,针对复杂病机分层施治,上下同治乃可收功。这样的例子在本书中还有很多,在此不再一一列举。因此,我们在临床中,如果要使用茯苓,就必须紧紧抓住"水滞"这个关键要点,有则大胆使用,若机体已呈现阴枯之态,则绝不滥用。此点医者不可不识。

【应用探究】

茯苓均以体重坚实,外皮褐色而略带光泽,皱纹深,断面白色细腻,粘牙力强者为佳。它的加工法历来有两种:或趁湿直接切,晒干;或取干燥的茯苓以水浸润后稍蒸,切制,晒干。可以切成骰方,也可以切成厚片。但目前市场流通几乎都是骰方小块(便于运输,不易破碎)。鲜切与蒸切有区别,直接鲜切者,块片松散,品相欠佳;蒸切者,形态整齐,品相好。但有研究发现,蒸切茯苓内 β-茯苓聚糖含量出现显著下降,而鲜切者 β-茯苓聚糖含量较为稳定。

在现行版药典中,茯苓仍切厚片(2～4mm)或块。实际上,茯苓内有菌丝,水分很难浸透至内部,入煎剂煮30分钟,捞出后打碎,不少内部还是干的。因此笔者建议,在目前药典没有允许切薄片的条件下(如切薄片则会被判性状不符),应该嘱患者增加药物浸泡时间;或者使用时将茯苓饮片打碎,增加药物与溶媒的接触面积,由此提高各种有效成分的溶出,进而提高疗效。

茯苓虽然价廉,但亦有伪品,医药人不可不知。最常见者由面粉或熟石膏制成。若将药物投入水中,见到溶水现象,必伪无疑;亦当抽样结合显微鉴定,若在镜下见到针状 $CaSO_4$ 晶体,亦可判断其为伪品。

(张宇静)

2. 生姜、干姜

【基源探讨】

在现行版药典中,生姜指的是姜科植物姜 *Zingiber officinale* Rosc. 的新鲜子根根茎,干姜为姜科植物姜 *Zingiber officinale* Rosc. 的母根根茎加工品。两者的关系类似于乌头与附子的关系。全国大部分地区均产,秋、冬二季采挖,除去须根及泥沙。

《神农本草经》中无单独"生姜"条,仅"干姜"条下记"生者尤良",可见当时两者同等入药,两者区分使用始于张仲景,"生姜皮"单独使用首见于《太平惠民和剂局方》之"五皮散"。

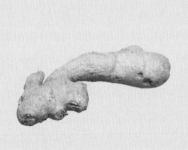

生姜

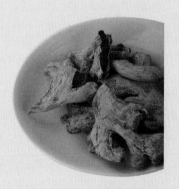

干姜

【条文辑要】

1. 生姜

最简方为**小半夏汤**(第十二):"呕家本渴,渴者为欲解。今反不渴,心下有支饮故也。"

生姜的最大应用剂量达到半斤,涉及的方剂也是**小半夏汤**。

方中加减:

理中丸(386):"吐多者,去术,加生姜三两"。

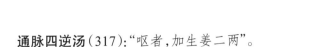

通脉四逆汤（317）："呕者，加生姜二两"。

2. 干姜

最简方为 2 味药，共有 4 个方剂，分别如下：

甘草干姜汤（29）："咽中干，烦躁吐逆者"。

栀子干姜汤（80）："身热不去，微烦者"。

干姜附子汤（61）："昼日烦躁不得眠，夜而安静，不呕，不渴，无表证"。

半夏干姜散（第十七）："干呕吐逆，吐涎沫"。

干姜的最大应用剂量达到 4 两，共涉及 2 个方剂，分别是：

甘姜苓术汤（第十一）："身体重，腰中冷……反不渴"。

大建中汤（第十）："心胸中大寒痛"。

方中加减：

小柴胡汤（96）："若咳者，去人参、大枣、生姜，加五味子半升、干姜二两"。

理中丸（386）："寒者，加干姜，足前成四两半"。

【病机辨析】

生姜这味药，有些医生嫌其备货麻烦，直接弃之不用，偶尔使用也就用 2～3 片点缀一下，认为它的价值似乎仅仅是一味可有可无的调味品。然而，在仲景书中，他对姜的认识是非常深刻的，有非常严格的应用指征。

《神农本草经》中"干姜"条下记载："味辛，温，无毒。治胸满，咳逆上气。温中，止血，出汗，逐风，湿痹，肠澼下利，生者尤良。"总结仲景全书中凡生姜使用之处，从治疗病证上来看，主要集中于以下四个方面：①"出汗"，代表方为桂枝汤、小柴胡汤等；②"逐风湿痹"，代表方为桂枝附子汤、桂枝芍药知母汤、黄芪桂枝五物汤等；③治"呕"，代表方为黄芩加半夏生姜汤、理中丸等；④"肠澼，下利"，代表方为生姜泻心汤，名为"泻心"，实乃为泻"心下"之痞。对比《神农本草经》对干姜的总结，仲景对生姜的应用基本延续了《神农本草经》的学术观点，最精彩的是他创造性地对生姜在"止呕"方面的作用展开了论述，一下子提高了生姜的使用价值，且经得起临床验证。

研习对比半夏（参"半夏"条）的作用机制，不难发现半夏与生姜两者有相通之处，临床上也常常相须为用。生姜的治疗病证貌似非常杂乱，有表有里，有上有下，但细究其方之义，非常有章有法。经过长期的临床观察与应用，笔者认为桂枝汤为调脾胃之剂，小柴胡汤为调气血之剂，气血营卫皆为脾

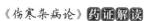

胃所化,生姜在方中为调胃之药;生姜所参与治疗的风湿痹证,皆为肺、脾、肝之表病,它在其中起的是散水邪、透表的作用;呕与下利,为水毒之患夹胃气上冲或下迫大肠,生姜长于横散,所以它重在散水气。使用生姜的基本条件,必须有胃中水津运行不畅的病理机制,一般都配合他药一同使用,很少单独使用。

干姜不是生姜简单的翻版,其辛温之性要强于生姜。从对仲景书中的症状进行总结来看,干姜的治疗包括呕逆(配半夏)、咳嗽(配五味子)、下利(配附子)、腹痛(配蜀椒)、腰痛(配白术、茯苓)、血证(配赤石脂)等等,应用范围极广,超过生姜,此时患者体内蕴结之水毒程度更重,寒邪更强。干姜能由胃入脾,由胃达肺,总不外乎温中。在仲景的经验中,治"呕"时干姜与生姜都会选用,我们应当根据病情的实际选择合适的品种入药。另外,请读者注意以下两点:

1. 仲景书中治疗肺咳不用生姜

生姜长于横散,气薄发泄,能由胃达肺以散邪,故对于外寒犯肺之表所导致症状如鼻塞、流涕、喷嚏使用生姜就非常合适,又简便易得,后世医家在临床中常常使用。但如果患者的主要症状是咳嗽,尤其病位尚在肺,仲景是如何治疗的呢?小柴胡汤条(96)下"咳者,去生姜";"伤寒表不解"之小青龙汤中有"发热而咳"的症状,不用生姜用干姜。全书中几乎找不到用生姜治疗肺咳之例,这大概与肺之生理特性有关,值得我们留意。有读者会以"射干麻黄汤""泽漆汤"(第七)作为例子对上述观点提出质疑:在这两个方剂里不是用了生姜吗?但请注意,射干麻黄汤证之痰气凝结在何处?在喉中也。与它很接近的一个方剂是半夏厚朴汤,其病位也是在"咽中"。它们的病机特点之一都是痰气凝结于咽喉之间,所以可用生姜来散之。而泽漆汤主治之病证为伏饮(胸水)在里,病位并不在肺而在焦膜,所以用生姜来温散,重用苦寒之泽漆来泻水。

2. 注重干姜的散性

干姜并非只有温性而无散性,只是它的温性比散性强而已。很多教参资料提出干姜善于温中,但是我们不能忽略它的散性。仲景在治少阳之呕时,黄连常与干姜相配,一苦一辛,一降一升,恢复转枢之机;而在治气虚夹寒之出血时,使用干姜尤妙,请对照桃花汤、柏叶汤。这些都与干姜之散性有关。

【应用探究】

干姜以身干、个匀、质地坚实、粉性足,辣气浓郁者为佳,一般切片使用。

在四川犍为县出产一种小黄姜,当地经过特殊炕干工艺加工成干姜出售,其断面琥珀色,辣气极其浓郁,与平日常见之干姜差异很大,使用时须砸碎或粉碎,为日本在中国采购干姜之指定品种。

炮姜即干姜之炮制品,长于温中止血。但是对炮姜应当如何"炮",历代争议很大,所以有"炮姜有名无实"之说。目前市场上流通的炮姜均为砂烫法加工而成,来货经常难以达到药典所要求的表面"棕褐色或棕褐色",炮姜与姜炭混用的现象时有发生。

(张宇静)

3. 白术

【基源探讨】

在现行版药典中,本品为菊科植物白术 *Atractylodes macrocephala* Koidz. 的干燥根茎,主产于浙江、湖南。冬季采挖,除去泥沙,烘干或晒干,除去须根。还有一种同属品种叫"苍术",为菊科植物茅苍术 *Atractylodes lancea*(Thunb.)DC. 或北苍术 *Atractylodes chinensis*(DC.)Koidz. 的干燥根茎。茅苍术主产于江苏、湖北,北苍术主产于河北、山西。春、秋二季采挖,除去泥沙,撞去须根,晒干。

本品始载于《神农本草经》,被列为上品,名为"术"。至梁代陶弘景在《本草经集注》中提出"术乃有两种,白术叶大有毛而做桠,赤术叶细无桠"。在宋代的《本草衍义》中正式出现了"苍术"之名,从此以后各代本草著作均将"白术"和"苍术"分开入药。清代张璐所著《本经逢原》记载:"仲祖《伤寒论》方中皆用白术,《金匮要略》方中又用赤术。"查目前通用的《金匮要略方论》各版本及《金匮玉函经》,均未发现"赤术"的相关记载,恐为脱简所致,也可能是误记,要想解开此谜只能等考古中新的文献资料出现了。

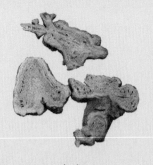

白术

很多读者在阅读清代医籍时经常会读到"於术"一物,它究竟是什么?其实它也是白术的一种,为野生品,形体比较瘦长,云头较小,顶端留茎,整体形态像仙鹤,所以又叫"鹤形术",只产于天目山脉一带。此名的相关记载最早见于明代万历《杭州府志》:"白术以产于(於)潜者佳。"在本草著作中,於术首见于《本草纲目拾遗》,书中认为本品健脾益气、开胃进食之功倍胜于其他产地的白术。由于过度采挖和环境气候的变化,於术在民国初期就已经绝迹。中华人民共和国成立以后,中药工作者多次上天目山山脉找寻本品,也努力尝试从新昌移植白术在临安县(现为杭州市临安区)於潜镇山区进行种植,但均未成功(种植出的成品形态和传统记录的野生品差异很大)。

【条文辑要】

最简方为**枳术汤**和**泽泻汤**:

枳术汤(第十四):"心下坚大如盘,边如旋盘,水饮所作"。

泽泻汤(第十二):"心下有支饮,其人苦冒眩"。

白术的最大应用剂量达到 5 两,涉及的方剂为**桂枝芍药知母汤**:

桂枝芍药知母汤(第五):"诸肢节疼痛,身体魁羸,脚肿如脱,头眩短气,温温欲吐"。

方中加减:

理中丸(386)

加法:

"渴欲得水者,加术足前成四两半"。

"下多者,还用术"。

减法:

"若脐上筑者,肾气动也,去术"。

"吐多者,去术"。

"腹满者,去术"。

【病机辨析】

白术,甘苦,温,为补中除湿之气分药。仲景对白术的理解与运用,与《神农本草经》之思想非常接近。

在《神农本草经》中，"术"条目下记载其"味苦，温，无毒。治风寒湿痹，死肌，痉，疸，止汗，除热，消食"。从这些文字来看，当时医家已经注意到术在"痹证"治疗中的特殊功效。结合同时期的《素问·痹论》，在当时的医学认知里，"痹证"的成因为"风寒湿三气杂至，合而为痹也"。因此，此时的医家治痹多从风、寒、湿论治，张仲景亦从此说。他收录的治"身烦疼"之麻黄加术汤，"身重"之防己黄芪汤，"身体疼烦"之桂枝附子汤，"诸肢节疼痛，身体魁羸，脚肿如脱"之桂枝芍药知母汤，"身体疼，手足寒"之附子汤等等，都是很好的例子。这些使用白术治疗的痹，都有类似"身重、疼、肿"的症状，说明这些酸胀发生的部位为肌肉，符合"着痹"特征。肌肉者，脾之外应也，肌肉之病即为脾表之病，由此看出白术不仅仅能治脾之本脏病，也能治脾表之病。与《神农本草经》不同的是，仲景使用白术治疗的是"湿浊停聚"之"着痹"，若兼有风，他就合用一些发散药如麻黄；若是寒凝之"痛痹"，仲景则会用乌头，如乌头汤、大乌头煎，在这些状态下仲景都不再用白术了。

有学者总结了仲景使用白术的症状，主要包括"渴而下利，冒眩，四肢疼痛沉重，短气，心下逆满，小便不利，水肿"等要点，极为繁琐。有学者还提出出现"吐"，为白术使用的禁忌指征（见理中汤方后减法），但是五苓散、茯苓泽泻汤中都有白术，还都是治疗"吐"的。也有学者认为大便溏薄是其使用指征，但桂枝附子去桂枝加白术汤却以大便硬而加白术。所以说，这些"从症测药"的说法非常局限，也是不符合临床实际的。"渴"与"吐"，从西医学的眼光来看两者风马牛不相及，但在中医理论中两者完全可以是由"水停"这同一病机引起；"渴，利，眩，酸痛，沉重，短气，心下逆满，癃闭，水肿，吐"等等这么多症状，都可以由"水液停聚"这一个病机来进行解释（当然反过来讲就不一定成立）。我们将收集到的患者资料进行仔细的辨析，只要此时有脾虚水停的病机，不管患者的主诉如何怪异多变，我们都可以使用白术，或与他药配伍使用。

《素问·经脉别论》曰："饮入于胃，游溢精气，上输于脾，脾气散精，上归于肺，通调水道，下输膀胱。水精四布，五经并行，合于四时五脏阴阳，《揆度》以为常也。"这段是讲述人体内水液代谢的经典原文，脾在人体中起到转化、运输的作用，如果脾气的升清能力不足，水津不能上归于肺，就会停聚于体内，表现或为湿，或为痰，或为饮，或为水，一源数歧而已。但也并不是所有的湿证都可以用白术，亦当分清寒热。白术性温，长于补中除湿，若湿已从热化就不用；若为下焦寒气动水，白术亦不用，当用桂枝（肉桂片）；白术为气分药，

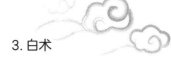

若病已在血分,亦不可随意滥用。

【应用探究】

白术以形体完整、根茎粗大、体实无空心、断面黄白色或灰白色、香气浓郁者为佳,不得出现碎裂、焦枯、油个、炕泡,传统产地加工方式都是炕斗烘干法,一般需要反复炕 3 遍才成品,加工技巧多为师徒口传心授。随着目前国家对环境保护要求的不断提高,白术的加工方法发生了明显改变,以前很少使用的晒干货(称"生晒术")占据市场份额逐渐增多,此种切片断面呈角质样,实心或偶见裂隙,色白,与传统炕术片之"菊花纹"、色黄白特征有明显不同,希望读者留意。

随着国家对药材市场的不断整顿,目前白术的伪品如白芍根片,已经大大减少,而将白术腿(即地上茎)掺入白术片中销售的现象却非常常见,此即掺入非药用部位,发现即可按劣药退货处理。

在《神农本草经》和《伤寒杂病论》中都没有记载白术的炮制方法,直至唐代《千金翼方》中才有白术"熬"的记录。此后,白术的炮制方法开始蓬勃发展,查有文献记载的约有 50 余种,应用的辅料非常多,约有 20 余种,目前市场上以清炒、麸(蜜麸)炒这两种最为常用,伏龙肝土炒由于辅料缺失已经有名无实,其他如米泔水炒白术、煨白术等已经几乎失传。古代这些炮制方法对白术的功效有何影响,有无实用价值,应当在认真展开研究之后再予以否定或肯定。

(张宇静)

4.芍药

【基源探讨】

在现行版药典中无"芍药"这一条目,而是按照其来源,将芍药分为"白芍"和"赤芍"进行论述。其中,白芍为毛茛科植物芍药 *Paeonia lactiflora* Pall. 的干燥根,主产于浙江、安徽,夏、秋二季采挖,洗净,除去头尾及细根,置沸水中煮后除去外皮,或去皮后再煮,干燥。赤芍为毛茛科植物芍药 *Paeonia lactiflora* Pall. 或川赤芍 *Paeonia veitchii* Lynch 的干燥根,主产于内蒙古、辽宁、河北、四川,春、秋二季采挖,除去根茎、须根及泥沙,干燥。

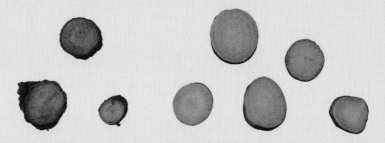

赤芍(左)与白芍(右)

芍药,在古代无赤芍、白芍之分,也无家种、野生之别。自梁代陶弘景《本草经集注》始,才有赤芍、白芍名称之分。自此,后世医家多认为白芍主补,赤芍主泻;白芍主收,而赤芍主散。然而,其品种和炮制品仍是混乱为用。苏颂在《本草图经》中记载:"张仲景治伤寒,汤多用芍药,以其主寒热,利小便故也。"《本草图经》还说:"芍药,春生红芽作丛,茎上三枝五叶,似牡丹而狭小,高一二尺,夏开花,有红、白、紫数种,子似牡丹子而小。秋时采根,根亦有赤、白二色。"说明古人通过芍药花的颜色不同而判定赤芍、白芍。李时珍亦沿袭了此说,这种分法其实是错误的。目前,在实际操作中,白芍指的是芍药之栽培品种,赤芍则来自野生品种。另外,赤芍、白芍之加工方法不同。芍药根去皮,沸水煮后晒干者为白芍;芍药根及根茎直接晒干生用为赤芍。

【条文辑要】

最简方,当是**芍药甘草汤**(29),方中为芍药、甘草 2 味:"脚挛急"。

芍药的最大应用剂量达到六两,涉及的方剂包括**小建中汤**(100,102)和**桂枝加芍药汤**(279):

小建中汤:"腹中急痛","心中悸而烦者"。

桂枝加芍药汤:"腹满时痛"。

方中加减:

小柴胡汤(96):"若腹中痛者,去黄芩,加芍药三两"。

防己黄芪汤(第二):"胃中不和者,加芍药三分"。

真武汤(316):"若下利者,去芍药,加干姜二两"。

【病机辨析】

欲理解仲景使用芍药的机制,有几处关键点需要厘清。

1. 芍药治肝脾之表里

《神农本草经》谓芍药"味苦,平,有小毒。治邪气腹痛,除血痹,破坚积,寒热,疝瘕,止痛,利小便,益气。生川谷及丘陵"。后世医家对芍药的性味有过修正,认为其性当微寒,味苦、酸,这可能和当时使用的芍药品种有一定关系。后世医家通过对其功效进行归纳,认为芍药归肝、脾二经,而且当时对芍药的解读多从气血与藏象理论来论述,这就给人一种感觉,似乎芍药为专治肝脾脏之本药。而在实际运用中,芍药使用频次最高的症状,是治疗"痛",这个痛不仅仅是内脏痛,还包括肌肉疼痛、筋痛、关节痛等等,后者并不是肝脾在里之病,而是肝脾表征之病。所以,我们应当认识到芍药能治的范围,当包括肝脾表里之病证。

2. 对"肝主身之筋膜""脾主身之肌肉"的再认识

《素问·痿论》曰"肝主身之筋膜""脾主身之肌肉",说明在两千多年前,我们的先人就通过病例观察肝脾在人体的作用并做出了系统总结。由于解剖学的局限,历代不少医家对这两个概念的认识存在误解,当代医家则应当重新审视而纠之。有些医家认为"脾主身体之肌肉"仅仅指的是体表之肌,

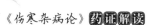

即骨骼肌。难道人体就仅有骨骼肌？现代解剖学认为，人体的肌肉组织按照结构和功能来分，可分为三大类，即骨骼肌、平滑肌和心肌三类。难道平滑肌不能属于肌肉吗？既然平滑肌也属肌肉系统范畴，那"脾主身体之肌肉"这个概念就非常丰富了，体表的血管系统，体内的大小肠、胆囊、胃等等，哪一个不是由平滑肌组成的？

《素问·调经论》曰："五脏之道，皆出于经隧，以行血气。血气不和，百病乃变化而生，是故守经隧焉。"这里讲的是气血运行与疾病的关系，此点历来为医家所重视，但此处还提示我们若想要达到气血调和、流畅，经隧的"守"至关重要，这点几乎已被人淡忘。举三焦为例，人体内不仅仅有各个器官，在器官间还布满了大小网膜、系膜、腔隙，有学者认为此即中医概念之三焦，体内之三焦腑分布于胸腹腔间，最为广泛、宽阔，为全身之气机与水液流通之通道，通常我们非常重视通道内水与气的盈亏滞畅，极少关心这个流通的管道壁——三焦之膜是否运动、舒缩自如，恰恰这个管道壁的蠕动、舒缩能力，直接决定着整个通道内容物的流畅与否。如果难以理解，再举一个西医学之生理学研究为例，西医学研究发现，人体肌肉发生痉挛、疼痛的原理，是由于肌肉张力和收缩发生异常，使骨骼肌/平滑肌产生强直性收缩而产生。而且这个收缩是无规律的，是远远超过平时正常的肌张力的，且几乎都是快节律的。如何恢复？必须让这个骨骼肌/平滑肌产生的无规律的快速性、强直性收缩得到舒张，降低肌张力，肌肉痉挛、疼痛才能得以缓解。这些骨骼肌/平滑肌若发生痉挛，其治疗中最经典的药物就是芍药。芍药性酸，酸能收，难道是为了敛邪？错的离谱。不少医生被"芍药酸敛""芍药敛阴止痛"之类学说所困扰，不敢用芍药，白白浪费了这味药。其实我们可以理解为，芍药的这个酸收之性就是来缓解这个骨骼肌/平滑肌之无规律的快速性收缩，使之得到舒张，并降低肌张力。这样，疼痛就得到缓解了。

另外，肌腱（筋）为肝之表征，所以关节病、筋病，都可从肝论治，最经典的药物也是芍药。芍药能减少肌腱之无规律的快速型收缩，并降低肌张力。这样，"脚挛急"之疼痛就得到了缓解。

请注意，芍药对心肌的作用是负面的，当心脏发生无规律的快速性搏动时（如发生了房颤），不宜使用芍药。故仲景在《伤寒论》21条治疗"脉促、胸满"使用桂枝去芍药汤，讲的就是这回事。当时得出这个结论，它的背后可能有血的代价。

历代医家对芍药的内涵还有很多发挥和归纳，大部分读者应该都已经学

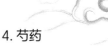

习过了,在此不再赘述。此处仅就一部分容易误解之处展开解读,相信读后您对芍药的使用会有一个更深的认识。

【应用探究】

白芍采收后要煮,要去皮;赤芍不煮,不去皮。白芍饮片切面类白色或微带棕红色,略呈角质样,形成层环明显,木部可见稍隆起的筋脉纹呈放射状排列;赤芍饮片呈类圆形厚片,外表皮棕褐色,饮片切面类白色至粉红色,菊花纹明显,皮部窄,木部放射状纹理明显,有的饮片有裂隙。两者在性状上差异很大,并不难区别。药工根据传统经验认为"白芍要赤","杭白芍"优于"亳白芍"的缘由即来源于此;而"赤芍要白",也就是说赤芍断面以白色为佳。但目前药市择药习惯刚好与此相反,也不知此说法源于何处。两者均以新货为上,陈货为次。

目前市场经常可以发现有黑赤芍(种植白芍不去皮,不煮)掺入赤芍卖,从芍药苷含量测定角度来说完全能合格,但从临床用药来说就根本不是一回事了。而且不管赤芍还是白芍饮片,都不能出现片中空心的现象,切面也不应有杂色斑点,均为劣品,如有发现建议直接退货。

白芍的炮制内容非常丰富。自唐代《备急千金要方》"熬"开始,至清代本草文献中形成系统理论,保留至今、仍被广泛应用的有麸炒、酒炒、醋炒这几个炮制工艺,但是至今这三者的炮制原理还没有搞清楚,加工工艺与质量评定缺乏统一标准,这些问题都亟待解决。此外,文献中记录的蜜炙、盐炙等其他9种白芍的炮制工艺已基本失传,已无法做到古为今用。

(张宇静)

5. 附子(炮)

【基源探讨】

在现行版药典中,本品为毛茛科植物乌头 *Aconitum carmichaeli* Debx. 的子根加工品,主产于四川、陕西,6 月下旬至 8 月上旬采挖。

本品首见于《神农本草经》,被列为下品。原均为野生,从乌头、北乌头之生长实际情况来分析,仲景使用的附子应当为乌头的子根。宋代《本草图经》中即有较为详细的乌头栽培方法,见于"侧子"条下,从此书中记录的植物形态描述和图片来看,宋代栽培的乌头基源应该为川乌,与现代相符。本品历代用药基源一致。

【条文辑要】

最简方为**"干姜附子汤"**(61),方中为炮附子、干姜两味:"昼日烦躁不得眠,夜而安静,不呕,不渴,无表证,脉沉微,身无大热者"。**"薏苡附子散"**(第九)也是最简方,仅薏苡、附子 2 味,能治"胸痹缓急者"。

附子(炮)的最大应用剂量为三枚,涉及的方剂包括**桂枝附子汤**、**去桂加白术汤**(174)和**大黄附子汤**(第十)。这些条文的症状里都出现了"身体疼痛"。

方中加减:

四逆散(318):"腹中痛者,加附子一枚"。

理中丸(386):"腹满者,去术,加附子一枚"。

【病机辨析】

附子,现行版药典记载其为辛甘、大热之品,历来为医家所重视,相应的研究较多,其中不乏大段精辟见解,故有雷同者不再赘述,现就一些相对容易

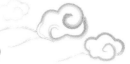

误解的内容在此展开论述。

综合历代医家对仲景使用炮附子的经验解读，基本集中在以下两点：①炮附子主治痛证。这个痛范围比较广，可以是全身也可以是局部，可以是胸痹也可以是腹痛；疼痛性质属寒，程度一般比较剧烈。②炮附子主治病证多见脉象沉微。除去正当疼痛发作时脉可见弦紧，一般都应该是"沉而细微"之阴脉，也就是说，炮附子一般适用于人体阳气不足、寒湿停聚之态势。

总体来说，这些解读是非常到位的，也符合临床实际。另外，炮附子治疗痛证的效力是远远不及它的母根（乌头）的，乌头腹中空，善于祛风痛，而炮附子长于温散寒痛，两者还是有明显区别的；论回阳救脱之力，炮附子远不及生附子之猛烈峻效。但是在目前中医实际就诊患者群体中，炮附子的使用机会要远远大于生附子，所以我们非常有必要弄清楚炮附子的作用机制。

《神农本草经》谓附子为辛温之品，辛则散，"温"治"寒"，也就是说这味药主要的效力是驱散寒邪，由此推测这个患者体内必当有寒结的基础，有是证方用是药；仲景使用炮附子并不局限于某脏，上焦之心肺，中焦之脾胃，下焦之肝肾，均有涉及，说明这味药作用力非常广泛；附子适用的人体几乎都处于复合病机状态，体内寒湿壅结的同时，往往合并着脏腑功能的虚衰（所以脉多沉微），即所谓"邪之所凑，其气必虚"，这两者是互为因果、相互影响的，所以炮附子经常配伍其他药物一起使用。在临床实际工作中，医者必须仔细辨析即时病机是以脏腑虚衰为主因，还是以寒湿弥漫为主要矛盾，是否还存在其他的病理基础，然后按照病机之主次择药、定量，如此方才符合仲景提出来的"随证治之"思想理念。

令很多读者困扰的是桂枝加附子汤（20）中使用附子来治疗"发汗，遂漏不止"，其认为这类"卫气不固、营阴外泄"之汗证，玉屏风散是不二选择。但仲景在这里并不用黄芪，而是用了炮附子，为什么？因为这时患者的主要矛盾并不是脾气不足，也不是三焦气虚，而是阴寒之气盛盘踞下焦，阻碍下焦之卫气化生，卫气源于中焦化生之水谷精微，而化生始于下焦[注]，此时必以附子振奋少阴肾之阳气，如同烧冷灶之火种将这个灶膛之柴再点起来，让这个已经阴寒凝结之水滴，再次沸腾化成水气（即卫气）上升运行（这就是卫气化生之意），来恢复其"司开阖"的功能，汗就止住了。这时用黄芪是无效的，健脾、补脾都解决不了根本问题，必须用附子。

以生活中的例子为例，太阳及地下热量的作用使得海水维持运动并蒸腾水气，这是不是和肾之功能相似？大陆之江湖河水除归流大海，也有相当一部

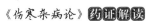

分化生为水蒸气上升,这个过程是不是和脾胃之运化过程相似?淡水和咸水能互通吗?上升之气凝集成云,各层大气层将地球牢牢保护,这是不是和人体卫气之功能相似?人体之气津代谢运动与自然界之规律,其实原理是相通的。

目前,炮附子在使用上最大的问题是大剂量滥用。细究其根源,主要是有部分医者认为附子补肾阳,将附子当成"补益肾阳"之品使用。《神农本草经》认为附子"味辛,温,有大毒。治风寒,咳逆,邪气,温中,金创,破癥坚,积聚、血痕,寒湿痿躄,拘挛,膝痛,不能行步,生山谷";仲景书中亦无附子补益肾阳之描述;查阅唐宋本草文献,也未见一家讲到附子是补益肾阳的;直至清代部分典籍中,可看到有医家提及过类似说法,说明此观点形成可能始于清代。但笔者认为此观点不妥。因为《神农本草经》载附子为辛温(后世改为辛、甘,大热)之品,辛则散,辛"温"则散"寒",也就是说这味药的主要效力是驱散寒邪;而"补"是为"虚"而设,甘则补虚,补虚药基本上都没有辛味,如甘草、人参、桂枝(肉桂片)之类。所以说造成大剂量滥用附子的根本原因,还是因为医者对中医基本概念的理解出现了偏差。事实上,仲景从来没有提过附子使用必须常用、久用,也没有一剂使用附子200g、500g的记录(详见应用探究)。

【应用探究】

仲景使用附子,不论是生附子还是炮附子,都以"枚"作为计量单位,我们非常有必要搞清楚一枚附子的生品重量是多少?炮熟去皮后还剩多少?笔者曾亲至目前附子主产地之四川江油地区,随机抽取200枚新鲜附子(未去皮)进行称量,数据显示一枚新鲜附子的重量为(47.3±5.832)g;然后按照仲景书中的炮制要求,"炮,去皮"后将样品干燥(因为医者平时接触到几乎都是干品),再次称重,数据显示,一枚去皮干燥附子的重量为(15.9±2.629)g。结合考虑古今附子种植环境的变化,以及目前在药物种植中使用肥料的实际情况,仲景时代使用的附子只会比现在的附子形态更小,分量更轻。由此推断,仲景平时使用附子的剂量并不大,一般也就15g,最大量也就用到3枚,也就50g左右。

仲景对炮附子的工艺有脚注记录,"炮,去皮,破八片"。《说文解字》谓"炮,毛炙肉也,从火包声",裹烧之也。从《伤寒杂病论》书中可以看出,仲景当时加工附子是将整个附子放入火灰内进行炮制,炮熟后去皮,切片使用。四川绵阳山区仍保留有这种新鲜附子炮制方法。炮后,去皮(再次证明是仲景时期附子为个子炮制),支取其肉,破八片,入药,这种炮制工艺与现代最常见的不去皮之黑顺片工艺相比,若以双酯型生物碱作为参照指标,明显更为安全、可控性更强。附子炮制以去皮为佳,可惜在实际操作中很难做到完全由人工去皮(人工成本太高),很多加工点采用化学试剂腐蚀法进行去皮,反而增加了附子的其他毒性来源,大大增加了临床药物使用的不安全性,必须予以纠正。另外,附子的炮制工艺,从文献记载查考至少有 20 余种,均以减毒、增效为目的,包括水制、火制及水火共制法,可惜大部分加工工艺已经失传或无法满足市场大规模的需要。

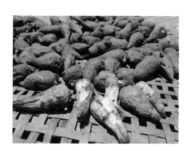

绵阳地区的草木灰炮附子,去皮

[注]"卫出于下焦"始见于《灵枢·营卫生会》(请参看《灵枢》影印图)。而目前广泛使用的"中医临床必读丛书"系列之《灵枢经》改成了"卫出于上焦"。该书未见相应的勘误记录,对于此处修改亦未注明其理由。查该书之《整理说明》,其选用 1963 年人民卫生出版社校勘铅印本为底本,不知为何整理者不选用现存《灵枢》刊本,即宋代史崧藏本为底本,史崧藏本是目前公认的善本。若读者怀疑此藏本内容不真,西晋皇甫谧所著之《针灸甲乙经》收载之部分《灵枢》内容是否有参考价值呢？此书中亦记载"卫出于下焦"。

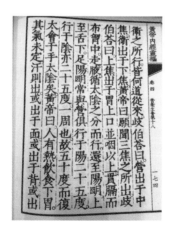

《灵枢》书影

仔细梳理古文献脉络,不难发现,其实"卫出于上焦"之说并不是来自《灵枢经》,而是首见于《中藏经》,此书为后人伪托华佗所作,其后隋代杨上善在其所著《黄帝内经太素》中亦从此说。事实上,卫气在人身弥漫充斥,无隙不有,其敷布于上焦及肌表,这是从卫气的"功能"来论述的;卫气生于中焦之水谷,在下焦肾间动气作用下化生,发挥其温煦护外之功,这是从卫气之"来源"来讲的。所以说,两种观点并不矛盾,是同一事物从不同角度来论述。读者必须留意此处,否则很难理解仲景使用附子之奥妙所在。

（张宇静）

6. 附子(生)

【基源探讨】

同附子(炮)。

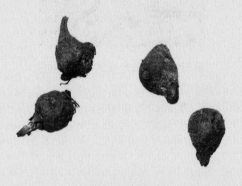

生附子(新鲜)

【条文辑要】

四逆汤(389):"既吐且利,小便复利,而大汗出,下利清谷,内寒外热,脉微欲绝者"。

四逆加人参汤(385):"恶寒,脉微一作缓而复利,利止亡血也"。

白通汤(315):"少阴病下利,脉微者"。

白通加猪胆汁汤(315):"利不止,厥逆无脉,干呕烦者"。

通脉四逆汤(317):"下利清谷,里寒外热……其人面色赤"。

【病机辨析】

仲景使用生附子并不多,第一种情况是四逆汤及其衍方,包括四逆汤、四逆加人参汤、茯苓四逆汤等。这些病的关键发病机制为"下焦虚有寒"(282),但此时下焦肾阳虚衰已经不是关键,阴寒内盛反而成为主要矛盾,此点需要留意。此时的主要症状为恶寒身倦,但厥无汗,不时下利(请注意,这个下利不是简单的便溏稀，而是完谷不化，此时机体下焦气化功能已经几乎停滞）。它们的成因可能是新病由于邪气过盛，正不胜邪，阳气突然暴脱；也可能是素体阳虚，由于过汗、过下，阳随阴泄，阳气外脱；或久病耗散阳气，虚阳外越。阳气外脱是标，阴寒聚踞于里是本，为急症、重症，所以仲景在这里选用了去皮的附子生品，药力比炮附子更猛烈，起效速度更快，如果脉不出加人参，水湿壅盛者合用茯苓。这些治疗的关键是这个患者的胃气和肾之阴阳一定不能衰败，治疗中以"脉渐出"为顺，绝不能出现"脉暴出"，这在当时就是死证，即使放至今日联合西医学手段也不一定能够将患者抢救回来。

第二种使用生附子的病情更为严重，出现了阴盛格阳。有两种类型，一种是格阳于外，一种是格阳于上（366，317），但其形成原理是一致的，都是一种阴寒之邪壅盛闭阻于内，逼迫阳气浮越向外、向上，使阴阳之气不相顺接、相互格拒的一种病理状态，也就是常说的真寒假热证，阴寒内盛是其本质，此时急需通脉救逆，按实际情况选择通脉四逆汤或白通汤之类，但这时需要注意防止内闭外脱（干呕，脉不出），常加少量极阴寒之猪胆汁、人尿来反佐之。

【应用探究】

本品炮制的基本要点同炮附子。附子的毒性主要集中于皮部，仲景使用生附子时全部要求去皮、破片，这个炮制方法能够很好地让药物有效成分与溶媒充分接触，提高疗效，又增加了用药的安全性，值得广大医生学习、仿效。

（张宇静）

7. 桂枝

【基源探讨】

在现行版药典中,本品为樟科植物肉桂 *Cinnamomum cassia* Presl 的干燥嫩枝,主产于广西、广东等地,春、夏二季采收,除去杂质,干燥,或切片后干燥备用。

研究文献,尤其是研究古代文献中药物使用的临床经验,首先必须搞清药物的基源,因为基源是一切研究的基础。按照本草文献的年代顺序,查《神农本草经》中无"桂枝"名

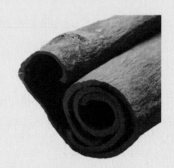

桂通

收载,与桂枝名称最为接近的是"牡桂"和"菌桂"条。菌,大竹也;牡对牝而言,描述的是形状。故笔者推测"牡桂"和"菌桂"可能是桂的两种不同加工规格或工艺。

最早记录"桂枝"之名且对应用桂枝治疗病证展开过论述的医学典籍是东汉时期张仲景所著的《伤寒杂病论》。其后,梁代陶弘景在《本草经集注》"菌桂"条下记载:"今世中不见正圆如竹者,唯嫩枝破卷成圆,犹依桂用。"这个"破卷成圆"的肉桂加工法至今仍在肉桂产区内被广泛使用,此成品就是目前肉桂流通规格中的"桂通"。也就是说,古代文献中的"菌桂"与现在的"桂通"类似。陶弘景又对他当时用的"牡桂"展开过描述,记"状似桂而扁广殊薄,皮色黄,脂肉甚少,气如木兰",这个描写和目前肉桂流通规格中的"板桂"类似。而且陶弘景对当时流通的"菌桂""牡桂"都很不满意,他认为应当用更老的"半卷"枝杆取皮当桂使用。从这些资料中我们可以得出一个结论,在南北朝时期及以前,桂有三种品规出现,即牡桂、菌桂、桂,但三者实质上是同一个品种,只是入药部位有所差异,干燥加工方法不同而已。这个文献研

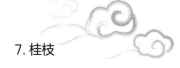

究结论与目前桂种植产地的加工实际基本一致。

恐有部分读者对上述内容仍感困惑,略做补充。肉桂树取皮入药,并不是将其直接干燥、粉碎成粉包装(平时药房看到的多是这种),而是根据枝干的不同部位采用不同的卷皮加工方法进行加工。在市场上有各种约定俗成的肉桂流通规格,如桂通、板桂等等,便于描述药品优劣,利于沟通,几乎都是个子货而非饮片交易,不同规格之间价格相差悬殊。

在唐代,本草学得到了蓬勃发展,其中对"桂"的记录非常丰富,值得我们研究。唐初苏敬所著《新修本草》记"箘桂"为"小枝皮薄卷乃二三重者","牡桂"为"嫩枝皮,一名肉桂,亦名桂枝,一名桂心"。这是在张仲景之后首次在本草学专著中出现"桂枝"一词。《蜀本草》对此做了补充:"桂枝……又名肉桂,削去上皮,名曰桂心"。《本草衍义》中也有类似论述。但是这个"桂枝"根本不是今日之"桂枝",在唐代以前的文献中出现的"桂""桂枝""肉桂""桂心"等描述,实质都是一物,就是枝上皮加工的成品,是现今之"桂通",也叫"官桂"。

宋代对桂的应用区分更为细致。北宋时期,在陈承所著的《重广补注神农本草并图经》中首次出现了和现代"桂枝"入药部位相同的记载,即嫩枝入药。其曰:"今又有一种柳桂,乃桂之嫩小枝条也,尤宜入治上焦药用也。"不久此观点就被宋代官方本草专著《证类本草》所收录,载于"箘桂"条之附后。但请读者注意,此时这种"桂"的嫩枝条还不叫"桂枝",而是叫"柳桂",这个名称和分法一直延续到明代后期。在李时珍的《本草纲目》中桂之嫩枝仍然名为"柳桂",真正将"柳桂"改名叫"桂枝",并与"官桂"等区分使用,则是清代初中期的事了。

【条文辑要】

最简方,当是**桂枝甘草汤**(64),方中为桂枝、甘草两味:"发汗过多,其人叉手自冒心,心下悸,欲得按者。"

汤剂中桂枝的最大应用剂量达到五两,涉及的方剂是**桂枝加桂汤**(117):"必发奔豚,气从少腹上冲心者"。

散剂中桂枝的最大应用剂量达到六两,涉及的方剂是**天雄散**(第六),方义阙失。

方中加减：

四逆散（318）："悸者，加桂枝五分"。

防己黄芪汤（第二）："气上冲者，加桂枝三分"。

【病机辨析】

桂枝（桂通）辛、甘、温，辛甘化阳，温则散寒，它的性味决定了它的作用趋势是从下而上、从内向外。与半夏最大的不同是桂枝能直抵下焦，而半夏不能；与附子最大的不同是桂枝（桂通）能温补下焦元气而附子能温不能补；桂枝适合于治虚寒之病，如果在热病中欲取其引药达表或反佐，则必须和寒凉药合用。

气厚则发热，善于走里入阴分；气薄则发泄，善于走表入阳分。一个简单的桂枝（桂通）到底是性温还是性大热，至少争论了一千多年，其实这场争论的根源是在于没有弄清桂枝这味药药用部位的历史演变（请参考基源探讨部分），不同时期文献中的"桂枝"指的本就不是同一个部位的药。桂枝如果用的是桂通，其性大热；桂枝如果用的是嫩枝，其性自然是偏温而已。所以我们开展研究，首先要确定研究对象的基本属性，不然就会出现很多不必要的麻烦。在当今临床工作中，医者完全可以根据病情实际需要来决定选用桂的哪部分入药。如果欲让整体药走上焦，板桂（企边桂）不错，桂枝（嫩枝）更好；如果欲走下焦，则应该选用优质的紫油桂；取其中庸者，就选"桂通"，或者桂通去皮加工出来的"桂心"也不错。

综合前人的经验总结，桂枝（桂通）的主要作用有六个方面，分别是和营、通阳、利水、下气、行瘀、补中。但是请注意，这些内容其实都是桂枝（桂通）和其他药物共同作用的结果，均未能很好地反映桂枝（桂通）的药性特征，限于篇幅，择关键处论述桂枝（桂通）的作用机制。

桂枝汤是仲景的开篇名方，为广大医者所熟知。但是这个方剂的根是什么？它的成方原理是什么？能回答上来的就不多了。桂枝汤方一共包括5味药，在其众多衍方之变化中，桂枝可以加量、减量或者去掉，芍药也可以加量、减量甚至去掉，但生姜、大枣与甘草这三者，是始终岿立不动的，连剂量都不变，为什么？因为去掉了生姜，去掉了大枣，就不是桂枝汤了，它们才是这张方的根本。都说桂枝汤为调和营卫之剂，卫营之气从何而来？气血从何化生？中焦才是这一切的根本。所以治营卫气血病，必须重视中焦，可以这么说，桂枝汤其本质就是一个**调和脾胃**的方剂。那为何还要用桂枝、芍药呢？桂枝汤证整体是一个营卫俱虚的状态（卫强是亢奋之义，不是强健之意），卫

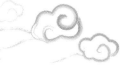

气生于中焦而起于下焦,桂枝在这里是用来刺激肾间动气,促进卫气之化生,然后通过其"温分肉,司开阖"的作用来恢复机体的功能;芍药行于三焦,善于疏通水津及气之通道,并缓解隧道之痉挛,从而保证整体营卫气血之运行通畅(具体参看"芍药"条)。因此,是否有汗,是不是表证,根本不是决定是否能使用桂枝汤的指征,这些论述都太过于片面,我们必须从立方的病机来做出相应的判断;同理,使用桂枝汤时,是否要用桂枝这味药,用多少量,怎么用,也不能随心所欲,必须严格按照药物之药证来仔细斟酌。

很多注释家讲解桂枝是下气药、平冲药,他们根据的是桂枝加桂汤和奔豚汤。表面上看,此说是讲得通的。有些医生学习完这些资料后,一遇到气机上逆,就用桂枝,有效的不少,误治的更多。为什么?因为他根本没有弄清楚奔豚病的形成。其实奔豚病的成因并不只有一种。桂枝治疗的奔豚病,下焦阳虚是基础,水饮停聚是条件,客寒动水是病机,从而引发的冲气上逆,此时用桂枝(桂通)温补肾阳之不足,消寒气,散水气,自然能够平复上逆之冲气。再有治疗胸痹病之栝楼薤白桂枝汤,为何会出现"胁下逆抢心"? 是因为有水气上逆凌心,这个来源于下焦的阴寒水气是主要矛盾,所以用桂枝(桂通)来通阳化气是合理的,但一见心悸就用桂枝、甘草,就不对了。而且,气机上逆的常见成因远不止这些,如常见的肝郁化热之气逆,此时医生如果照本宣科地用桂枝(桂通)作为主体来"平冲降逆",就会酿成大祸。

【应用探究】

桂以皮厚肉重、断面紫红、含油量高、味甜而辣为上品,临床使用时宜捣碎,考虑到肉桂油具有挥发性,入汤剂应该后下,或者直接打成粉吞服或冲服。日常保养需要特别注意密封干燥储存,避免香气散失,影响疗效。

弄清楚了仲景时期所用桂枝的基源,对于仲景书中桂枝药后脚注之"去皮"的修治要求应该就不难理解了。其所去之"皮",即当刮去外表之粗糙栓皮,陶弘景《本草经集注·序录》的记载更为细致,他指出"凡用桂、厚朴、杜仲、木兰之辈,皆削去上虚软甲错,取里有味者秤之"。可见当时对以皮入药的药材,都已经有了统一的修治要求。目前流通中的桂通,在产地加工时基本上已经去尽栓皮,不必再次刮皮留心,可以直接入药使用。如果使用的是现在流通的桂枝饮片,更不必拘泥于古代文献之要求,望文生义,强去其皮,大大削减其药力。桂枝除常规修治要求外,在163条还特别强调"别切",由此可见仲景当时使用的药物(包括桂枝)非常有可能是以个子形式予以入药,而非日后之饮片规格。

(张宇静)

8. 葛根

【基源探讨】

在现行版药典中,本品为豆科植物野葛 *Pueraria lobata* (Willd.) Ohwi 的干燥根。全国许多地区均产。秋、冬二季采挖,趁鲜切成厚片或边长为 0.5～1cm 的小块,干燥。

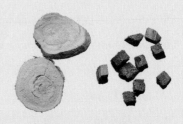

粉葛(左)与柴葛(右)

本品始载于《神农本草经》,《本草纲目》中对于本品的形态有详细的描述:"其根外紫内白,长者七八尺,其叶有三尖,如枫叶而长,面青背淡,其花成穗,累累相缀,红紫色,其荚如小黄豆荚,亦有毛。"这些描述与今日所用葛根的植物形态相符,可认为两者是同一来源。

【条文辑要】

最简方为**葛根黄芩黄连汤**(34),方中为葛根,黄芩,黄连,甘草四味:"利遂不止……喘而汗出"。

葛根的最大应用剂量达到半斤,涉及的方剂也是**葛根黄芩黄连汤**。

方中加减:

桂枝汤与**桂枝加葛根汤**(14),从药味上来看,仅葛根一味之差,而桂枝加葛根汤多了"项背强几几"的症状,应该考虑此为葛根的症状使用指征。

【病机辨析】

葛根,味甘、辛,性凉,是目前临床工作上争议较大的药物之一。关于葛根的应用,其中争论最激烈的,也是我们必须要弄明白的,主要有以下三点:

1. 葛根是解表药还是行气药?

2. 葛根到底是生津还是升津?

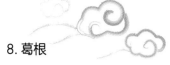

3. 叶桂引用张鹤腾的论述提出"葛根竭胃汁"的观点,到底当如何解释?

带着这些疑问,我们一起来看看我国现存最早的药学文献《神农本草经》是怎么描述葛根的。《神农本草经》谓葛根"味甘,平,无毒。治消渴,身大热,呕吐,诸痹,起阴气,解诸毒"。简单地解释一下,当时的医家认为葛根能解渴、退热止呕,能活络舒筋、调气机,还能解毒,可见他们对葛根应用的认识已经非常丰富。可惜的是,书中没有告诉我们当如何使用这味药,一直到《伤寒杂病论》的出现,才有了相对完整的论述。

张仲景对葛根的应用并不多,一共在 6 个方剂中使用到葛根,分别是《伤寒论》中的葛根黄芩黄连汤、葛根汤、葛根加半夏汤、桂枝加葛根汤,以及《金匮要略》中的竹叶汤和奔豚汤。我们将《金匮要略》中的 2 个方剂暂放一边不谈,就《伤寒论》中的 4 个方剂而言,葛根汤是桂枝加葛根汤再加麻黄(请注意,葛根汤不是麻黄汤加味,而是桂枝汤加味),而葛根加半夏汤,则是葛根汤的基础上加了半夏(因为有呕),所以这 3 个方剂,其实方底是一个,就是桂枝汤加葛根,主要解决的问题是"项背强几几";而葛根黄芩黄连汤证中已经出现了阳明里热,不过还有点表证而已(可以是太阳表证,也可以是阳明表证),这个方剂治疗的主要问题是下利非常严重,不然仲景不会在这里应用葛根的剂量达到全书最大。由此我们可以推测,在这些方剂中仲景使用葛根,主要用来止利和舒筋止痛的。与《神农本草经》相比较,两者的认识不尽相同。

在临床工作中,腹泻患者并不少见,不知您有没有尝试使用葛根来治疗呢?效果到底好不好?我们经常会发现这样做效果并不理想。难道古代医书的记载是言过其实吗?不是的。其实葛根适用的下利是有特定范畴的。《素问·六微旨大论》曰:"阳明之上,燥气治之,中见太阴"。《素问·太阴阳明论》曰:"阳明者表也,五脏六腑之海也,亦为之行气于三阳。脏腑各因其经而受气于阳明,故为胃行其津液"。葛根为阳明正药,它主要用于治疗由于胃中津液不能由脾上输于肺,外散于皮毛,转而下趋大肠行成的下利。《素问·阴阳应象大论》中记录的"清气在下,则生飧泄",就是指的这种下利。换句话说,这种下利的成因,其实质是水津输布失常,而不是饮食所伤,更不是脾肾阳气衰弱。如何让走错了路的水气回归正道呢?这时就需要用有辛味的药来升提、来起这个下沉的清阳之气(《神农本草经》中叫"阴气"),让水津上归于肺,外散肌表,则下利自止。**葛根就是这么一个"起阴气"的药,"起阴气"实际上是调理人体脾胃之气**。这种下利能不能用罂粟壳、石榴皮来收涩固肠呢?当然不能,越治越糟;相反,如果下利日久,体内已经出现了中下焦阴亏

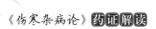

津枯,这时还能用葛根吗? 当然不能。此时应当急用酸甘救阴法来止泻。虽有喘而汗出、下利,但如果有明显下焦亏虚之征,这时能用葛根吗? 能用葛根黄芩黄连汤吗? 当然不能。这些就是叶桂再三强调"葛根竭胃汁"的真正含义,书千万不能死读,要知其然,更当知其所以然。

所谓的"项背强几几",其实就是一个筋脉不够灵活的状态,为何? 水津不能濡润项背部之筋脉。葛根汤、葛根加半夏汤、桂枝加葛根汤证都有脾胃虚弱的底子(桂枝汤),再用葛根这个能入脾胃、能升脾胃清气的药来升津液,用这个升上来的津液濡润了筋脉,项背不就舒服了,不再紧巴巴了,病就缓解了。后世医家还发现葛根能治口渴,什么原理? 津液上承于口,自然口渴能缓解;如果是湿热中阻而致的口渴,用葛根有效吗? 几乎无效。

所以说,所谓的葛根能止利,能舒筋,能止渴,其机制是同一个,就是葛根能入脾胃调理气机,改变人体水津输布失常的状态,让水津上归于肺,达于皮毛四肢百骸。

另外,葛根性味辛凉,所以还有一点解表的作用,能用来解肌散热、透疹,但其力度并不强,一般多和他药相须为用,治疗"产后中风发热"的竹叶汤就是一个例子。而奔豚汤证,是由于惊恐恼怒导致肝气郁结化热,引起下焦冲气上逆。方中使用大剂量葛根和半夏、生姜搭配,葛根起升脾胃之气,半夏、生姜降浊气,两者相反运动,恢复、调整中焦之升降功能;配上甘李根白皮降逆气,黄芩清少阳之火,再佐以芍药、当归之类缓挛急、调肝血,则冲气自平,奔豚可除。此真是仲景使用葛根又一绝妙之处。

【应用探究】

葛根以色白、质坚实、纤维少为上品。部分地区有用豆科植物甘葛藤 *Pueraria thomsonii* Benth. 的干燥根即"粉葛"当葛根使用。"粉葛"淀粉含量高,口味清甜,一般作为副食品食用,从葛根素含量角度考虑,野葛明显高于"粉葛",所以两者不宜混用。

葛根的使用非常早,始于《神农本草经》,但是对它的炮制研究则始于宋代。宋代《太平圣惠方》提出"醋拌炒,令干",明代《普济方》提到葛根可"微炒",清代《本草便读》详细记录了葛根煨法的意义:"治泻则煨熟用之,煨熟则散性全无,即由胃入肠,不行阳明之表,但入阳明之里,升清为用"。现代药典及各地炮制规范基本继承了葛根的传统炮制工艺,包括煨葛根和炒葛根。炒葛根按各地习惯分清炒葛根和麸炒葛根两种,唯独葛根的醋炒工艺已经失传,非常可惜。

(张宇静)

9. 麻黄

【基源探讨】

在现行版药典中,本品为麻黄科植物草麻黄 *Ephedra sinica* Stapf、中麻黄 *Ephedra intermedia* Schrenk et C.A.Mey. 或木贼麻黄 *Ephedra equisetina* Bge. 的干燥草质茎。主产于山西、河北、内蒙古。秋季采收绿色者,干燥。

在《神农本草经》中,麻黄名"龙沙"。《本草经考注》曰:"沙即须之假借……其色黄,其味麻,故名。"但此"味麻"之说并不确切,且麻黄茎采收阴干时实为绿色,只有久置后由青变黄,故关于其名之缘由,历代争论很大,无统一认识。

根据《本草图经》中对本植物高度以及花、果的形、色、气味的描述,其与草麻黄最为接近;结合产地及生长环境,古代所用麻黄应首先考虑为麻黄科植物草麻黄。

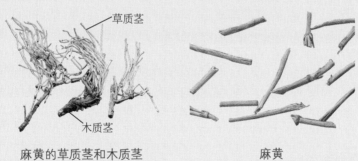

麻黄的草质茎和木质茎　　　　　　麻黄

【条文辑要】

最简方,当是**甘草麻黄汤**(第十四),方中为甘草、麻黄两味:"一身面目黄肿……小便不利"。

麻黄的最大应用剂量达到六两,涉及 2 个方剂,具体如下:

大青龙汤(38):"发热恶寒,身疼痛,不汗出而烦躁"。

越婢汤(第十四):"恶风,一身悉肿,脉浮不渴"。

方中加减:

防己黄芪汤(第二):"喘者,加麻黄半两"。

【病机辨析】

麻黄是张仲景经常使用的一味药,散见于《伤寒论》与《金匮要略》各篇。可以这么说,医者若不识麻黄或不会用麻黄,算不上真正领略了仲景立法遣方的精髓。

我们先来看一下《神农本草经》对麻黄的认识,其认为麻黄"治中风,伤寒,头痛,温疟,发表出汗,去邪热气,止咳逆上气,除寒热,破癥坚积聚"。归纳一下,我们应该可以认为麻黄有四大类用途:①治广义伤寒之邪(治中风,伤寒头痛,温疟,去邪热气,除寒热);②止咳平喘(止咳逆上气);③破癥通脉(破癥坚积聚);④消水肿(发表出汗)。

那到了张仲景的时代,他是不是也是这么应用麻黄的呢? 我们通过查阅其著作总结如下:

第一,麻黄能治广义伤寒之邪。如太阳病篇治"头痛发热、恶风无汗"的麻黄汤、治"不汗出而烦躁"的大青龙汤,少阴病篇中治疗少阴表证之麻黄附子细辛汤等等都体现了麻黄的这一用途,这类大家比较熟悉。那麻黄是否能"除寒热"呢? 书中也有体现,如张仲景创立的治疗"一日二三度发"的桂枝麻黄各半汤、治疗"形如疟"的桂枝二麻黄一汤,都是有方有药的。

第二,麻黄能止咳平喘。一张能治疗"无汗而喘"的麻黄汤,两千年来不知救治了多少人;射干麻黄汤、厚朴麻黄汤、小青龙汤、小青龙加石膏汤、越婢加半夏汤,自张仲景创立以来,经过历代医家反复验证,都是能用来止咳平喘的好方子。

第三,麻黄能"破癥坚积聚"。这在《金匮要略》中关于"湿家"的治疗和"历节病"用桂枝芍药知母汤治疗中有精彩的论述。

第四,麻黄能外开腠理,助上焦宣化水气,内则宣畅气机,通调水道下输膀胱。这个就是其能利水消肿的原理所在,并不是麻黄有直接利尿之功。《金匮要略》中治疗"风水"的越婢汤,治疗"里水"的越婢加术汤,即为此意。

由上可知,张仲景运用麻黄的思路和《神农本草经》是非常接近的,这些经验经过历代医家反复验证,确实是安全有效的。

张仲景在其书中讲论理法比较多,而对药物的使用分析非常少。在《金匮要略·痰饮咳嗽病脉证并治》中,记录了一个仲景当时指导学生学习的精彩场景。当时有一个患者来求治,"水去呕止,其人形肿者",说明他是一个水肿患者,本来胃中有停水,呕吐后,水已经去了,但人就是肿。他指出"其证应内麻黄",我们一起分析一下,这个水肿患者是不是应该加点麻黄呢? 太应该了。这个患者都已经出现水肿了,麻黄可是去水肿的妙药呢! 必须加,怎么也不过分。这可是严格按照"药症"来用药的呀。这个思路是不是和现代中医内科学教科书很像? 书中也教我们头痛加川芎、腰痛加杜仲、腿痛加牛膝……可能刚好有个医生,就这么加用了一点麻黄。没想到的是,这个患者用药后非但肿没有消退,还出现了"厥",直接昏过去了。糟了,治错了,所以叫"逆而内之"。

这时候就需要我们去总结教训。为什么这个水肿患者用了麻黄会有这么严重的反应呢? 张仲景告诉学生,因为大家忽略了一个很重要的症状——这个患者"其人遂痹",也就是说,这个患者除了水肿,还有很严重的四肢关节麻木。而且再进一步分析发现,这个患者的关节麻木是由于血虚造成的,"以其人血虚"嘛,这个"痹"根本不是由于寒或者寒湿凝结于关节导致的。这个患者本来就血虚了,再用上"能发其阳"的麻黄,导致患者直接昏过去了。

知其然而不知其所以然,真乃医者大忌!

麻黄能不能解表散寒、平喘止咳、活血通脉、消水肿、利小便? 能。但是,是不是一有这些症状,就可以加上麻黄? 这是绝对不可以的。一直以来,后世医家就"有汗能不能用麻黄""虚喘能不能用麻黄""麻黄能不能治腹痛""麻黄能不能醒神"展开讨论。然而这些讨论往往是围绕"症"在展开,所以很难讨论出让人满意的结果。因为中医的精髓,是病机,中医什么时候抛弃了对"证"的探讨,转而去钻"症"的牛角尖,就是丢了西瓜捡了芝麻。

我们再回过头来看麻黄的作用。如果从造模的角度来看,大家能不能推演出麻黄所适用的患者体内某个部分是不是应该处于一种"凝"的状态? 阳化气,阴成形,有形的都是属阴的。癥坚积聚是什么? 血凝嘛。水肿呢,是不是津液不流动了、凝聚了? 关节痛,身痛,发热,是不是有某个物质把这个筋、脉、毛窍痹结了呢? 这个是不是都可以认为是一种"凝"的状态呢?

"凝"为状态,那麻黄适应证的病性是什么呢? 是寒还是热? 毫无疑问,麻黄这味苦温之品,就是针对寒凝,而不是专治热结的。如果寒与湿结,则需要另配伍化湿之药;如果寒热胶结,则须再加上辛寒之品。不管如何变化,如果要用麻黄,"寒凝"这个病理基础必须存在。它的气味清轻,能够游行于全

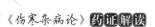

身之内外上下,适用的病位是极其广泛的,可达周身内外;其性散,劲猛,只要有寒凝之结,皆能让其透发,在里能使津血流通,在外能开腠理、通骨节,这就是麻黄真正的"证"的所在。

读到这里,您对几个千年争辩的,应该可以有自己的判断了。

有汗能不能用麻黄? 63条与162条之麻杏石甘汤证,就是汗出而喘,方中的麻黄配伍了大量辛、大寒的石膏,还能有多少热性? 就取其平喘之功而已。治疗风水的越婢汤,治疗里水的越婢加术汤,也都是有汗用麻黄。总之,这些汗出的病机,或热邪迫肺,或湿热熏蒸,都不是由于卫虚不固,因此,不必拘泥有汗不能用麻黄的观点。

虚喘能不能用麻黄? 当然能。一些慢性阻塞性肺病患者,其证往往寒热错杂、虚实并存,发作期有明显咳喘时配伍用点麻黄宣肺平喘,完全合理。但是如果没有"寒凝"实邪存在时能用麻黄吗? 当然不能。

麻黄能不能治腹痛,能不能醒神呢? 也是可以的。读者可以结合上述要点,自行推演一下。总之,麻黄并不是只能治疗表证,欲使里病之邪从表而出可以选用麻黄来配伍使用。

【应用探究】

1. 关于麻黄"去节"

在关于麻黄基源的探讨中,现代学者已经有了共识:仲景时期所用麻黄应考虑为麻黄科植物草麻黄,至少以其为主要品种。在整本《伤寒杂病论》中,凡是使用麻黄之处,均有"去节"的脚注。为什么要去节? 张仲景没有明确解释。梁代陶弘景提出"节止汗故也",之后诸医家均守此意见,去掉麻黄草质茎上之节,以此表示遵循仲景原意。

但笔者对此说法一直保持怀疑态度。东汉末年是动荡年代,当时使用的多是药材的"个子"而不会是饮片,因此修治多是临方加工,仲景怎么会提出这么一个颇为麻烦、耗时耗力的加工要求呢? 会不会他说的节不是草质茎的节呢? 其次,熟悉草麻黄的读者都知道,草麻黄的地上部分是由草质茎和木质茎组成的,这个木质茎一般匍匐于土中,采收时是非常容易和草质茎一起被拔起(麻黄根是不容易被拔起的),这些木质茎就呈"节"状,质地结实但没有多少散邪之效,会不会张仲景说的"去节"指的是去掉木质茎呢? 何种解释更合理,留给诸位读者判断。

2. 关于麻黄之"先煎,去上沫"

张仲景使用麻黄全部先煎,这个是不是有什么特殊含义呢? 还是为了有

利于其有效成分的充分溶出呢？他本人没有明确地解释。笔者认为应该从两方面考虑：

第一，先煎麻黄，这个出来的"上沫"到底含有什么成分？

近年来有学者对麻黄之"上沫"进行了热分析研究，通过氮气加热条件和空气加热条件分别处理，以热解 -GC-MS 对其化学成分进行了解析，发现"上沫"中基本不含无机组分，为有机化合物，主要为麻黄碱及伪麻黄碱，共初步解析出 28 种化学成分。这个研究为梁代陶弘景提出来的麻黄"沫令人烦"的推断提供了有力的实验数据支持。因此，在麻黄临床使用过程中，尤其是使用采收一年内的麻黄时，如果想要降低麻黄碱及伪麻黄碱对中枢神经的兴奋作用，确实应该考虑减少方中麻黄的剂量，同时先煎，去上沫。

第二，先煎麻黄，会不会是为了方便去上沫呢？

对此笔者经过多次试验，麻黄要煮出"上沫"并不是难事，达到三点要求即可：开盖煎；单味先煎，水量要大，要保证麻黄在煎煮时呈翻滚状态；急火烧开，再迅速减为中小火。三点缺一不可，只要有一条不符，就很难见到麻黄煮出的上沫。麻黄越新鲜，煮出的上沫越多。

3. 麻黄是否越"陈"越好

张仲景从来没有提过麻黄应该陈用。这个"六陈"之说，相传始于唐代《新修本草》"狼毒"条下。从此，诸位医家坚守此说，然查无此文。现代研究表明，麻黄之所以能发散寒凝邪气，与其所含挥发油含量呈正相关。也就是说，麻黄越新，挥发油含量越高，其发汗能力越强。之所以医家会提出麻黄须"陈化"，是因为通过时间的累积可减少挥发油的含量，使医者使用麻黄时相对安全，减少因使用不慎导致暴汗而脱的危证出现，确是用心良苦。历史上曾出现过的清炒麻黄、酒煮麻黄、醋炙麻黄，保留至今的生姜汁炙麻黄、蜜炙麻黄，这些炮制法对麻黄内生物碱的含量影响不大，它们的出发点都是为了减少其挥发油含量。

因此，笔者认为麻黄"陈化"与"不陈化"，本就应从两个不同的角度来解读，没有对错之分。关键是医者使用麻黄时，必须清楚此时用麻黄欲取得什么样的效果，更应该知道自己所选用麻黄饮片的特点。如果你选用麻黄是用于发散，应该尽量选择新货、生品，以求迅速达到药效；如果选用麻黄是取其下气之功，则最好选用陈年麻黄或炙麻黄，既安全又有效，还减少了不良反应。

（张宇静）

10. 杏仁

【基源探讨】

在现行版药典中,本品为蔷薇科植物山杏 *Prunus armeniaca* L. var. *ansu* Maxim.、西伯利亚杏 *Prunus sibirica* L.、东北杏 *Prunus mandshurica* (Maxim.) Koehne 或杏 *Prunus armeniaca* L. 的

杏仁

干燥成熟种子。主产于我国北部。夏季果实成熟时采收,取出种子,干燥。

《本草经集注》收录本品,名为"杏核仁",云:"五月采,生晋山川谷。"《本草图经》云:"杏核仁生晋山川谷,今处处有之……今以东来者为胜,仍用家园种者,山杏不堪药。"从以上内容可以看出,古代所用的杏仁,以家种的杏为主,不用山杏、西伯利亚杏、东北杏这些野生品种,但是古代不论其性味甜苦,都可当作杏仁药物使用。现在不论野杏还是家杏都被收入药典,只要味苦者都可当苦杏仁使用。这些历史沿革中的差异,医者需要了解清楚。

【条文辑要】

最简方为**茯苓杏仁甘草汤**(第九),方中为杏仁、茯苓、甘草三味:"胸痹,胸中气塞,短气"。

杏仁的最大应用剂量为七十枚,涉及的方剂是**麻黄汤**(55):"喘而胸满者"。

方中加减:

苓甘五味加姜辛半夏杏仁汤(第十二):"水去呕止,其人形肿者,加杏仁主之"。请与"麻黄"条互参。

小青龙汤(40):"若喘,去麻黄,加杏仁半升"。

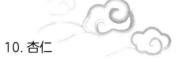

【病机辨析】

杏仁，味苦，性微温，归肺、大肠经，是仲景使用频率非常高的一味药。他用这味药的目的是下水气，作用部位以上焦为主。这些与《神农本草经》中对杏仁的认识是一致的。

杏仁最亲密的搭档，就是麻黄了，全书中我们经常能看到它们俩互相配伍使用的例子。我们在上一节"麻黄"中已经讲过，使用麻黄的指征，必须体内有实寒郁闭凝结的基础。麻黄性发散，劲猛，只要有寒凝之结，皆能让其透发，在里能使津血流通，在外能开腠理、通骨节，它的作用力是向外扩散的；杏仁却相反，它的作用力是向下使的。两者一合用，麻黄的发散力就被削弱、制约了不少，但对其驱寒之力并没有多少影响。肺主气司呼吸，外合皮毛，它的生理功能是双向的，向上叫宣发，向下叫肃降，必须两者完整、运转流畅，才能保证人体正常的呼吸功能。如果肺宣发、肃降的功能被寒邪抑制，其气郁闭于内，转而上冲发为咳喘。此时一方面需要祛寒邪，这是解决病因，另一方面就是需要尽快恢复被破坏的通道，让肺的宣肃功能活动起来。麻黄、杏仁，一宣一降，就是在这种病机下发生的咳喘中使用的。但如果患者本身气血不足，即使有水肿、咳逆，不能轻易使用麻黄，当"加杏仁主之"，《金匮要略·痰饮咳嗽病脉证并治》中有详细论述杏仁治水气的经验。

千万不要认为麻黄、杏仁合用就只是为了治喘，那就把好好的中医知识给学死了。麻黄杏仁薏苡甘草汤是不是治喘？不是。麻黄加术汤证中有喘吗？没有。但是这两个方剂都是麻黄、杏仁合用，因为他们都有肺之表病。麻黄杏仁薏苡甘草汤治的是"一身尽疼"，这个患者本就有湿痹；麻黄加术汤治的是"身烦疼"，这个"湿家"患者本身是脾气不足的。某一天，这两个患者吹了风，受了寒，都生病了。为什么麻黄加术汤中麻黄的用量比麻黄杏仁薏苡甘草汤中麻黄的用量大？很简单，因为它寒闭的症状重。麻黄杏仁薏苡甘草汤证患者本身就有水湿闭阻，现在加上风寒外束，所以可用麻黄、杏仁散寒去水气，只是其程度比较轻、部位更表浅而已。在临床中，我们完全可以根据实际情况调整所选方中药物的剂量。如大青龙汤和小青龙汤相比，大青龙汤中麻黄的用量明显大一些，而杏仁的用量却明显小一些，为什么？因为大青龙汤证的寒闭程度比小青龙汤证要重的多，而其需要杏仁发挥下水气的力度明显小于小青龙汤，所以方中药物的剂量就做出了相应的调整。这就是中医"随证治之"的精髓。现代中医如果能从仲景书中掌握这些演绎、推演方药使用的方法，会比背诵方剂、条文更有价值。

有些时候,仲景使用杏仁并不和麻黄配搭,而是和茯苓同用。因为这时的主要矛盾是饮停于胸,不再是寒邪内闭。这时还要用麻黄吗?当然不需使用了。典型的例子如茯苓杏仁甘草汤、苓甘五味姜辛汤。茯苓杏仁甘草汤证其实是胸痹的轻证,以"胸中气塞、短气"为主要表现,用茯苓三两通利三焦之水气,杏仁五十个下水气,量都是比较大的。有人提出是不是这里可以用葶苈子? 应该可以,但绝不是最佳方案。因为这时的病情程度远没有到需要逐水的地步,这就好比用高射炮打蚊子,当然也能打下来,但是严重浪费资源,而且药物偏性越强的药,对正气的损伤也越大,我们可不能干"杀敌一千自损八百"的买卖。

仲景书中杏仁除了上述两种搭配外,还有杏仁配厚朴,说明这时患者体内有湿满之气闭阻的基础;还有杏仁和大黄合用的记录,这时患者体内当有瘀滞。仲景用药极有法度,是否要用这味药,决定因素是有没有这味药对应的使用指征(病机),绝不会滥用一味药。这些是值得我们终身学习的。

疾病的变化往往难以预料,但并不是没有一点规律可循。面对每一位前来求诊的患者,我们必须通过一切可能的办法,仔细搜集患者身上各种症状、体征及相关因素的各种资料,然后进行整合、分析,从而判断出其病机(即病因、病位、病所的综合体,这一步至关重要),决定下一步治疗方案的制定。虚则补之,实则泻之,为治则的不二法门;如何达到正胜不留邪,是治疗成功与否的关键。也就是说,我们临床用药时必须充分利用好所选药物之偏性及综合力,或随汗,或涌吐,或随大小便,引导体内之邪朝我们拟定的方向离去。一个中医人如果不懂药物性味、归经、作用力方向,就背了一点药物功效主治加几首汤头歌诀,加上"腰痛加杜仲,腿痛加牛膝",临证处方必定是杂乱无章的,根本算不上是一个合格的中医人。

【应用探究】

杏仁呈扁心型,一端尖,另端钝圆,左右不对称,以颗粒饱满、完整、味苦为佳。临床入药时,必须用时捣碎,这样才能保证有效成分充分煎出,不宜过早轧碎装斗,容易走油,使香气消失,影响药效。

杏仁和桃仁在市场中一直有互掺的问题,哪一个跌价了就掺到对方里面去。杏仁和桃仁品种之"家桃仁"并不难鉴别,性状特点比较突出。难的是杏仁和"山桃仁"的鉴别,如有可能,尽量使用家桃仁来作为桃仁使用,就是价格昂贵一些。杏仁还有一种品种叫"大扁",形状比苦杏仁大,味不苦,一般作为零食或甜点装饰使用,不可替代苦杏仁入药使用。

(张宇静)

11. 知母

【基源探讨】

在现行版药典中,本品为百合科植物知母 *Anemarrhena asphodeloides* Bge. 的干燥根茎。主产于我国安徽亳州与河北安国,多为栽培。春、秋二季采挖,除去须根及泥沙,干燥;或除去外皮,干燥。前者习称"毛知母",后者习称"光知母"。或趁鲜切成厚片,干燥。

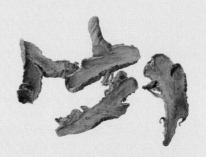

盐知母

知母在《神农本草经》中以"蚳母"收录,被列为中品。之后皆以"知母"为正名。本品历代基源未发生明显变化。

【条文辑要】

最简方,可见于**百合知母汤**(第三):"百合病发汗后者"。

知母的最大应用剂量达到六两,涉及的方剂有三个,具体如下:

白虎汤(176):"伤寒,脉浮滑"。

白虎加人参汤(26):"大烦渴不解,脉洪大"。

白虎加桂枝汤(第四):"温疟者,其脉如平,身无寒但热,骨节疼烦,时呕"。

【病机辨析】

仲景使用知母的次数不多,归纳起来,知母的应用主要体现在以下两个方面。

1. 除烦热

白虎汤类方,不管是白虎汤,还是白虎加人参汤,或是白虎加桂枝汤,都有"身热""汗出""烦"的共同表现。这些症状都是由蕴结在人体内无形之

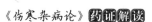

热内扰而形成的。方中知母的使用量是比较大的,用到了六两。知母和石膏同用。

在百合知母汤里,知母和百合同用。这条条文没有描述此时患者可能出现的具体症状,但是我们从百合病总论中不难看出,百合病的特点就是"欲卧不能卧,欲行不能行"。说明这个百合病的临床表现,应该也是有心烦意乱的状态。知母为苦、甘、寒之品,既然能用知母,说明这时患者体内病邪的性质是热性的。

酸枣仁汤,其专为治"虚劳,虚烦不得眠"而设。这个方剂中使用了知母二两。我们必须认识到,这类患者之所以会出现"不得眠",是由于"虚烦"这个病理基础引发的。而这个虚烦,是相对于"实"烦而言的。因此,这些患者体内不会是食饮内结的痛而烦,也不会是痰热互结的痞而烦,更不会是热气窒塞于胸膈的窒而烦。此时的患者,当或有自汗,或有盗汗,同时心烦意乱,但不痛不痞,严重者可以影响到睡眠,查体并没有什么特别的阳性体征,此时使用知母配酸枣仁是合适的。但是有很多临床医生治疗不寐病时,根本不辨寒热虚实,如果遇到的不是这种"虚"烦不眠,这时使用酸枣仁汤,当然不能收到满意的临床疗效。

2. 利水消肿

知母能利水。但首次提出"知母能利水"这一观点的,并不是张仲景,而是《神农本草经》。其"知母"条下就记载知母能治"消渴,热中,除邪气,肢体浮肿,下水,补不足,益气"。可惜的是,《神农本草经》中并没有告诉我们如何使用知母"下水",历代文献亦未见拓展研究,此内容已经几乎不为人所知。

很多学者在讲解桂枝芍药知母汤中为何重用知母(四两)时,仍从知母能"清热泻火,滋阴润燥"来阐述,其实是很难自圆其说的。此处如果从知母能"除邪气,肢体浮肿,下水"来解释,就非常通顺了。但是,既然知母能"除邪气,肢体浮肿,下水",那我们在仲景治疗水肿病的专论如《水气病脉证并治》里,却再也没有使用知母的例子,这是什么原因呢?有些医生按上述理论在临床中投以大剂量知母治疗水肿,却发现并没有多大的临床效果。这些现象都令人百思不得其解。

其实,我们再回头仔细分析一下历节病篇中"桂枝芍药知母汤证"的水肿就不难发现,它和一般的水肿病是有很大区别的。它最鲜明的特点是有"脚肿如脱"的同时,还有"诸肢节疼痛,身体魁羸,头眩短气,温温欲吐"。也就是说,这个患者的水肿范围是局部的(脚肿),不是全身性的,下肢关节处有

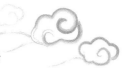

水肿(脚肿如脱),而身体其他部位却是消瘦的(身体魁羸),水肿还伴身体关节拘挛疼痛(诸肢节疼痛)。除水肿外,患者还有心烦、胸闷(头眩短气,温温欲吐)。因此,这些表现貌似复杂繁琐,但找出此时的病机——外邪闭表,火郁水停,才是真正解决问题的钥匙。针对此病机,治疗上就必须三管齐下,散外邪(麻黄),开火郁(知母),利水湿(生姜、白术)。所以说,其实知母在其中并不是直接泻水,而是通过泻有余之郁火,在白术、生姜的配合下,使水湿从热而化,进而消水肿的。

此外我们必须注意到,仲景使用知母,不管是除烦热还是治疗水肿,从来没有单味药使用的记录,全书各方后加减中,也没有找到增减使用知母的记录。因此,我们可以如此推测,上述各条文中记录的临床疗效,其实是知母和其他药物共同作用后的结果,知母和其他药物合用后,能够增强这一味药的治疗效果。

因此,知母的真正作用机制,乃是消除郁结之火。所谓的知母能"除烦""止渴""利水""止汗"等,都不过是实热之邪内蕴导致的不同临床表现而已。而且此类火热之邪郁结,三焦皆可发生,并不局限于下焦,但以下焦多见。若湿从热化,可以知母盐水炒泻下焦之虚火,除下焦之郁热。但其泻火之力较强,燥湿之力不足,所以后世医家常常配以盐炒黄柏相须为用,就是这个道理。

【应用探究】

知母的生长非常奇妙,它的个子在头两年能长到最为粗壮,第三年开始越长越小但质地变得硬而结实。它的有效成分含量($C_{19}H_{18}O_{11}$,$C_{45}H_{18}O_{11}$),只有在三年左右才能勉强达到目前药典中的最低含量要求,而且它的生长对土壤、温度、光照要求比较高,所以知母家种品种(祁知母、亳知母)地区间差异很大,不合格品特别多,而野生资源又满足不了市场的需要,这就是目前知母市场尴尬的局面。

传统观点认为知母必须去皮毛使用,所以有"知母好刨,就怕拔毛""知母不净毛,吞下一把刀"的说法。验收时必须留意知母外皮、毛等下料的混入,此均算为杂质,不得入药使用,若超 9%,建议退货。

仲景使用知母均为生品。知母酒炙始于唐代,借酒升散之性能引药上行;盐炙知母,借盐咸寒沉降之性能泻肾火。这两种炮制方法目前还在广泛使用。用于治咳之"蜜炙""姜炙"知母,由于使用较少已经失传。

(张宇静)

12. 石膏

【基源探讨】

在现行版药典中,石膏为硫酸盐类矿物石膏族石膏 Gypsum 的矿石。采挖后,除去杂石及泥沙。

石膏首载于《神农本草经》。在唐代《新修本草》中其基源出现混乱,书中记载"石膏、方解石大体相似",将两者混为一谈。《本草图经》又将"长石、理石"与石膏并为一物。一直到明代《本草纲目》再次厘清其基源,真正将各物明确区分,不再混合使用。目前使用的石膏与《神农本草经》所指的石膏为同一基源之物。

石膏煅用始见于唐代《食医心鉴》,之后还有加醋、糖、甘草炮制的记录,现已几乎绝迹。

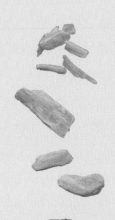

石膏

【条文辑要】

最简方为**白虎汤**,能治"伤寒,脉浮滑"(176)、"伤寒,脉滑而厥者"(350)。伤寒,脉浮,发热无汗,其表不解,不可与白虎汤(170)。

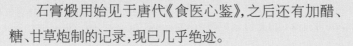

石膏的最大应用剂量达到一斤,共涉及四个方剂,具体如下:

白虎汤(176):"伤寒,脉浮滑"。

白虎加人参汤(26):"大烦渴不解,脉洪大"。

竹叶石膏汤(397):"伤寒解后,虚羸少气,气逆欲吐"。

白虎加桂枝汤(第四):"温疟者,其脉如平,身无寒但热,骨节疼烦,时呕"。

方中加减:

小青龙加石膏汤(第七):"咳而上气,烦躁而喘,脉浮者"。

【病机辨析】

石膏是仲景常用的药物之一。《伤寒论》中有 6 个方剂用到了石膏,而《金匮要略》中有 9 个方剂用到了石膏。其中白虎加桂枝汤、白虎加人参汤,都是在白虎汤的基础上变化的,可归一类;桂枝二越婢一汤、越婢加术汤、越婢加半夏汤是在越婢汤的基础上发展而来,亦可合而述之。总之,张仲景在 11 类方中使用了石膏。分别是白虎汤(含白虎加桂枝汤、白虎加人参汤)、麻黄杏仁甘草石膏汤、竹叶石膏汤、麻黄升麻汤、大青龙汤(含小青龙加石膏汤)、风引汤、文蛤汤、厚朴麻黄汤、木防己汤、越婢汤(含桂枝二越婢一汤、越婢加术汤、越婢加半夏汤)、竹皮大丸等,这些方分别见于《伤寒论》之太阳、阳明、厥阴、差后劳复病篇,以及《金匮要略》中论治疟病、中风、支饮、咳嗽、水气病、呕逆、妇人产后病篇,其应用可谓极其广泛。

但我们总结后不难发现,虽然仲景使用石膏的范围很广,但是极有规律。在全书使用石膏的方剂所对应的条文中,都会出现"热、烦、呕、吐、喘"这些症状中的一两个,而且这些症状发生的病所多在肺、胃,这些"烦、呕、吐、喘"的产生,与患者体内蕴有热邪,气被逼于上密切相关。此热不是寒闭卫气之恶寒发热,也不是阴亏而生的热,更不是由于阳明腑实、湿热胶结于中下焦而形成的实性"潮热"(请仔细研习第 208 条)。为了避免误解,也为了便于与阳明腑实证(有实性积滞)之实热相比较,笔者暂不使用"虚热"二字,而用"无形之热"代之。我们可以认为,仲景用石膏主要就是用它来清透弥漫于足阳明胃或手太阴肺之无形之热。这些患者多口渴(热灼津伤),但不一定会到口舌干燥的地步,更不一定会到渴喜饮冷的程度。一旦此病机确立,我们就不需惧其正处"产后"(第二十一),也不必为"时时恶风"(168)、"背微恶寒"(169)、"面垢、谵语"(219)这些临床疑似症所搅扰,当用则用,不必瞻前顾后,白白错失治疗时机。

那石膏是不是还能清透蕴结于手阳明大肠、足太阴脾之热,能不能解阳明热结呢?答案是肯定的,219 条就是个例子。但这些临床经验的进一步总结、提炼,则是由后代医家完成的,故在此就不做具体阐述。

石膏认识误区

1. 石膏重镇碍胃吗?

大多数医生对石膏的认识,来源于《中药学》教材,其中记载石膏"辛甘大寒,能清热泻火,除烦止渴,收湿敛疮(煅用)",为清气分热证的要药。教学时老师多反复强调脾胃虚寒者忌用或慎用石膏,谓其矿石碍胃;若病不至气

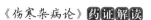

分热盛切不可使用石膏;阴虚内热者慎用,恐伤人体阴分。深受这些观点的影响,很多医生在临床工作中,板蓝根、黄芩动辄开 15g、30g 一剂,但一遇到石膏,就避如蛇蝎,15g 一剂都不敢用,恐其重镇碍胃。石膏,这一味能清阳明、太阴无形之热的绝妙良品,也是矿物类中药家族里唯一一个作用趋势向上向外而不是重镇向下的神奇之物,由于我们没有很好地掌握它的药性及使用关键所在,使其大失用武之地。

2. 石膏是"止渴"专药吗?

为何很多医生对石膏能"泻火止渴"印象极其深刻? 究其原因,目前常用的全国高等中医药院校规划教材《中药学》(第 10 版)"石膏"条下记载其"治温热病邪在气分之邪热、烦渴、汗出、脉洪大,常与知母相须为用,如白虎汤"。同版《方剂学》教材记载:"(白虎汤)本方为治气分热证的基础方,代表方,以大热、大汗、大渴、脉洪大的四大症为辨证要点。"很多学者得出仲景的白虎汤使用石膏是为了"退热止渴"这个推论,他们的依据是《神农本草经》中提出石膏能治疗"口干舌焦,不能息",而且在 26、168、169、170、222 条条文中反复强调了"渴"的症状出现。

如果真是这样,那为什么在专论白虎汤证的 176、219、350 条时,反而不强调"渴"了呢? 26、168、169、170、222 条论述的都是由白虎汤加一味人参而成的白虎加人参汤证。因此这些条文中的"渴欲饮水"分明是白虎加人参汤证的重点症状,"渴"也不应该是由石膏来解决的,而应当从人参来解才妥当。石膏本身就是长于清热,并不是长于解渴。仲景并没有拿石膏来治疗口渴。此外,能治疗风水的越婢汤(第十四)条文明明记载"不渴",也是一个很有说服力的证据。

此外,用现代《中药学》教材中石膏的功效记载去套解《伤寒论》《金匮要略》中使用了石膏的方剂,结果发现有些条文尚能勉强解释,有些则完全难以解释,举例如下:

(1)大青龙汤证"不汗出而烦躁",为什么要用石膏? 它是不是热在气分?

(2)因为石膏能除烦,所以竹皮大丸能治"中虚,烦乱",那为什么栀子豉汤中不用石膏呢?

(3)都是内有蕴热,但是大青龙汤证有"不汗出而烦躁",而麻杏石甘汤证有"汗出而喘无大热",到底这个石膏适用于有汗还是无汗啊?

(4)397 条"伤寒解后,虚羸少气,气逆欲吐"竟然也用石膏,还用到了全书最重的分量,达到一斤,此时似乎已经是外感病治疗恢复期(很多教科书

如此解释),早就不是气分实热了,怎么还如此重用石膏呢?

(5)(第十二)治疗"膈间支饮,其人喘满,心下痞坚"的木防己汤中,使用石膏十二枚;后文不愈者又去了石膏加茯苓、芒硝。这里真的没法从"石膏辛甘大寒,能清热泻火,除烦止渴,为清气分热证的要药"来自圆其说。为此不少人经过反复研究,得出了结论,此处是错简,或者当时就刻错了。

3. 石膏能"产乳"?

此观点散见于唐后多位医家之病案记录中,以清代医案最为多见。其理论根源来自《神农本草经》中认为石膏能治疗"产乳、金疮"。石膏虽然不是重镇之品,但它毕竟是寒性的,是散结、透发的。产妇无乳多为气血亏虚,或脾胃湿盛,或瘀阻乳络未通,这些状况难道石膏能"催"出来奶吗?

其实这是一个流传了近两千年的注解上的误会。《说文解字》对"产"和"乳"二字就解释得非常清楚。产,繁体字写作"產",《说文解字》说:"产,生也。"《说文解字》云:"乳,人及鸟生子曰乳,兽曰产。"也就是说,人及鸟生幼子叫做乳,兽生幼兽叫产。因此,这里"产乳"二字,其实是同一个意思,就是指的产后这个状态。换句话说,石膏是可以用于产后的,如果产妇体内有热邪弥漫三焦,不要因为石膏寒凉而不敢使用,而不是说石膏能催奶。

【应用探究】

石膏以块大、色白、质松、纤维状、无杂石者为佳。石膏内服几乎都生用,煅石膏多外用。

自汪昂在《本草备要》中提出石膏"味淡,需先煎数十沸"以后,几乎所有的近现代中医药学教材、药典,都强调石膏内服入汤剂需打碎先煎。石膏到底应该怎么煎仍是目前争论的焦点,但所有讨论的目的都是为了如何提高石膏的临床疗效。而在仲景书中,石膏有与诸药同煎的(如木防己汤),还有要求后下的(如麻黄杏仁甘草石膏汤,先煮麻黄后纳诸药)。大部分方剂都要求石膏打碎,绵裹。重剂使用石膏的方剂(达到一斤),如白虎汤、白虎加人参汤,并不要求久煎,而是要求"煮米熟汤成",这个过程一般仅需花费10~12分钟即可完成,确实从未见到石膏有先煎的记载。从中不难看出,仲景的处方设计中,或取其气,或取其味,如果阳明里热甚重需要迅速清热者,石膏用重剂,稍稍煎即可;手太阴热盛多喘,则石膏的煎煮时间要明显长于前者。另外有学者研究发现,石膏的合理配伍(与单味石膏相比)能够提高石膏的疗效,这些资料值得医者加以关注。

(张宇静)

13. 人参

【基源探讨】

在现行版药典中,本品为五加科植物人参*Panax ginseng* C. A. Mey. 的干燥根及根茎。栽培者称为"园参",野生者称为"山参",播种在山林野生状态下自然生长者称为"林下参"(习称"籽海"),播种或移栽后在接近野生状态下生长者称为"移山参"。主产于吉林、辽宁、黑龙江。多于夏、秋季采挖,洗净,晒干或烘干。

研究仲景学说的学者,对其书中所使用人参基源的认识,分歧非常大。争论的焦点有二:第一,古代使用的人参,是不是指的是五加科的人参(*Panax ginseng* C. A. Mey.)? 第二,既然文献记录人参"生上党及辽东",为什么现在的上党地区已经找不到五加科人参呢? 相反,桔梗科植物党参在此地盛产,它是不是就是历史上的人参呢? 现笔者试从文物学与本草文献源流考证角度在此阐述之。

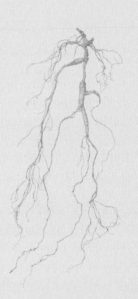

人参

1. 历史上中国人参的资源分布

《神农本草经》中没有记载人参长于何地,仅仅记录"出山谷"。本草类文献中,最早记载人参产地的,出自梁代陶弘景所著的《本草经集注》,其曰"人参微温,无毒……生上党及辽东"。上党,即上党郡(参《国策地名考》),查资料对比相当于现在的山西省长治市一带,南北朝时北周宣政元年(578年)于上党郡设潞州,隋代再次改名为上党郡,唐武德元年(618年)再次改名为潞州,地名更迭非常频繁。因此,本草文献中反复出现的"上党参""潞州人参""上党人参",其实都是指同一物,异名而已。中药品种的变迁,与气候、自然环境的变化是密切相关的,因今日山西省长治市一带已找不到人参而否认中国历史上此地区曾为人参主产地,这个推论是很难站得住脚的。

"辽东",战国时期燕国之郡名,此辖境相当于现在辽宁省西部地区(并不是现在理解的长白山地区)。从《证类本草》中对人参的注释来看,当时的辽东地区也是人参主产区,只是质量不及上党人参。宋代以前,中国人参按产地可分上党参与辽参(有些文献作"高丽参")两种。

2. "正仓院"中的文物资料

在今日本东大寺内,有一座奈良时代的宝物库,名为"正仓院",目前还收藏着由中国唐代带至日本保留至今的人参样本(编号为北122号),日本学者于20世纪50年代首次对正仓院中药材进行了研究,并出版了专著《正仓院药物》。此书记载,研究者运用现代科技手段和生药学研究方法对北122号文物中的根茎、根部分别进行了详细描述并从中确定,北122号文物为五加科植物人参的残体。

昭和51年(1976年),日本中药学学者重新验算了正仓院在以前调查研究中使用的试剂,就其中三个重要的生药(将北122号文物,分别编号122-A,122-B,122-C)重新进行了化学成分的研究。其中B号标本的结论是"符合现代五加科植物人参主根部特征",此结论为中日两国中药学学者所接受,而对A、C号标本目前还未取得统一的意见。

由此,我们可以这么认为,至少在唐代,中国使用的人参品种中必定有五加科的人参 *Panax ginseng* C. A. Mey.。而且从《备急千金要方》《千金翼方》二书中记录的处方来看,当时使用人参的经验已经非常成熟。在宋代《本草图经》中,对人参原植物进行了描述并对其特征有非常详尽的记载,其记录的潞州人参图谱,明显与五加科人参 *Panax ginseng* C. A. Mey. 的特征相符,但是其他几幅图谱则不符合现行版药典中五加科人参的特征,应当考虑为某桔梗科沙参属植物。因此,我们不能否认历史上五加科竹节人参、桔梗科党参曾经与五加科人参混用,在唐宋时期就已经有大量伪品出现的可能性。但是,用桔梗科植物党参来指代上党人参,认为"古文献中的人参就是党参"的结论,从文献考证的角度是很难成立的。

【条文辑要】

最简方为**干姜人参半夏丸**(第二十):"妊娠呕吐不止"。

人参使用剂量最大的方剂是**小柴胡汤**的加后方,即条后记载:"若渴,去半夏,加人参,合前成四两半,栝楼根四两"。

方中加减:

通脉四逆汤(317):"利止、脉不出者,去桔梗,加人参二两"。

理中汤(386):"腹中痛者,加人参,足前成四两半"。

【病机辨析】

各种病理产物的形成,如瘀血、食积、包块,首先与邪气侵犯人体之正气并与之相互搏结直接相关。但不可忽视的是,这些搏结后的遗留产物如果不能尽快地消除而在人体内存留下来,一段时间后必然会影响人体气、血、津的运行,削弱脏腑功能,形成恶性循环。《素问·评热病论》云"邪之所凑,其气必虚"即为此意。脏腑之功能依赖于气的运动。所以我们治疗时除了祛邪以外,让这个脏腑的功能如何尽快地恢复正常运转,也即恢复其气化功能,是极其关键的。尤其在脏腑功能虚弱成为主要矛盾时,必须加上补气之药来扶正祛邪,这时一般会选择一些甘味的药来辅助使用,仲景常用的有甘草、大枣、人参等。

人参算得上是中药家族中的奇葩,再没有其他药像它这样集毁誉于一身。有人视若珍宝,有人弃之如敝履。仲景药物学说里,人参就是一个补虚药。他使用人参只有一种情况,用于虚实夹杂之证之治虚。如果患者仅是单纯的、短时的表证、实证、热证,还未伤及正气,绝对不用参;或者经过药物纠正之后体内脏腑气之不足之势已经恢复过来,就要把参去掉了。这就是人参"能不用,绝不用"原则。既然说它能补虚,那这时患者应该有"虚"的病机。我们看仲景使用人参的方中,有治脾虚之理中丸、黄连汤,有治肺胃虚之竹叶石膏汤,有治肝虚之乌梅丸,有治胃虚之三泻心汤、吴茱萸汤、大半夏汤,治心脉不足之四逆加人参汤、通脉四逆汤、炙甘草汤、茯苓四逆汤等,以及各个加减法,都是很好的例子。我们不难看出,人参的补气治虚之力比较强,涉及范围也比较广,这点是甘草所不及的,甘草主要是护胃气。

识病首辨病机。如何从患者的症状、体征及其提供给医生的病史中,分析出这个"虚"的蛛丝马迹,这才是真功夫。用甘草泻心汤(158)来举例,这个患者的症状非常复杂,下利、心烦、干呕、腹鸣,还有一个很严重的"心下痞鞭而满",上、中、下全部出现了问题。怎么得的这病呢?条文记录,患者首先有了外感病,被医生用了下法后出现一系列症状(推测患者平时应该有点便秘),这个患者复诊时非常痛苦,医生一摸肚子,是膨隆、发硬的,他分析认为此为水热互结,就开了大陷胸汤来泻水、开热结,结果一吃更严重。对此仲景给出了病机解释,这个患者的问题并不是热结于胁下,而是"胃中虚,客气上逆"出现的心下痞鞭而满。如何鉴别?还得靠腹诊。请注意,患者的腹满、腹硬、腹痛,如果是纯实证,一定是疼痛拒按的,而如果是虚证则是喜温喜按的。这个患者的腹证以实为主,但必定有虚的成分,只有针对这种情况仲景才会使用人参。当然其他症状、体征也能给我们提供参考依据。

痞证多为实,不用参。但痞证发展到胃虚水停,如甘草泻心汤证、生姜泻心汤证、半夏泻心汤证或旋覆代赭汤证时,就可以用人参和半夏、旋覆花、生姜同用。热病忌参,但如果胃热盛伤灼津液,自汗而渴无表证时,就可以用人参来补胃气、生发津液。请注意,不是升发,是生发。小柴胡汤"身微热"去参是因为邪尚在表,这时主要还是祛邪解表,所以不用参,麻黄汤、大小青龙汤、桂枝汤都不用参;而桂枝新加汤是汗后,身疼痛,脉沉迟,这时的主要矛盾变了,出现营阴亏虚了,当然还有营阴凝滞,所以倍芍药,参引领芍药入营分以通凝滞、填津液,桂枝汤健脾胃。

最难理解的是人参在茯苓四逆汤、通脉四逆汤、吴茱萸汤中的应用了,无一例外这些都是阴证,不是阳证。阳证的烦躁,从无用人参的记录,如大青龙汤。但阴证的烦躁,如通脉四逆汤,为利止、脉不出,人参能入营生脉;吴茱萸汤也有"吐利",有"干呕、吐涎沫",严重的"头痛欲裂""烦躁欲死",这是一个厥阴兼阳明为病,肝苦急、寒凝肝脉、肝气阻滞则上下干扰胃肠,这时当有"胃中虚"的成分,所以用了参。而在243条中仲景提出"食谷欲呕,属阳明也",如果为胃虚肝寒,投以吴茱萸汤应该很快会得到缓解,如果喝了更严重,说明处方开错了,患者这个"食谷欲呕"应是中寒隔热于上焦,此时当用干姜黄芩黄连人参汤,也可以是只有胃寒没有肝寒,那就该用能治"干呕吐逆,吐涎沫"的半夏干姜散(可参"吴茱萸"条)。

【应用探究】

在流传下来的清代病案记录中,我们经常能看到使用人参时有"去芦"的修治要求。但此理论并不是起源于《神农本草经》,仲景用人参也没有提出过"去芦"的要求,使用的都是全参。查本草文献此理论最早当见于唐代《海药本草》,其中记载"去其芦头,不去者吐人,慎之",而在清代《本草备要》《本草逢原》中更将参芦当涌吐药使用。从临床实际应用报道来看,现在的林下参参芦食用后并不会引起呕吐,园参或趴货之参芦服用部分人后会出现轻微的恶心,体内若兼有点痰湿者服用后更为明显。所以笔者推测,这个观点的形成,可能与医家当时使用的人参品种有关(参基源论述),或者与服用者当时的身体状态有关。

人参畏五灵脂,起源于北齐《药对》一书。明代《医经小学》编了一个"中药十九畏"的歌诀,从此此说深入人心,一直将人参与五灵脂作为配伍禁忌,至今也没有人或理论能很好地解释这个说法,而在《温病条辨》治疗癥病的"化癥回生丹"中,更是直接将人参与五灵脂同用,现代医家中也有将人参与五灵脂同用治疗肝硬化、溃疡病的报道,此学说值得我们进一步展开研究。

人参恶莱菔子,倒是能解释得通,教材也常常用这个药对举例来解释"相恶"的概念。一个是补气,一个是降气消痰,两者的作用是相反的,同用的话确实会削弱两者的作用。但是如果现在有一个喘胀上气伴有中气不足的患者,两者合用就非常合适。所以人参不能与莱菔子合用,也不是绝对的。

（张宇静）

14. 甘草

【基源探讨】

在现行版药典中,本品为豆科植物甘草 *Glycyrrhiza uralensis* Fisch.、胀果甘草 *Glycyrrhiza inflata* Bat. 或光果甘草 *Glycyrrhiza glabra* L. 的干燥根及根茎。主产于我国西北、华北、东北。春、秋二季采挖,除去须根,干燥;或趁未完全干燥时切厚片;细小者可切为短段,干燥。本品基源未发生明显变化。

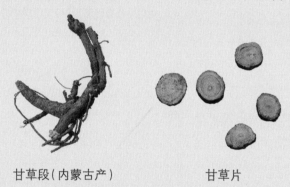

甘草段(内蒙古产)　　　　　　　甘草片

【条文辑要】

最简方,当是**甘草汤**(311),方中仅甘草一味:"咽痛"。

《伤寒杂病论》中论治咽痛的方剂应该有 9 个,除治少阴咽痛之"猪肤汤"与"苦酒汤",其他的 7 个方剂如治少阴咽痛之甘草汤、桔梗汤、半夏散及汤,治手足厥寒而咽痛之通脉四逆汤,治狐惑病之甘草泻心汤,治阴阳毒之升麻鳖甲汤,治火逆上气、咽喉不利之麦门冬汤,均加了甘草。因此可以这么说,仲景在治疗咽喉肿痛时常常会选用甘草,但并不是一定会用。

甘草的最大应用剂量达到五两,涉及的方剂是**橘皮竹茹汤**(第十七):"哕逆者"。

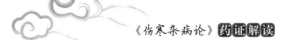

【病机辨析】

仲景使用的药物中，没有一味药像甘草使用这么广泛，表里、寒热、虚实、气血都能涉及，其所记录的方剂有近一半用到了甘草。历代注家大多根据《神农本草经》中对甘草的认识——"味甘，平，无毒。治五脏六腑寒热邪气。坚筋骨，长肌肉，倍力，金创，尰，解毒。久服轻身延年。生川谷"，取甘草"甘以缓之"之义，认为甘草是一味调和百药、缓和他药偏性和毒性的佐使药物。有些注家认为甘草生用能治"咽痛"，补充了其"缓急迫"的效能。目前医者使用甘草进入了两个极端：有些医者不问何方，必加甘草一味，以为其能和百药；有些医者非常畏惧使用甘草，唯恐其助湿碍脾胃，几乎不用，即使至当用之时，如出现炙甘草汤证时急需大剂量甘草补充胃气，也才敢用 6g，何效之有？

其实仲景使用甘草并不是杂乱无章的。化繁就简，表虚、表实证有用甘草，如麻黄汤、桂枝汤；里虚寒证有用甘草，如理中汤、四逆汤；里证如为阳明胃热盛，或肠热盛而结未实，里证由表证内陷者，表里同病者，照样都可用甘草，甘草能助他药一同驱邪于外，请注意《伤寒论》中外邪致病之常规入路与消退规律；如果一旦出现了完全的里实热结，或水停，或水结，或血结，此时的主要矛盾已经发生改变，治疗方向为向下，当用攻下、泻水、逐瘀等下法，如果使用甘草，其甘味会减轻他药之药力，此时就不应当使用了。从中我们可以再次领略传统中医治病的思维方式。

甘属土，其效在脾，脾为后天之主，五脏六腑皆受其气，甘味药能补中气，中气健旺则脏腑之精皆能四布，从而能驱邪于外。形不足者，补之以味，甘草治病就是以味为治，这一气薄味厚之品，就是利用其之甘味补充脾津之不足。有是"证"就能用是"药"，关键是找准病机，即使"腹胀满"之厚朴生姜半夏甘草人参汤证，"心下痞鞕"之生姜泻心汤证，甘草的使用均不在禁忌的范畴，为何？胃气虚也。

【应用探究】

仲景书中使用的甘草，大部分均有脚注"炙"。《说文解字》曰："炙，炮肉也。从肉在火上。"此"炙"法与现今烧烤摊上的食物烧烤法有些类似，甘草条炙后可以缓解其略寒之性，使性能平和，从另一面可推测当时医家使用的当是个子而非饮片。后世医家推出的甘草清炒法，与这种炮制方法有相通之处，而目前习用的"蜜炙甘草"，与仲景书中使用的"炙甘草"，就完全不是一回事了。

现行版药典记载："甘草不宜与海藻、甘遂、大戟、芫花同用。"此观点来源于陶弘景所著之《本草经集注》，其曰："甘草反甘遂、大戟、芫花、海藻四

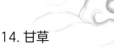

物。"纵观历代医家经验,自张仲景始,留下来不少甘草与甘遂、大戟、芫花、海藻合用的成功病案,因此如有合适的时机,与患者充分沟通后,当根据病情和时机需要打破常规,小心使用,认真观察。长期或大剂量单味服用生甘草时,确实可出现水肿、血压升高、钠潴留、低钾血症、头痛等不良反应。若出现上述症状时,应减少用量或合用健脾利水之品,或逐渐减量、停用(不能立即停用)。各种水肿、肾病、高血压、糖尿病、低血钾、充血性心力衰竭患者须慎用甘草,但如有应用指征时亦不必拘泥,该大剂量使用时还是得用大剂量,不然很难保证疗效,但必须中病即止,不可过用。

原《七十六种药材商品规格标准》中将甘草分为"西草"和"东草"两个品别,在规格下根据不同部位分为"大草""条草""毛草""草节""疙瘩头"5种规格,"条草"和"草节"下再根据长度与直径分不同等级,这种方法符合20世纪80年代的商品流通实际。随着甘草野生资源的逐步匮乏,甘草目前在多省广泛展开了栽培种植,品种以甘草 *Glycyrrhiza uralensis* Fisch. 为主,胀果甘草 *Glycyrrhiza inflata* Bat. 与光果甘草 *Glycyrrhiza glabra* L. 两个基源仍多为野生,主要分布于中国新疆及其周边地区。《国务院关于禁止采集和销售发菜制止滥挖甘草和麻黄草有关问题的通知》(国发〔2000〕13号)规定制止滥挖甘草,由取得采集证的持证人定时、定点采挖,随着野生甘草越来越匮乏,种植品越来越多,当前药材市市场上甘草已经不再以东、西草进行划分,而是按照"野生甘草"与"栽培甘草"进行品别划分,再根据甘草根和根茎加工后的部位(甘草一般斩去头尾,以口尾径测量),将甘草药材分为"条草""毛草""草节""疙瘩头"4个规格;在规格项下,根据长度范围及口茎直径范围进行等级划分。这些做法是符合目前实际情况的。

野生甘草由于生长年限长,外观性状与栽培品有较明显差异,且因成分积累多,而有效成分较栽培品高,味较甜。栽培甘草的商品性状和品质与品种、产地等有一定相关性,且因种植年限过短,品质容易波动。

(张宇静)

15. 大枣

【基源探讨】

在现行版药典中,本品为鼠李科植物枣 *Ziziphus jujuba* Mill. 的干燥成熟果实。主产于河北、山东。秋季果实成熟时采收,除去杂质及霉、蛀者,抢水洗净,干燥。

大枣首载于《诗经》,曰"枣"。《神农本草经》中列为上品,名"大枣",谓其:"治心腹邪气,安中养脾,助十二经,平胃气,通九窍,补少气,少津液,身中不足,大惊,四肢重,和百药,久服轻身,长年。"本品历代基源一致。

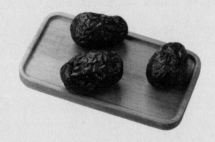

大枣

【条文辑要】

组方相对简洁的如下:

甘麦大枣汤(第二十二):"妇人脏躁,喜悲伤欲哭,象如神灵所作,数欠伸"。

生姜甘草汤(第七):"肺痿咳唾,涎沫不止,咽燥而渴"。

吴茱萸汤(243,378):"食谷欲呕","干呕,吐涎沫,头痛者"。

葶苈大枣泻肺汤(第七):"肺痈,喘不得卧"。

十枣汤(第十二):"病悬饮者"。

大枣的最大应用剂量达到三十枚,涉及的方剂是**炙甘草汤**(177)和**橘皮**

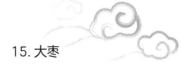

竹茹汤（第十七），前者主"心动悸"，后者主"哕逆者"。

【病机辨析】

仲景对大枣的应用，非常复杂多变，从使用剂量上来看，少则六枚（柴胡桂枝汤），偶见十枚（甘麦大枣汤），常数十二枚，有时二十五枚（当归四逆汤），最多用到了三十枚（炙甘草汤），相差悬殊；从配伍来计算，大枣和生姜的搭配使用率最高（73/83），再者就是大枣和甘草同用（71/83）。由于大枣价廉易得，又甘甜可口，其药用价值逐渐被淡化，目前已成为老百姓日常食用之物，生姜也有类似遭遇。

仲景使用大枣时，也是将其作为矫味品来使用吗？当然不是。《神农本草经》将大枣列为上品，谓其"治心腹邪气，安中养脾，助十二经，平胃气，通九窍，补少气，少津液，身中不足，大惊，四肢重，和百药，久服轻身，长年。"之后历代医家均非常重视大枣的研究。如梁代《名医别录》增入大枣"补中益气，强力，除烦闷，治心下悬，肠澼"的功效；《日华子本草》补充了大枣有"润心肺，止嗽，补五脏，治虚劳损"的功用；明代《本草纲目》载李杲云"大枣气味俱厚，温以补不足，甘以缓阴血。"这些后世医家的研究非常准确地抓住了大枣的使用要点，概括了其药物功效，就是内容过于复杂。单就其功效概括而言，历代医家挖掘总结的至少有 30 余条内容，难以记忆。

仲景使用甘味药并不多，常用的也就甘草、大枣、人参、地黄之类。大枣这味甘味药有个特点就是有滋润作用，而且能入脾（味甘），所以我们可以说，大枣能补脾之津，常和甘草同用，两者是协同作用。如果使用大枣用于"调和营卫"必和生姜同用，其最常用的剂量配比为大枣十二枚配生姜三两，生姜升胃津，大枣补脾之津，所谓调和营卫，本质就是调和脾胃之升降功能（参看"桂枝"条），这是桂枝汤及其类方"调和营卫"之关键根源。当然这个剂量配比可以缩小，仍是为了"调和营卫"，柴胡桂枝汤中大枣仅用六枚，生姜用一两半。为什么两者的剂量用这个比例？笔者推测可能与仲景接受的某种易学理论有关，也有可能是当时医家反复试验的结论，认为这个比例使用的疗效最好。如果仲景方中大枣、生姜的剂量不是按照这个比例使用，就不宜再用"调和营卫"来诠释，如吴茱萸汤证的主要病机是肝寒之气犯及胃中水津，水气出现上冲之势，此时急需生姜来温散胃中寒水，所以生姜倍用至六两，人参和大枣在此起到补脏之虚的作用，这样的例子并不少。但是不管剂量如何变化，大枣如何和他药搭配使用，大枣补脾之津（调补营分）这个药证机制是

57

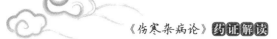

不会变的。

　　白术适用于脾气亏虚、水湿泛滥,而大枣适用于脾津不足,两者作用机制相反,无同用之例。"甘令中满",尽管大枣香甜可口,亦不可滥用,尤其是本就有中焦湿滞者,更当禁忌(上、下焦之病不在此禁忌范围内),以免加重原有病情。仲景用大枣几乎不与解表药(麻黄剂)、利水药(茯苓剂)同时使用,治疗悬饮之十枣汤、肺痈之葶苈大枣泻肺汤可算例外,当然这些疾病的发生部位均不在中焦。

【应用探究】

　　大枣以色红、肉厚、饱满、核小、味甜为上品。用时应剖开或掰开,以提高煎出率,同时可筛除霉变的个子。目前大部分医者"大枣"的处方书写时,仍旧采用传统按"枚"计数的习惯,岂不知目前流通货中,不同产地间单枚大枣的重量相差悬殊,由此造成大枣在调剂上的混乱,这是目前急需解决的问题,笔者建议应当采用重量计算法为妥。

（张宇静）

16. 半夏

【基源探讨】

在现行版药典中,本品为天南星科植物半夏 *Pinellia ternata*(Thunb.)Breit. 的干燥块茎。产于甘肃、四川、湖北、河南、贵州、安徽、浙江等,目前甘肃西和县、清水县为中国旱半夏之主产区。夏、秋二季采挖,洗净,除去外皮及须根,干燥。

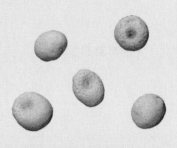

生半夏

本品的植物形态描述,最早收录于宋代《本草图经》,其中记载:"半夏二月生苗,一茎,茎端三叶,浅绿色,颇似竹叶而光,亦似芍药叶。根相重生,上大下小,皮黄肉白……以圆白陈久者为佳。"此段内容与现行版药典中入药之天南星科植物半夏的植株特点基本相符,可认为是同一基源。

【条文辑要】

最简方有 4 方,分别为:

小半夏汤(第十七):"诸呕吐,谷不得下"。

半夏干姜散(第十七):"干呕吐逆,吐涎沫"。

生姜半夏汤(第十七):"似呕不呕……彻心中愦愦然无奈者"。

苦酒汤(312):"咽中伤,生疮,不能语言,声不出者"。

半夏的最大应用剂量为二升,涉及的方剂为**大半夏汤**(第十七):"胃反呕吐者"。

方中加减

加法：

葛根加半夏汤（33）："不下利，但呕者"。

黄芩加半夏生姜汤（172）："若呕者"。

厚朴七物汤（第十）："呕者加半夏五合"。

减法：

小青龙汤（40）："若渴，去半夏"。

小柴胡汤（96）："若胸中烦而不呕者，去半夏"，"若渴，去半夏"。

综上，使用半夏的最典型症状为"呕"。而"烦，不呕，渴"为其禁忌。

【病机辨析】

半夏也算一味个性非常鲜明的中药了。我们先来看一下《神农本草经》中关于半夏的论述："治伤寒，寒热，心下坚，下气，咽喉肿痛，头眩，胸胀，咳逆，肠鸣，止汗。"张仲景在《伤寒杂病论》中，对此有非常完整的发挥。例如，大小柴胡汤、柴胡加芒硝汤、柴胡加龙骨牡蛎汤、柴胡桂枝汤就是治疗"伤寒寒热，心下坚"的方剂；小青龙汤、小青龙加石膏汤、射干麻黄汤、厚朴麻黄汤、泽漆汤、越婢加半夏汤、桂苓五味甘草去桂加干姜细辛半夏汤，这些方剂就是治疗"胸胀咳逆"的，其中都用到了半夏；而小半夏加茯苓汤，就是专为"头眩"而设计；苦酒汤、半夏散则治疗咽喉肿痛。治疗"肠鸣"的方剂有吗？泻心汤（157，158）就是。而在解决黄芩加半夏生姜汤的"干呕"、竹叶石膏汤的"气逆欲吐"、麦门冬汤的"火逆上气，咽喉不利"、大半夏汤的"胃反呕吐"时，半夏难道不是通过"下气"而发挥作用吗？只有关于最后"止汗"这一点，张仲景似乎没有进行过发挥，也没有创立出相应的方剂。

中医药界人士对于半夏为"止呕"专药且专为"呕而不渴者而设"，"烦者、渴者禁用半夏"的观点，是一致赞同的，几乎很少有人质疑此观点。不过作者认为，历代医家总结的"半夏主治呕而不渴，其他的咽痛、咳喘、心悸、头眩、胸胀、肠鸣、寒热往来、心下坚等，都为兼证"的说法确实有一定的道理，但是不够严谨。故提出质疑如下：

第一，《呕吐哕下利病脉证治》第2条："先呕却渴者，此为欲解。先渴却呕者，为水停心下，此属饮家。"《痰饮咳嗽病脉证并治》云："呕家本渴，渴者为欲解。今反不渴，心下有支饮故也，小半夏汤主之。"简单对比，如果从字眼上看，前"渴"后"不渴"，都是饮家之症状，那么这两段经文是不是存在自相矛盾之处？再者,前条中的"呕"是由于"渴"的需求进而饮水后刺激出来的,而后一条中却是"呕家",说明是常常有呕吐症状的人,那么这个小半夏汤到底是治疗哪一种病况的呢？还是两者都能治呢？

第二,如何解释《妇人杂病脉证并治》中温经汤中半夏的问题。条文中不是明明有"手掌烦热,唇口干燥",这个是不是也应该归入"烦,渴"的讨论范畴呢？如果是,那是不是应该禁用半夏？如果不是,那应该如何解释这个症状的发生、发展呢？

因此,笔者坚持认为,我们不能仅仅盯着几个所谓教科书级的症状,去套用一味药、一张方,如果应用有效,也是偶然的。我们只有仔细辨析各脏腑功能盛衰与否,气血津精的充盈、运行变化,气机升降出入是否有异,才能真正找到其病机所在,从而跳出各种错综复杂"症"的框框,提高临床疗效。

继续回到半夏的话题,我们仔细地去观察《伤寒杂病论》中的相关论述,发现它的治疗症状虽然涉及上焦(头眩、胸胀、咽喉肿痛)、中焦(心下坚、咳逆)、下焦(肠鸣),貌似错综复杂,但在这些症状的背后,我们是不是可以看到"气阻与痰凝"的影子呢？

水津一旦输布失常,则成湿、痰、饮,三物其本实为一源,只是在不同状态下以不同的形式出现而已。水停则气机多不畅,或水气相互胶结,或气夹水饮上冲,或下行下利、肠鸣,如此就形成了上述不同的临床表现。有意思的是,仲景选半夏治疗这类水气病的发病部位,最低是不会超过膈间的(请参看小半夏加茯苓汤条文)。那如果是发生在膈间以下的水气病,如脐下悸动,这时如果需要平冲降逆,仲景就不再使用半夏了,而是使用桂枝(参见"桂枝"条)。大家可以查这一类的方剂,里面还有半夏吗？没有了。

有人会反问,那如何解释生姜泻心汤、半夏泻心汤和甘草泻心汤的"下利、肠鸣"？这些肠道症状,难道不是发生在膈下吗？对,"下利、肠鸣"确实发生在膈下,但是它们的根在"心下痞而满"的中焦,是湿、痰之类的阴邪与气胶结窃踞阳位的结果。这时如果想破阴结、畅气机,还有比辛燥体滑之半夏更好的药吗？当然,此证已气郁化热,所以方中配以苦寒之黄芩、黄连共用,后文会详细讲解。而且仲景只有在"下利""肠鸣"同时出现时,才会用半夏;如果只有"肠鸣",没有"下利",就不用。由此,我们更当学习仲景订方选药的严谨。

含半夏的方剂使用最滥的,应该是治"妇人咽中如有炙脔"的半夏厚朴汤。很多医者使用这个方剂后发现效果并不佳,甚至患者的喉中异物感反而

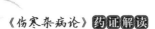

加重,因此常常怀疑此方的实用价值。问题出在哪?出在辨证。半夏厚朴汤就是一个治疗痰气胶结于咽、气机不利的方剂,如果患者的咽病是由于痰瘀互结或阴亏津伤导致,那使用半夏厚朴汤能有效果吗?症状能不加重吗?只知其然,而不知其所以然,是很多人临证时心中一片茫然的根由。

半夏之治疗"上气"和紫菀治疗"上气"是有本质区别的。半夏治疗的是中焦的气逆,而紫菀治疗的是上焦的气逆。所以不能一见气逆喘咳,就仅仅考虑肺气上逆,"五脏六腑皆令人咳,非独肺也"。这点是必须引起医者注意的。半夏虽然不能治疗诸气迫于肺,但它通过降中焦气逆,照样能平咳喘。这就是为什么越婢汤治"恶风,一身悉肿,脉浮,不渴",加了一味半夏变成越婢加半夏汤就能治疗"咳而上气""其人喘,目如脱状"的关键所在。

半夏同姜经常一起配伍使用,小半夏汤、半夏干姜散、生姜半夏汤,就是例子。选用生姜还是干姜,以及配伍剂量不同、制剂不同、煎煮法不同,这些貌似普通的改变,达到的效果完全不同。但生姜性主横散,半夏性主降逆,所以虽然两者均为味辛,都可以治水气,但是还是有明显区别的。

最后再谈谈对上文两点质疑的个人看法吧。第一,如果疾病的成因,仅仅还是在水与气搏的层面(上面讲的基本上都是这层),先呕还是后呕,渴还是不渴,都不是问题的关键;"呕而不渴者用半夏","烦者、渴者禁用半夏"是常态,判断是否有水气搏结才是关键,有则大胆使用,无则坚决不用。第二,温经汤的病机,当是瘀血积于少腹。"手掌烦热,唇口干燥"由瘀而至,病在血分不在气分,故不必拘泥"烦、渴禁用半夏"的说法。

【应用探究】

目前临床使用的半夏几乎都是家种品,而药典中有关半夏的性状描述实为野生品的特征,两者性状略有差异。家种半夏个头比野生半夏大(经常可见直径1.5cm左右的),形状常见为扁球形,而非类球形。此点各验收人员不可不知。

目前随着"国检"对半夏品种的重点抽检,药市上伪品半夏的流通得到了有效遏制。很多产地原先种植虎掌南星的,也改种半夏了。生半夏常见的伪品为水半夏、小个天南星和虎掌南星,以虎掌南星最为常见,而水半夏由于性状区别明显,已逐渐被造假者淘汰。但是假的总归是假的,目前流通商品中的半夏,已在产地经过几轮筛选,故形状多规整,性状突出典型,与虎掌南星加工出来的伪品还是有明显的区别。半夏的鉴别要点如下:偏、深、圆。偏指的是茎痕不居于凹陷的正中部位,深指的是茎痕周围的麻点深,圆指的是茎痕面的另一面,即底部钝圆,茎痕面与底部成绝对不平衡状态。这是半夏与虎掌南星、小天南星的最大区别。虎掌南星的特点是正、浅、扁。正指的是茎痕一定居于凹陷的正中，浅指麻点浅、凹陷浅，扁指整体个子偏扁平。如果通过性状判断还有疑义的，当取中药粉末进行显微鉴定：生半夏粉末中有螺纹导管，不得检出草酸钙方晶，如果发现草酸钙方晶一律判为伪品，全部退货。

仲景方中半夏大多脚注"洗"，《金匮玉函经》中描述得更为详细，云："不㕮咀，以汤洗十数度，令清滑尽，洗不熟有毒也"，提示其使用的半夏，当为生品，甚至有可能用的是鲜品。全书中从无半夏直接吞服的记录，即使散剂如"半夏干姜散"（第十七），照样是杵为散后，煎服。说明古人很早就认识到半夏的毒性，其毒主要表现为对口腔、咽喉、胃肠道黏膜及神经系统的毒性。目前报道的半夏中毒案例，几乎都是由于误服生品散剂或未按要求煎煮导致。因此，除了用于消肿止痛必须使用生品以外，从用药安全角度考虑，应当尽量按实际需要分别选用炮制后的品种。

半夏的炮制，一是为了减毒，二是为了改变半夏的药性及作用趋势，扩大使用范围。它的炮制品种，演变至今，仍有清半夏、姜半夏、法半夏、半夏曲、竹沥半夏、仙半夏、宋半夏、青黛半夏、苏半夏、醋半夏、胆半夏、京半夏等12个品种保留下来，其中以清半夏、姜半夏、法半夏最为常用。

半夏出现的最早炮制品种为姜制半夏，见于南齐《刘涓子鬼遗方》："汤浸七遍，生姜浸一宿熬过。"这与现在的姜半夏炮制法不同。现行版药典中姜半夏为半夏与姜、白矾合并炮制而成，此法首见于宋代《太平惠民和剂局方》，长于降逆止呕。法半夏则为半夏在甘草-石灰液中加工而成，未在古籍中查及出处。直接用半夏和白矾加工出来的炮制品，叫清半夏，首见于宋代《圣济总录》。临床观察法半夏、清半夏两者功效接近，均长于燥湿化痰。半夏一旦炮制、切片，就不容易区分真伪了，所以加工前的鉴定工作至关重要。另外，不管是法半夏还是清半夏、姜半夏，均不得出现口尝强烈麻舌的现象，如有说明炮制未到位。

经现代药理实验研究发现，姜并不能去除半夏的刺激性，但煎煮可以除去半夏的刺激作用。笔者在治疗噎膈（食道癌）时发现患者经常述其喉中梗阻感明显，能呕出大量白色拉丝状涎沫，曾尝试使用生半夏，用量可从6g逐渐加大，每次均打碎先煎60分钟以上（加生姜20g），再投以其他药物同煎，温服。生半夏最大剂量用到过30g，并未发生过明显的消化道症状及中毒现象，却极大缓解了患者喉中梗阻感与呕出涎沫现象，提高了生存质量，这些值得引起临床重视，应当进一步展开研究。

（张宇静）

17. 黄芩

【基源探讨】

在现行版药典中,本品为唇形科植物黄芩 *Scutellaria baicalensis* Georgi 的干燥根。主产于河北、内蒙古、吉林、山东。春、秋二季采挖,除去须根及泥沙,晒后撞去粗皮,干燥。

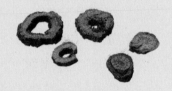

枯芩与子芩

黄芩的植物形态,最早记载于宋代《本草图经》,其基源古今一致。李时珍在《本草纲目》中记载:"芩,《说文》作荃,谓其色黄也。或云芩者,黔也,黔乃黑黄之色也。"黄芩之宿根乃"旧根,多中空,外黄内黑",故习称"枯芩""片芩",在古代黄芩别称"腐肠""烂心肺"等,即由此而来。其子根乃新根,内实心,内外皆鲜黄,所以常称为"子芩""条芩"。

【条文辑要】

最简方为**泻心汤**(第十六),方中为黄芩、大黄、黄连三味:"心气不足,吐血,衄血"。

黄芩的最大应用剂量达到三两,共涉及十一个方剂,典型例子如**黄芩汤**(172):"自下利"。

方中加减

小柴胡汤(96):"若腹中痛,去黄芩,加芍药三两"。

【病机辨析】

据《神农本草经》记载,黄芩"一名腐肠。味苦,平,无毒。治诸热,黄疸,肠澼,泄利。逐水,下血闭,恶疮,疽蚀,火疡。生川谷"。从这些资料结合同时期的《黄帝内经》思想,当时的医家使用黄芩,主要用于治疗胃肠、胆、脾之热夹湿证。仲景习用的药物中,黄芩的使用频率非常高,全书共有 23 个方剂 36 方次使用到。将全书中相关条文症状进行汇总、排列后发现,黄芩之症主要集中在"心下痞""胸胁满""呕吐""下利"这几点,皆为足少阳胆、手阳明大肠、足阳明胃之症。对比《神农本草经》发现,两者对黄芩的理解是比较接近的,有互参价值。

令很多读者感到困惑的是,从其开始接触中医就被灌输了这样的观点:黄芩是一个"清手太阴肺热"的专药,很多专著、论文也是从这个角度来解读《伤寒论》《金匮要略》的,现在突然提出黄芩为少阳、阳明之药,令其无所适从。其实较早提出黄芩能治手太阴肺经之病这个观点的,是金元时期著名"脾胃派"代表人物李杲,其曰:"黄芩,味苦而薄,故能泻肺火而解肌热,手太阴剂也。"这里的关键点是黄芩的药用部位问题,这也是造成这些认知差异的根源。常规以根茎入药者,择条长、粗壮、分量足者为上,腐朽、干枯部分多弃之不用。黄芩却不是这样,其粗壮实心部分和腐朽、干枯部分都可入药,而且发挥的是不同的作用。黄芩宿根(老根)习惯称为"枯芩",又称"片芩",气薄味厚,善清肺火泄气分之热,兼泻肌表热(肺之外征);黄芩新根习惯称为"子芩",又称"条芩",能泄胃肠水谷之湿热。从《神农本草经》中黄芩的别名"腐肠"推测,秦汉时期应当是"枯芩""子芩"两者混用,并不进行严格区分,仲景亦从此法,或是以使用子芩为主。金元时期两者开始区分使用,明清时期形成了系统理论,两者严格区别入药。

黄芩苦寒,主入少阳、阳明,兼入手太阴,入气分,善于清气分之热,这些是被诸医家所一致公认的。目前唯一的争论焦点是黄芩到底能不能入血分?另篇之黄连能入心脾,能入血分是毫无疑问的,而黄芩是否能入足太阴脾呢? 从书中黄芩汤、黄连汤和小柴胡汤的减法来分析,仲景的观点是黄芩不入统血之脾,能治下利但不治腹痛,所以黄芩当为治气分病之药。虽然黄芩经常可以出现在治血剂中,如大黄黄芩黄连汤、黄连阿胶汤、黄土汤等,但黄芩在此并不止血,补血而为泻热,这些都是值得读者注意的。

目前黄芩在"保胎"方面的使用最为混乱,此治法理论根据是"妇人妊娠,宜常服当归散主之"(第二十)与《本草汇言》中黄芩"妇女科以安胎理经"的说法,以及现代动物实验研究结论。若不仔细分辨,这些资料容易给人一种"黄芩使用非常安全"的错觉。有些妇科医生一遇到胎漏、胎动不安的孕

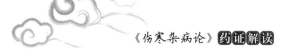

妇,就将黄芩、苎麻根、艾叶、白术等所谓安胎圣药胡乱堆砌使用,根本不辨寒热虚实。若是素体蕴热,湿热之邪扰动胞宫,使用苎麻根、黄芩来安胎是合适的,但若为气血虚弱或肾虚不固,能大剂量使用黄芩吗? 如何实现体外实验与体内实验、动物与人体的转化,如何提高研究结论之可重复性,这些都是值得现代医生深思的。

【应用探究】

黄芩中所含酶(baicalinase)在一定的温度和湿度下可以酶解黄芩中的黄芩苷(baicalin)和汉黄芩苷(wogonoside),生成葡萄糖醛酸、黄芩素(baicalein)和汉黄芩素(wogonin),其中具有药理作用的黄芩素是一种邻位三羟基黄酮成分,本身不稳定,容易氧化而变成绿色。所以,一旦黄芩片变成绿色,其临床疗效会明显降低或者失去临床疗效。药典中强调黄芩炮制时不能用冷水浸泡,其收载的煮和蒸法,就是来破坏这个酶,使其活性消失,有利于黄芩苷的保存。同时原药材经过蒸煮后,比较软,切片就容易多了,一举两得。这就是常说的黄芩炮制必须"杀酶保苷"的含义。目前实际操作中,已经很少使用蒸煮法,而是采用直接上流通蒸汽中蒸制,待软化后切薄片,干燥,这样可以有效地减少黄芩苷的流失。

现黄芩之旧根、新根多混合切片等同入药,然而结合临床实际及历代医家经验,"枯芩""子芩"分开使用有其实用价值,新中国成立前很多省市亦将两者分别入药,建议恢复此用法。

黄芩的炮制经验比较成熟,常用的如下:黄芩经清炒,可减其苦寒之性,免伤脾胃功能,并多用于安胎;酒炙黄芩,可缓其苦寒之性,上行以清上焦湿热,风热有痰者通用;黄芩炒炭用,可增强其止血作用,清热止血,可广泛用于热盛血溢之咳血、便血、衄血、崩漏、胎动漏血等症。临床医生应当根据病情需要选择不同的炮制品种。

(张宇静)

18. 黄连

【基源探讨】

在现行版药典中,本品为毛茛科植物黄连 *Coptis chinensis* Franch.、三角叶黄连 *Coptis deltoidea* C. Y. Cheng et Hsiao 或云连 *Coptis teeta* Wall. 的干燥根茎,分别习称"味连""雅连""云连",主产于四川、湖北。秋季采挖,除去须根及泥沙,干燥,撞去残留须根。

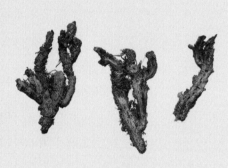

黄连

黄连始载于《神农本草经》,未描述其产地与品种;《名医别录》谓"黄连生巫阳及蜀郡、太山";至明代李时珍《本草纲目》载"今虽吴、蜀皆有,惟以雅州、眉州者良",又云"根根连珠而色黄,故名",此点符合三角叶黄连形状特征,结合产地种植实际,此处记录的优良黄连品种应该指的是"雅连",因为 20 世纪 60 年代以前,洪雅、峨眉山、雅安、荥经、峨边等地,自古以来只栽种雅连(三角叶黄连)品种。

"味连"又名"鸡爪连",主产于重庆石柱。从 20 世纪 60 年代开始,重庆石柱引种味连栽培成功,之后此地开始种植味连,其产量、质量、微量元素均极佳。云连 *Coptis teeta* Wall. 分布于云南及西藏,非常少见,为当地地区习用品种。野黄连 *Cpotis omeieensis*(Chen.)C.Y Chena. 又称岩连、凤尾连,极为珍贵,现已极少见,被国家列为珍稀濒危保护品种,主产于四川洪雅瓦屋山。

【条文辑要】

最简方为**大黄黄连泻心汤**(154),方中为大黄、黄连两味:"心下痞,按之濡"。

黄连的最大应用剂量达到四两,涉及的方剂为**黄连阿胶汤**(303):"心中烦,不得卧"。

本品在仲景书中无方中加减记录。

【病机辨析】

黄连,性味苦、寒,善于清热,还能燥湿(此点与很多苦寒药不同),作用力向内、向下。仲景善用黄连,其治疗的病症集中起来主要有"心烦""痞""腹痛""呕"和"下利"等五方面,现代有些医家总结黄连的药症为治疗"心烦""痞""腹痛""呕"和"下利"的要药,这些已经达成共识,在此不再赘述。

黄连难解之处有二。

第一,如何理解黄连"泻心"?

我们综合分析仲景所有的"泻心汤",没有一张是不用黄连的,说明黄连在"泻心汤"中的作用有重要意义。但仔细观察仲景描述的所谓的"心"之病症,大部分其实质指的是胃脘和肠道的问题。因此这些所谓的"心"病,其实质是"心下"之病。此病以"痞"为显著特征,往往伴有泻心相关之"呕""下利"。所以可以这么说,黄连在此就是作为一味治胃肠之药使用,并不是如很多人想当然地认为其是作为"清心"之用。这些症状的背后基本上都有水与邪热胶结的病理基础,严重者还会伤及血络,黄连在此当根据临床实际与他药如大黄、黄芩、干姜、半夏等协同配合使用。

第二,如何理解黄连治"烦"?

用黄连来治疗"心烦"最经典的例子,并不是泻心汤,而是黄连阿胶汤,此方中使用了全书最大剂量的黄连,用到了四两。不管如何与他药配伍使用,黄连的个性是不会变的,使用黄连时患者体内须有湿热内蕴的基础;而且黄连长于清血分之热,善于燥湿,但不能利水。烦为热象,邪热扰心则烦躁(临床上烦与躁其实并不容易区分,往往同时存在,不像书中能如此细分),从心"为阳脏""主血脉"的生理与黄连的药性来互解,黄连能"泻心血之热"是能解释得通的;湿热蒙蔽心包倒也确实存在,但此时出现的往往是神昏、谵语,程度更重,当加用石菖蒲、郁金之类,单用黄连效果不好。笔者认为黄连所谓的"治心",其实真正治的是脾,黄连治心更多的是通过泻脾中蕴结之火来实现的,因为两者本就是母子关系,会互相影响。另外,为何治烦不用黄芩,而用黄连呢?因为黄芩是气分药,而黄连是血分药,现在的问题是血中有热,所以必须选择一个能入血分的药,这样就能直接入心、脾,从这点上来看,黄连的优势就很明显。所以不用黄芩。

结合《神农本草经》来对比,其曰黄连"治热气,目痛,眦伤泣出,明目,肠澼,腹痛,下利,妇人阴中肿痛,久服令人不忘"。当时医家用黄连治疗的主要是眼科病、胃肠病、妇女外阴病和情志病等,仲景发挥、演绎的黄连治"心烦""痞""呕"和"下利"与其中大部分内容重叠。另外,腹痛多责之于脾,《神农本草经》中确实提出了黄连能治疗"腹痛",说明当时的医家已经观察到黄连在治疗"肠澼、下利"中的疗效,张仲景也支持这个提法,所以在他的"黄连汤"中治"腹中痛"不去黄连,而在"小柴胡汤"中若腹中痛者去黄芩,但这个说法却经常被后世所误用。我们必须要注意到,并不是各种"心烦""痞""腹痛""呕"和"下利",黄连都能治。黄连性寒,味苦,它能解决的是一种热性的(不是寒性的)湿滞的状态,如果引起这些症状的病机是由于外感六淫、饮食不节、气机郁滞、血脉瘀阻等,黄连根本不适用,至少不能作为主药使用。

【应用探究】

关于黄连的品种,目前国内大货流通的都是味连,其形多集聚成簇,常弯曲,形如鸡爪,故俗称"鸡爪连"。"鸡爪"中常常夹有杂质(须根与泥沙),所以最好选择单支连或黄连片。雅连多为单枝,略呈圆柱形,过桥比味连要长,生产极少,珍稀且价格贵,香港市场可见。云连几乎看不到,只有部分省区应用。不管选用何品种的黄连,切面木部必须为鲜黄色至红黄色,具放射状纹理,髓部发红,口尝味极苦。如果没有这些特征均为伪品或劣品,不得进入临床使用。

仲景所用含黄连的方中,黄连均无脚注,可以认为其全部用的是生品。仲景之后的古代医家对黄连的炮制展开了丰富的研究,流传至今仍在临床使用的主要有以下几种:清炒黄连,制黄连苦寒之性;姜汁制黄连,意在清胃止呕;酒炒黄连,意在清上焦之火热;吴茱萸汁制黄连,意在清肝和胃等。这些炮制法自出现以来就质疑声不断,有些医家如张志聪极力反对,其认为这些炮制法有损于原药的临床疗效。客观地讲,这些炮制研究确实有积极的意义,但确实在炮制过程中不可避免地削弱了黄连泻火之力。因此,医者在临床中,是否要用黄连的炮制品,还是选择使用生品,应当遵循临床实际,按照患者实际情况选择合适的药物进行施治,方为正道,不可过于主观。

(张宇静)

19. 细辛

【基源探讨】

现行版药典中本品为马兜铃科植物北细辛 *Asarum heterotropoides* Fr. Schmidt var. *mandshuricum*（Maxim.）Kitag、汉城细辛 *Asarum sieboldii* Miq. var. *seoulense* Nakai 或华细辛 *Asarum sieboldii* Miq. 的干燥根及根茎。主产于辽宁、吉林、陕西。夏季或初秋采挖，除去地上部分和泥沙，阴干。

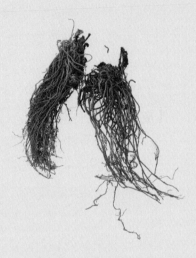

细辛

早在梁代《本草经集注》中，对于细辛的采收就已经有了明确要求："二月、八月采根，阴干。"说明自古细辛就是以根入药，而且必须采用阴干法，不宜水洗或暴晒。

【条文辑要】

最简方为**麻黄细辛附子汤**（301）："少阴病，始得之，反发热脉沉者"。

细辛的最大应用剂量达到三两，涉及 6 个方剂，分别是：

射干麻黄汤（第七）："咳而上气，喉中水鸡声"。

小青龙汤（40，第十二）："干呕发热而咳""咳逆，倚息不得卧"。

小青龙加石膏汤（第七）："咳而上气，烦躁而喘，脉浮者"。

苓甘五味姜辛汤（第十二）："冲气即低，而反更咳，胸满者"。

当归四逆汤（351）："手足厥寒，脉细欲绝者"。

当归四逆加吴茱萸生姜汤（352）："若其人内有久寒者"。

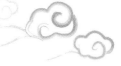

方中加减：

白术散（第二十）："心烦吐痛，不能食饮，加细辛一两，半夏大者二十枚"。

防己黄芪汤（第二）："下有陈寒者，加细辛三分"。

【病机辨析】

从症状上分析，仲景使用细辛的症状群，集中在"寒""咳""厥冷""疼痛"这几点，但这些内容均缺乏特异性，其他药物如附子、干姜、芍药、当归等均有类似作用，细辛往往与这些药有合用记录，所以从症状角度来掌握细辛的个性，来分析仲景使用细辛的规律，是非常不容易的。

我们选301、302条作为例子进行药物推演，因为这两条演示了仲景在分析、探索少阴病治疗过程中的动态变化及药物的加减使用规律，非常有价值。先看301条，"始得之"，说明病程短，刚刚发病，但表现为"反发热，脉沉"，为什么叫"反"，因为这个患者病在"少阴"，何为少阴病？"下焦虚有寒"也（282），所以说病不在阳而属于阴。"发于阴者，无热恶寒"为常态，此时却有发热，所以叫"反"发热。因素体下焦虚有寒，所以一旦受到外寒侵袭，病邪非常容易直接入里，踞结于少阴层面，邪正相争则发热，但此时之表现并不是少阴病的本证，仅仅为少阴之表证而已，或者叫少阴伤寒证，这都是可以的。这些概念切不可混淆。所以这个患者虽然体内阴寒弥漫，但体内阳气实质上并没有匮乏到虚损的地步，故此时仍可以先治表，散寒、启闭、振阳散水三管齐下。肯定有读者提出疑问：那如果真正肾阳亏虚的患者受到外寒侵袭直接入至少阴，怎么办？此时当先救里还是先救表？91、92条不是说得很清楚吗？必须先救里！这时就必须急用桂通、干姜来温补，切不可随意使用麻黄、细辛，不然真可能会摇动患者肾间动气导致阳气暴脱而死亡。

到了302条，"得之二三日"，说明不是疾病初期，正邪已经斗争了一段时间，"无里证"，这个"里证"的认识很关键：①指的是少阴里寒证之象，是"完谷不化""下利清谷"之类的里寒证，所以说此时这患者病仍在少阴之表，既然不需急救里则仍可解表，所以"微发汗"。②指的是患者经过上一条的治疗后，"寒邪内闭"之象已经消失，此时还有必要用细辛吗？仲景在这里保留附子、麻黄，但马上去掉了细辛，说明仲景使用细辛很慎重。

我们在附子篇已经讲过，附子根本不是补阳药，而是振奋阳气药，附子通过激发体内阳气生发而驱邪于外；麻黄辛温发散，它很善于散寒凝、宣通肺气；细辛性味辛温，极为芳香，虽然它散寒之力远不及麻黄，但它特有的走窜

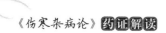

能力,是很多药物所不具备的,细辛能直入少阴,可入髓透骨,走经窜络,尤其擅长于启闭开窍。细辛和附子、麻黄就这样相互配合,起到散寒通阳之功。但是临床上"启闭开窍"法需要常常进行吗?肯定不需要。一旦闭结已开,寒水已动,就到撤用细辛的时间点了。尤需注意的是,细辛启的是寒闭,开的是寒窍,夹有的是寒水停聚。如果病邪属热,或者寒已化热,或者邪无闭象,细辛当尽量避免使用,至少不能单独使用。

理解了以上内容,再回过头看仲景使用细辛的"厥寒""咳""厥冷""疼痛"症状群,对照细辛的使用、撤用要点,推测仲景的用药意图,应该都不成问题了。

【应用探究】

细辛一般都生用。它的特征是根细,气味辛香,入口麻舌,越香越麻舌的质量越好。请注意,目前药典已经明确规定细辛必须是根及根茎入药,地上部分的全草不得入药使用,会减弱药效增加毒性,故去之,此点与原《七十六种药材商品规格标准》不同,请务必留意。

"细辛不过钱"之说并不是张仲景提出来的,而是起源于宋代陈承,其曰:"细辛……若单用末,不可过一钱,多则气闭塞不通而死。"细辛直接吞服量不可过大,确是经验之论,然此法现已很少使用,一般都入汤剂,故其合适剂量亦需医者再次斟酌。

细辛的伪品很多,最常见的是同科植物杜衡与马蹄香,以及萝藦科植物徐长卿的根。这些植物根茎在个子时还容易分辨,一旦切成段后就很难区分,因为形状、气味非常接近。尤其是细辛与徐长卿的饮片,极难鉴别。有些老药工总结细辛味麻舌而徐长卿味辛凉,此法主观性大,传统性状验收法明显已不够解决实际问题,因此必须结合显微及薄层色谱鉴定予以区分。

(张宇静)

20. 五味子

【基源探讨】

现行版药典中本品为木兰科植物五味子 *Schisandra chinensis* (Turcz.) Baill. 的干燥成熟果实,习称"北五味子",主产于东北、河北。秋季果实成熟时采收,蒸后干燥或直接干燥,除去果梗及杂质。目前"南五味子"已经单列一项。

本品在《神农本草经》中即有记载,至《本草经集注》提出本品的产地为"高丽、青州和冀州",唐代《新修本草》补充了"蒲州、蓝田"这两个产地,结合《本草图经》中越州五味子附图,可以确认的是,古代使用的五味子就是木兰科五味子属植物。其中分布在高丽、青州和冀州者,应该是北五味子;出自蒲州、蓝田等产地者应该是南五味子的可能性较大。目前两种五味子野生、栽培者都有,传统认为南北有别,南不及北,历来药市将两者分开销售,价格相差悬殊。目前两者不得相互混用。

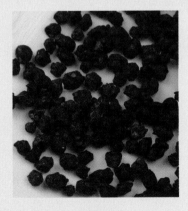

五味子

【条文辑要】

最简方为**桂苓五味甘草汤**（第十二）："手足厥逆，气从小腹上冲胸咽，手足痹"。

方中加减：

四逆散（318）："咳者，加五味子、干姜各五分"。

小柴胡汤（96）："若咳者，去人参、大枣、生姜，加五味子半升、干姜二两"。

真武汤（316）："若咳者，加五味子半升、细辛一两、干姜一两"。

【病机辨析】

凡学习过《伤寒论》的人都知道，五味子是治"咳"的，因为这是书中方后加减里有明确说明的。有学者根据《金匮要略》中的相关记载，提出五味子应该治疗的是"咳而上气"。有日本学者提出五味子的使用指征是"咳逆上气兼有冒者"。

其实这些说法讲的都对。但是大家有没有发现，以上所有的总结，全部是围绕"症状"来归纳的，有用不？有用，但是非常受限。

既然五味子能治咳，能通治各种咳嗽否？治疗的是外感咳，还是内伤咳？是寒性咳，还是热性咳？是虚咳，还是实咳？这些问题需要我们弄清楚。

都是治疗"咳嗽上气"，射干麻黄汤中有五味子，为什么到了皂荚丸中就没有了呢？有人说因为皂荚丸的病机是风动寒饮，所以不用五味子，那麦门冬汤中总有阴虚的病机了吧，还有明显的"火逆上气"，这时还是不用五味子，这是为什么？

所以我们学习中药，不辨药性、归经，不研究其作用机制，只会背一点功效主治，把活泼、朴素的中药学死了，迟早会出大事。

五味子为什么会叫"五味子"？很简单，因为我们的祖先早就发现，这味药的味道非常丰富，五味俱全。这个果实的外果皮是酸涩的，还带有一点咸；往里就是果肉了，是甘甜的；再往里就是果核了，那就是辛、苦味的。所以如果你不把五味子捣碎、直接取20g煎一下，尝一口，那种浓郁的酸咸味会让你终生难忘。五味子的总体作用趋势是向下的，是沉降的。它总的作用力，就是酸收，是收敛，不是外散。

搞清楚了这一点，我们再回头看仲景如何在治咳时用五味子（请注意，咳与嗽是不同概念，虽然两者经常同时出现）：这时候患者体内一定出现了一种病理状态,就是有气从下向上逆行,在努力摆脱某个力对它的束缚,这个病气就是此时患者"咳逆"的病根。也只有这样,才符合**收敛降逆**之五味子的使用条件。我们必须清楚的是,在生理状态下,人体的呼吸虽然由肺来主管,但是,由肺吸入的清气必须下达到肾,由肾来摄纳,只有这样才能保证呼吸的平稳、深沉,从而保证整个气体交换的完成。一旦有一天这个肾"摄纳"气的功能出现了问题(不足或亏虚),那整个呼吸运动的平稳、深沉程度就会被破坏,这时患者就会出现"呼多吸少"的现象,有些患者会表现为呛咳无痰,有一些患者严重时则会出现动则气喘。当然还有很大一部分患者是由于肺气久虚,久病及肾导致的。但是不管是哪一种情况,必有肾气之纳气功能失常的基础存在。我们今天讲的这个五味子,它就是解决"肾失纳气"的特效药。

肯定有读者提出疑问,那如果出现这种咳逆上气伴外感,怎么办?不用怕,仲景给了我们一个很好的示范,它就是小青龙汤。小青龙汤证必定是先有饮证在前,外感风寒实邪在后,所以麻黄、细辛和五味子、干姜同用,既不留邪,也能治内。如果外感之邪已经减轻,那我们只要把发散药减少用量就可以了;如果里证非常重,那我们就要加大温里药的剂量。仲景从来没有告诉我们不能改变他的处方,必须完全遵循原方原药不能动则毫厘,他只告诉我们必须"观其脉证,知犯何逆,随证治之"。为什么要"随证"?因为我们在临床上遇到的患者群体,即使表现出同一症状,其"证"也是千变万化的;即使是同一人患同一病,在疾病的不同阶段,其"证"也是会发生变化的,相应的治则治法难道不应该变一变?所以我们必须要重视"证"的变化。如果你弄懂了小青龙汤的组方思路并掌握了五味子的使用要点,进一步去推演小柴胡汤、四逆散、真武汤中"咳"的加减法,读出书中的"无字处",就应该不成问题了。

五味子和干姜是经典搭档,几乎一直同时出场,一肾一脾,分别从上、下不同角度完成了对人体之气与水的运动的完美阐释,限于篇幅在此不再展开详细论述,请参考相应药物篇对照学习。当然五味子不单单是治咳之药,本草书中还记录了这味药其他非常精彩的用途,但是我们今天研究的是仲景书,他的书中既然没有相应的使用记录,我们就不再进行拓展、解读了。但是不管临床上如何扩大五味子的应用,它的性味和作用趋势,也就是它的"性格",是永远不会变的,希望读者牢牢记住这一点。

【应用探究】

五味子以色红粒大、肉厚、有油性者为佳。大部分地区都习惯使用北五味子,只有处方专门要求使用南五味子时,药房才能调剂南五味子,南五味子不得代替北五味子进行调剂,由此导致南五味子的使用量极低,经常作为北五味子的掺品出现。两者在生品时的区别还是比较明显的,最主要的有两点:南五味子的种子种背部有疣状凸起,北五味子无;北五味子种子破碎后有特殊香气,味辛微苦,南五味子没有这个特点。但是一旦蒸后晒干或烘干,两者凭肉眼就很难区分了,需要结合显微及理化鉴定加以区分。

发展至今,五味子的炮制方法主要有清蒸、酒蒸、醋蒸、蜜蒸、酒炒等,现行版药典及大部分省炮制规范都只收载除去杂质生用和醋蒸这两种方法。其实蜜蒸五味子补中益气,酒蒸五味子益肾固精,酒炒五味子研末治疮疡,经临床验证都有确切疗效,可惜这几种炮制方法已逐渐失传。

五味子的临方加工极其重要,现行版药典中亦记载"用时捣碎",然而在现实工作中,很多中药师仅仅将五味子捣破,这其实是不够的。应当把五味子连仁都捣碎,这样才能使其仁之辛味更容易煎出,真正实现五味俱备,不至于酸敛过甚。捣碎的工具也很重要,为避免捣时药材飞溅,一般建议使用专业有盖的捣臼,若无则建议用袋子包住五味子,在硬器内将五味子连仁一并砸烂。

(张宇静)

21. 厚朴

【基源探讨】

在现行版药典中,本品为木兰科植物厚朴 *Magnolia officinalis* Rehd. et Wils. 或凹叶厚朴 *Magnolia officinalis* Rehd. et Wils. var. *biloba* Rehd.et Wils. 的干燥干皮、枝皮或根皮。干皮分"脑朴""靴筒朴""筒朴"及"枝朴",根皮称"根朴"或"鸡肠朴"。主产于四川、湖北、云南、浙江。4～6月采剥,根皮及枝皮阴干;干皮置沸水中微煮后,堆置阴湿处,"发汗"至内表面变紫褐色时,蒸软,取出,卷成筒状,干燥。

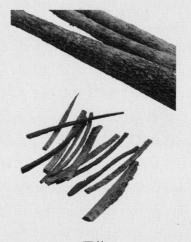

厚朴

梁代《本草经集注》记载:"今出建平、宜都,极厚、肉紫色为好,壳薄而白者不如。用之削去上甲错皮。"与现今四川、湖北出产之紫油厚朴是一致的,是厚朴的正品、优品。而在宋代《本草图经》中描述厚朴的植物特征时,记载"春生,叶如槲叶,四季不凋,红花而青实",这些特征与木兰科植物凹叶厚朴或厚朴不符,而与同为木兰科植物的武当玉兰相似,说明在宋代厚朴的基源发生过扩大或改变。

【条文辑要】

最简方,可见于**厚朴大黄汤、厚朴三物汤、小承气汤**,均为厚朴配伍枳实、大黄,仅具体用量不同;**栀子厚朴汤**为厚朴配伍栀子、枳实。

厚朴大黄汤(第十二):"支饮胸满者"。

厚朴三物汤(第十):"痛而闭"。

小承气汤(208):"腹大满不通者"。

栀子厚朴汤(79):"心烦腹满,卧起不安者"。

厚朴的最大应用剂量达到半斤,涉及四个方剂,分别为:

大承气汤(254,255):"腹满不减","腹满痛"。

厚朴三物汤(第十):"痛而闭"。

厚朴七物汤(第十):"病腹满"。

厚朴生姜半夏甘草人参汤(66):"发汗后,腹胀满者"。

方中加减:

桂枝加厚朴杏子汤(18):"喘家作"。

【病机辨析】

厚朴,味辛、苦,温,性燥。它的性、味、气,决定了它的作用能力和趋势。辛开苦降,温可燥湿,苦能泄气,三力合用能祛体内郁积的湿浊、湿痰,厚朴常用于治疗食积腹胀、气滞便秘等。简单来看,使用厚朴的指征,体内必须有实性病理产物的累积,厚朴的作用力是向下的。我们常说,厚朴是一味专泻**凝滞之气**的药。

纵观全书,一共有12首方剂中用到了厚朴,并没有厚朴单味使用的记录。其中8首方剂中厚朴与枳实合用,其他4首方剂中厚朴与生姜(干姜)或半夏同用。很多书提出厚朴能"除湿满"。满,《说文解字》曰"盈溢也",说明这个"满"描述的是一种液体超过容器最大容量而外溢的状态。溢液纵然有上冒、上冲之势,但这不是常态而是一种病理状态,而且水液的留注趋势总归是向下行的,因为水湿的本性是重浊的、向下的(比如挂着的湿毛巾上面先干也是这个道理)。读懂了这一点,就不难理解为何在"喘家"发病时,仲景会用厚朴配杏仁来降气、散凝结、平喘了。半夏厚朴汤也是同理,心胸间有湿痰凝阻,厚朴在此就是为下气消痰水而设。

书中还有条难解条文,就是厚朴大黄汤(第十二),此方为治疗"支饮胸满者"而设。如何解释支饮病治疗使用厚朴大黄汤呢?首先我们要注意什么是支饮,仲景书中有解释"支饮者,咳逆倚息,短气不得卧,其形如肿"。这个描述和西医学中以体循环淤血为突出表现的右心衰竭非常接近。右心衰竭过程中可以出现全身各系统症状,但以上消化道症状和循环系统的症状(水肿、发绀)最为明显,一般在早期就可以出现。这个结论和我们古代医学家的观察结果是一致的。由此推测,这个厚朴大黄汤所治疗的"胸满"应该不是一个孤立症状,而应当是胸满和腹满同时存在,而且还伴有其他水停症状,如此解释才能与上下文对应,这也符合文献中常见的"省文"笔法。在其他方剂中,如在泽泻汤中突出"苦冒眩",在小半夏汤中突出"不渴",也是同样的笔法。

那是不是可以说胸满是厚朴的使用指征呢？这个说法是不妥的。为什么呢？请看第21、36、37、107、310条,这些都是治疗"胸满"的相关条文,在这些条文里是不是再也没有见到厚朴的影子了？就连治疗"胸胁满",甚至"胸胁苦满""胸胁烦满"的相关条文中,也再没有找到厚朴的相关使用记录。合理的解释是,这些条文所记录的病症,都没有包含气滞饮停的病机,所以没有必要使用厚朴。

肯定有人反驳,厚朴麻黄汤不是治疗"咳而脉浮"吗？那该如何解释?我们看这个方中的麻黄,它的用量真不少,都用到了四两,这是什么概念？这比麻黄汤中麻黄的使用剂量都大。大剂量的麻黄能散邪走表,厚朴并不能直接解表,但它非常擅长化凝结之气,厚朴和麻黄一合用,厚朴的效能就能被麻黄带出去,两者就能起到透散表邪、通阳化湿的作用,这就是中药配伍的绝妙之处。

以上分析的是厚朴于寒湿之邪中的治法,它在祛食积、气滞之邪中起的作用则更为直接、迅猛,当然这并不是厚朴单独起的作用,而是它和枳实、大黄共同发挥的作用。仲景通过厚朴大黄汤、厚朴三物汤、小承气汤三方中药物的剂量演绎告诉后世医家,所谓的经方剂量并不是制订后不允许有些许变化的,而是要根据临床的实际情况,分清患者病因病机的主次轻重,从而选方、择药、定量等。

综合以上内容,我们可以得出以下两点结论。

第一,厚朴能除满,是毫无疑问的。

但是厚朴能除一切胸腹满闷吗？答案是否定的。条文中记录的满、闷,可以是胸满也可以是腹满,可以合并痛或不痛,这些都不是关键。这个胀满的性质必须是实性的,必须是由于水、湿、痰、食积凝滞伴气机闭阻导致的,这才是关键要点。如果没有这个病理基础,仲景就不会选用厚朴,而改用枳实之类,此点必须引起读者的注意。

第二,厚朴能走于内外,虚实通治,关键在于配伍。

厚朴合麻黄能走表,合黄芩能燥湿散结,合枳实、大黄能泻实满,合人参能治虚满等,后世医家对此还有不少发挥,尤其是厚朴在治疗湿温、暑湿、虚胀病中的应用,都值得我们学习。

【应用探究】

厚朴根据来源与产地不同,厚朴历来分为"川厚朴"(主产四川、云南、湖北等)与"温厚朴"(主产福建、浙江)两大类,均以皮厚肉细、油性大、断面色紫、气味浓厚者为上品。

厚朴本就是取皮入药,然而厚朴药后脚注"去皮",这如何解释? 其所去之"皮",为当刮去外表之粗糙栓皮之意,陶弘景的《本草经集注·序录》记载得更为详细,他指出"凡用桂、厚朴、杜仲、木兰之辈,皆削去上虚软甲错,取里有味者秤之"。可见当时对以皮入药的药材,都已经有了统一的修治要求。

生厚朴辛味峻烈,煎服对咽喉有很大刺激性,所以一般炮制后使用。厚朴最常用的炮制方法是姜水炒,首见于《太平圣惠方》,炒、炙、焙其实是一致的,都是火制法;一直到明代《普济方》中提出了"姜煮",厚朴的炮制法实现了水火共制,是一大进步。这些炮制方法一直延续至今,经验已经非常成熟了。

(张宇静)

22. 猪苓

【基源探讨】

本品为多孔菌科真菌猪苓 *Polyporus umbellatus*（Pers.）Fries 的干燥菌核。主产于陕西、四川、云南、湖北,其中以陕西产者为最佳。春、秋二季采挖,除去泥砂,干燥,生用。

传统观点认为本品多寄生于枫树的枯根上,实际上并非如此。因其皮色黑,又呈块状,外形像猪粪,所以前人将它取名为"猪苓"。本品历代基源一致。

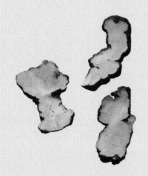

猪苓

【条文辑要】

全书共有三个方剂中用到猪苓。

猪苓汤（223）:"若脉浮,发热,渴欲饮水,小便不利者"。

（319）:"咳而呕渴,心烦不得眠者"。

（第十三）:"脉浮,发热,渴欲饮水,小便不利者"。

猪苓散（第十七）:"呕吐而病在膈上,后思水者"。

五苓散(71)："脉浮,小便不利,微热消渴者"。

(72)："发汗已,脉浮数,烦渴者"。

(156)："其人渴而口燥,烦,小便不利者"。

(第十三)："渴欲饮水,水入则吐者,名曰水逆"。

猪苓汤证是先有发热口渴,再有小便不利;五苓散证是先有小便不利,再有发热、口渴。

【病机辨析】

猪苓的适应证似乎非常复杂多变。从上述条文中记录的症状、体征来看,至少包括"发热""渴""小便不利""咳""呕""心烦不得眠""脉浮""脉浮数"等,后世医家还有不少新的发现,如唐代《药性论》、金代《珍珠囊》、明代《医学入门》和《本草纲目》等书中补充了不少于10条新的关于猪苓的功效和应用。事实上,同一病种,落实到具体患者身上,每个人的症状变化都不尽相同;即使是同一个人,尽管病因相同,在不同时期、季节,完全可以出现不同的病机变化。因此可以这么认为,疾病的变化实际上是无穷尽的。在临床工作中,一位医者如果不注重所用药物药性、作用机制的研究,转而根据这些所谓的"症状",按图索骥,生硬地对上了几个点即投以猪苓汤、五苓散,这种所谓的"经方研究",其实已经走偏。虽然这似乎不可思议,但这确实是在现实中真实存在的情况。

仲景在书中使用猪苓的配伍非常有规律。在猪苓散、五苓散中,猪苓、白术同用;而在猪苓汤中就不用白术,和五苓散相对比,二方中有猪苓、茯苓、泽泻三味共同配伍使用。总而言之,那就是仲景使用猪苓时,必和同为多孔菌科真菌的茯苓同用。关于这三张方子的临床疗效,必须考虑这两味药协同作用的结果。《神农本草经》认为本品"味甘,平,无毒。治痎疟、解毒,蛊疰不祥,利水道。久服轻身,耐老。生山谷"。笔者学识浅薄,对猪苓"治痎疟、解毒,蛊疰不祥"无法测其意旨,而认为"利水道"为其作用之关键所在。虽然仲景常常将猪苓和茯苓合用,但他用茯苓时更多考虑的是它能入肺达脾、通行三焦,作用广泛而力道弱;而猪苓的作用力非常强大而专一,就是"利水道",并且它的作用靶点偏下,专门**通利积聚于下焦之水、湿、毒**。另外,茯苓偶和猪苓同用,而和白术、泽泻之类合用更多,请互参"茯苓""白术""泽泻"篇相关内容。

我们对于各种疾病的治疗,必须具体了解其证之关键所在,然后展开治疗。仲景在《金匮要略·脏腑经络先后病脉证》结尾提出"夫诸病在脏欲攻之,当随其所得而攻之。如渴者,与猪苓汤,余皆仿此"的观点。虽然很多学者认为此篇不是仲景的手笔,但此条确有临床指导价值。此段文中就是用了猪苓汤来作为例子,我们通过对比上述几条条文不难发现,"渴"是唯一一个贯穿猪苓汤所有条文的症状。因此,有很多人把"渴"当作使用猪苓或者猪苓汤的关键指标,但笔者认为这是不对的。水热互结于下焦,可以出现口渴,这时用猪苓汤是正确的;脾肾阳气不足,水湿内停为患,津不上承,也会口渴,这时当用五苓散;食与热结也会口渴,这时当用调胃承气汤(224)。还有很多其他的原因都可以引起口渴,在此不再一一列举。这也是仲景"夫诸病在脏欲攻之,当随其所得而攻之"的意思,希望此点能引起临床医生的重视和反思。

【应用探究】

本品以个大、外表皮黑褐色透亮,肉色粉白,体较重结实者为上品。如果切开断面为黄色,肉质松散,空虚体轻者,为死猪苓,没有多少药用价值,不得入药使用。

本品一直以生品入药。仲景书中除猪苓散中之猪苓外,均要求其削去黑皮。现已不作此项要求,猪苓多带皮使用。

(张宇静)

23. 泽泻

【基源探讨】

本品为泽泻科植物东方泽泻 *Alisma orientale* (Sam.) Juzep. 或泽泻 *Alisma plantago-aquatica* Linn. 的干燥块茎。主产于福建、四川、江西。冬季茎叶开始枯萎时采挖,洗净,干燥,除去粗皮。

泽泻为多年生沼生植物。从产区划分,泽泻可以分成建泽泻与川泽泻两大类,两者生长环境与外形有明显差异,建泽泻品质较优,但川泽泻产量大。建泽泻生长周期长,加之受劳动力成本等因素影响,售价又不高,目前药农不愿种植此品种,导致建泽泻种植面积日益萎缩。目前江西部分地区也有引种泽泻,种源引自建泽泻,但品质不及福建产。广东地区亦有种植,品种包括建泽泻、川泽泻,质量不稳定。

泽泻(麸炒)

【条文辑要】

最简方为**泽泻汤**(第十二),用到了五两:"心下有支饮,其人苦冒眩"。
泽泻的最大应用剂量为三两,涉及的方剂也是**泽泻汤**。

【病机辨析】

仲景习用的药物中,行水药占了很大比例,如生姜、木通、甘遂、半夏、滑石、茯苓、猪苓等,涉及的症状非常复杂多变,包括喘、咳、悸、眩、渴、呕、肠鸣、泄泻、小便不利等。这些内容极其丰富,值得每位医者仔细揣摩研究。

全书一共有7首方剂中用到了泽泻,没有泽泻单味使用的记录,这些方剂中泽泻和其他治水之药的配伍使用规律如下:在五苓散、猪苓汤中,泽泻和茯苓、猪苓同用;在肾气丸、茯苓泽泻汤中,泽泻和茯苓同用;在泽泻汤、当归芍药散、茯苓泽泻汤中,泽泻和白术同用;牡蛎泽泻散用来逐水,故方中泽泻与泻水药如葶苈子、商陆等同用。

方剂名称以行水药药名命名者并不多见,泽泻就占了一席,即"泽泻汤"。泽泻汤中药仅二味,泽泻的用量又是几首方剂中最大的,所以研究此方价值很大。我们应该注意到以下两点:①从支饮的定义来看,它的症状表现往往是全身性的,但这个泽泻汤则似乎专为聚于"心下"之支饮而设。至少可以这么认为,在这个支饮患者身上元阳虚弱、水饮停于中焦的病机肯定是存在的。②泽泻汤治疗的典型症状是"苦冒眩"。"冒",从冃,蒙覆着眼睛前进;"眩",眼花不能定睛。所以说这个"苦冒眩"可不是一个简单的头晕,程度明显要严重得多,这个患者终日昏沉如坠入云雾而莫能言状。难道不会出现头胀?会不会有耳鸣、耳聋?当然有可能。这都是支饮上犯脑窍造成的。泽泻气味甘寒,本就生于水中,一茎直上穿破水面,和其他行水药一样,都能领水饮之邪下行,但是一味泽泻还不能解决根本问题,心下水饮产生的根源还没有解决,如果单纯消水,旋即水气就会下而复上,所以仲景在此重用白术培土制水。肯定有人提出,这个状况下是不是可以使用苓桂术甘汤呢?可以。但是这时张仲景为什么不采用呢?因为泽泻汤药少力专,直接破饮消水,待水气已动,再投以五苓散、苓桂术甘汤一类温脾祛水则更为妥当,也可以用茯苓泽泻汤(此方相当于泽泻汤与苓桂术甘汤的合方)。

泽泻与茯苓相比,寒性更重,所以清热的力道大,作用范围也比茯苓大,泽泻既能清散上扰脑窍的水饮,也能治下焦聚蓄之饮。如牡蛎泽泻散能治"从腰以下有水气者",肾气丸能治妇人"转胞,不得溺",在这些方剂中,泽泻都是发挥"逐膀胱三焦停水"的作用。所以笔者认为,泽泻不管用于何病,患者的舌体必是胖大的。从另一个角度来看,仲景使用泽泻非常慎重,不见水饮停聚,绝不拿出来使用,这些内容对于今日滥用六味地黄丸、肾气丸之势是一个很好的提醒。

【应用探究】

不管何处所产之泽泻,均以个大,质坚、色黄白、粉性足为上品。目前市面上建泽泻已十分少见,一般药房提供的都是川泽泻。仲景使用的是生品,利水性猛;现麸炒泽泻使用最多,寒性已大减,在麦麸或蜜麸的作用下转而长

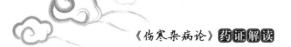

于和脾渗湿,降浊而升清;始于《幼幼集成》的"盐水炒"泽泻,能引药下行并增强滋肾阴、泄水热的作用,可惜此品种目前使用范围不广。这些是医者必须了解、掌握的。

目前泽泻有滥用之势,主要问题是不加以辨证并长期、大剂量用于治疗高脂血症与减肥(利用泽泻的利水降浊之效力),这样做风险极大,造成低钠、高钾血症、代谢性酸中毒及肝肾功能损害的报道已有不少,希望诸位引起重视。利水之药岂有常用之理? 一旦水气已动,即当减药或撤药,改投以健脾散精行水之品,恢复水道通调之性,缓缓收功,方为正道。

(张宇静)

24. 栀子

【基源探讨】

在现行版药典中,本品为茜草科植物栀子 *Gardenia jasminoides* Ellis 的干燥成熟果实。主产于浙江、江西、湖南、福建。9～11月果实成熟时采收,除去杂质,蒸至上汽或置沸水中略烫后,取出,干燥。

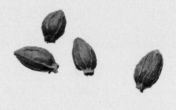

栀子

本品在《神农本草经》中即有记载,被列为中品。在苏颂之《本草图经》中详细记录了栀子的形态特征,又记录了一种"其大而长者,乃作染色……入药无力"的品种,此原植物所指为水栀子,不可入药用。从另一面说明,自古以来水栀子作为栀子的易混淆伪品,一直存在。

【条文辑要】

全书中含栀子的方剂,共十首,可归纳为三大类。

一、以栀子豉汤为基础而变化的。**栀子豉汤**可见于(76,77,78,221,228,375),加生姜即为**栀子生姜豉汤**(76),加甘草即为**栀子甘草豉汤**(76),加枳实即为**枳实栀子豉汤**(393)。

二、治疗发黄的。包括**茵陈蒿汤**(236,260),**栀子檗皮汤**(261),**栀子大黄汤**(第十五),**大黄硝石汤**(第十五)。

三、治疗"烦、满",不配伍豆豉的。包括**栀子干姜汤**(80),**栀子厚朴汤**(79)。

【病机辨析】

栀子性苦寒,善于清肃中、上焦内郁之热,但不能清阳明结实,也不能发散风热。其体轻入气分,性阴入血分,以入血分为主。能解血分之郁热,但没

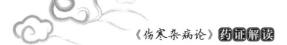

有活血祛瘀的功效。

仲景书中对栀子的应用发挥,以**清心、胃之郁热**为主。后世医家循《神农本草经》谓栀子"治五内邪气"之旨,一直在不断地探索,其中以发挥"栀子能解肝热"的成就最为突出,并创立了以凉膈散、越鞠丸、丹栀逍遥散为代表的一系列方剂,临床疗效颇佳。此为后人成果在此就略过不表,现就上述条文辑要中三类方剂做一简单论述。

栀子豉汤类方的症状特点,即"心中懊恼"。何为"心中懊恼"?仲景文中自有解释:即"烦热、胸中窒""心中结痛"而已。很多医者就是据此认为栀子为"除烦"要剂,逢烦必用,其实这是非常错误的。为什么呢?举个例子,小建中汤证中有烦,小柴胡汤证中也有烦,黄连阿胶汤证中烦躁得都不能入睡,白虎汤证中烦伴口渴。治疗这些烦躁,有用栀子吗?一个都没有。其实只有胸中烦闷伴不下利,才会考虑使用栀子。

栀子治疗的热必是实热,不能是虚热,但其胸部不适的表现,可以是窒、结痛(实),也可以是心下濡(虚)。栀子豉汤类方是用栀子配伍豆豉,一上一下,寒温并用。在栀子干姜汤、栀子厚朴汤中,虽然病机发生了变化不再使用豆豉,一个用干姜来治水气(参"干姜"篇),一个用枳实、厚朴下气除满,但是不管是栀子和豆豉合用的类方,还是栀子干姜汤、栀子厚朴汤,其实都是寒温并用,栀子在这里都是用来"清膈上之气分郁热"的。从原条文来分析,此类患者为什么心胸之中有郁热留踞?都是由于当时的医生误下导致的,可能他们认为患者胸中胀满不适是由于水饮结胸导致的,那怎么办?大黄、甘遂试试呗,一用就闯祸了。既为误下,自然挽救当循其原路而折返治之,可用吐法。但原条文下反复强调"得吐者,止后服"。吐法,本来就是一种很好的祛邪之法。然而,在临床中难道每一个患者出现"烦热、胸中窒"而需要使用栀子豉汤时,都是由于误下吗?当然不是。服用此类方剂,难道一定要出现"呕吐"才算真正见到疗效,才叫符合仲景原意?此说辞是何等荒唐!

栀子解血分之郁热,主要体现在其能"清胃中郁热"方面。阳明为多气、多血之府,内郁之热易影响水津输布,则见小便不利,身体发黄。现代很多医者一见湿热成黄,只知黄疸病在肝胆,却不知还有诸如茵陈蒿汤、栀子•檗皮汤、栀子大黄汤、大黄硝石汤之类所治之黄疸病在脾胃者。这些方中用栀子来畅达阳明郁热之邪气,合以大黄下瘀血、荡涤郁结之邪而下行,则黄疸自退。茵陈蒿汤证为肌表瘀热比较重,则用大黄、栀子再加走表退黄之茵陈;栀子檗皮汤证为湿热较重而内结不深,所以不用大黄,而用黄檗来清下焦湿热。

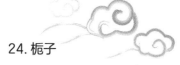

此外,仲景还强调"旧微溏者,不可与服之(栀子汤)",说明栀子的苦寒之性还是比较强的,如果患者体内无实热内郁,或本为脾胃、肺肠虚寒之体,绝不可滥用栀子。

【应用探究】

传统观点认为,栀子以个小、皮薄、饱满、色红者为上品。现行版药典已要求本品必须用成熟果实入药,但市场上仍可见有本品近成熟果实出售,即"抢青货",颜色较一般栀子明显灰暗而显陈旧,商家多介绍其为"陈货"出售,此类抢青货多作炒栀子和焦栀子加工使用,极难分辨,望引起大家关注。

栀子表皮的颜色不是固定不变的,从黄色到棕色都有,这与农户采收时间、产地加工时蒸烫温度、干燥方法有密切关系。因此,现行版药典描述其颜色为"表面红黄色或棕红色",是符合实际的,但是这个颜色不管怎么多变,绝不会出现黑色或黑褐色,此多为采收过早外皮尚绿即置沸水中烫加工而成的产品,可判为劣品,直接拒收。

水栀子历来就有,主要作染料使用。自古药市中就有栀子中掺水栀子的记录。其实两者的区别比较明显。主要看两点:①看直径(指与其生长轴垂直方向最粗大处)。栀子的最粗大处接近中部,水栀子的最粗大处接近顶端花萼处。②看表面纵棱。栀子的表面纵棱比较低,比较直;水栀子的表面纵棱比较高,常弯曲。

仲景书中对栀子的炮制要求为"擘",即全栀子打碎后入煎剂。而现代人熟悉的炒栀子(炒黄、炒焦、炒炭)则始于元代《丹溪心法》,完善于明代《万病回春》。而在《得配本草》中对本品的炮制研究最为详尽,其归纳为"微炒去皮。上焦中焦连壳,下焦去壳,洗去黄浆,炒用。泻火生用,止血炒黑。内热用仁,表热用皮,淋证童便炒,退虚热盐水炒,劫心胃火痛,姜汁炒,热痛乌药拌炒,清胃血蒲黄炒"。除上述炒法外,古代文献中尚有酒炙法、甘草水炙法等水火共制之法。可惜的是,绝大多数炙法由于没有继承下来,已经近乎失传。而传统的将全栀子、栀子皮、栀子仁区别使用的习惯,由于各种历史原因,已渐渐不为人所知晓,甚为可惜。

(张宇静)

25. 枳实

【基源探讨】

在现行版药典中,枳实为芸香科植物酸橙 *Citrus aurantium* L. 及栽培变种或甜橙 *Citrus sinensis* Osbeck 的干燥幼果。主产于浙江、江西、湖南、四川。夏季5~6月拾取自落果实,除去杂质,较大者自中部横切成两半,低温干燥。

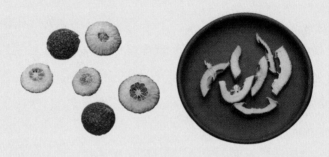

枳实

"枳实"一名,首见于《神农本草经》,被列为中品。书中只记录其"生川泽",无具体形态及采收要求的记录。直到梁代《名医别录》中首次记录枳实为"九月、十月采,阴干",同时详细描述了其鲜加工方法:"采,破令干,用之除中核,微炙令香"。《名医别录》是一本药学专著,总结的是汉代至魏晋时期医学家的用药思想,自然包括张仲景所处东汉时期医家的用药习惯。通过上述文献资料不难发现,当时所收载"枳实"的采收时间(农历九月、十月)明显晚于现在枳实的采收时间(5~6月),即使考虑到当时年平均温度比现在低等各种因素,农历九十月采收的"枳实"应该也是近乎成熟的果实了,这样后文记载的"破皮,去瓤核"的加工方法才说的通。因此,我们可以这么认为,仲景书中用的枳实,实际上用的是芸香科植物酸橙 *Citrus aurantium* L. 及其栽培变种的成熟或近成熟果实,也就是后世所谓之"枳壳"。阅读本节的读者务必注意古今之差异,以减少不必要的困扰。

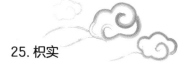

较早收录"枳壳"的文献为《雷公炮炙论》，可惜此书已佚，现存本乃从后世本草文献中辑校而成。同时收录"枳实""枳壳"并提出明确区分方法的是宋代《开宝本草》，其谓"枳之小者为枳实，大者为枳壳"，此区分方法和要点为历代医家所接受，一直沿用至今。

【条文辑要】

最简方，当是**枳实芍药散**（第二十一），方中为枳实、芍药二味："产后腹痛，烦满不得卧"。

枳实的最大应用剂量达到七枚，见于**枳术汤**（第十四）："心下坚……水饮所作"。

【病机辨析】

枳实（枳壳）能治满。仲景对枳实（枳壳）的认识，与《神农本草经》的记录差异较大，他对枳实（枳壳）的使用，大概可以分成两类。

第一类，治在胃肠，泻胃肠之宿食坚满。这类方剂如小大承气汤、厚朴七物汤、厚朴三物汤、大柴胡汤、栀子厚朴汤、栀子大黄汤等。在症状方面，方剂相关条文都有"腹满"的描述，部分还可见"腹痛"，此类腹痛其实为腹满的进一步发展，两者病性一致。在方药配伍方面，这些方剂里枳实（枳壳）与大黄和/或厚朴同用，由此推测，能使用枳实（枳壳）的患者，往往大便是秘结难解的，至少不能有大便溏泄。在"大黄篇"我们会谈到，大剂量使用大黄虽然有荡涤胃肠的功效，但是如果不与枳实、厚朴之类行气药合用，泻下之功并不猛烈；一旦加上枳实（枳壳），则效力大增，但枳实（枳壳）在方中起的作用是泄有余之气，并不是直接通利大便，这点必须注意。

第二类，治在胸胁，泻水湿之满。这类方剂如枳实薤白桂枝汤（第九）、橘枳姜汤（第九）、桂枝生姜枳实汤（第九）、厚朴大黄汤（第十二）、四逆散（318）等。这些方证的典型症状，主要集中在"心下急、痛，心中痞，胁痛、胸满、痛"这几点，而这些表现与泻心汤类证、结胸证的症状非常相似，但是对应的各泻心汤与大、小陷胸汤内，仲景却再没有使用过枳实（枳壳），这就给很多初学者带来了不少困惑，我们有必要搞清仲景此时用枳实（枳壳）的选药原则。治痞之泻心汤类方证虽有心下痞硬，但往往伴有呕和腹鸣、大便溏泄，枳实（枳壳）能消胸腹满但通利，所以此处不宜选用；大陷胸汤为治水热互结于胸膈，枳实在泻热逐水的效力上无法与甘遂相比，所以不用；小陷胸汤证也会表现

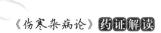

为"正在心下,按之则痛",但是不会出现心下痞硬(最多表现痞满不适),它的脉是浮滑的,其本质也是水热互结,只是程度比大陷胸汤明显要轻,所以仲景选用瓜蒌实来祛热润下,而不是用枳实(枳壳)。这一部分内容误用枳实(枳壳)的现象非常严重,需引起医者重视。

因此我们在临床工作中,不能一听到患者描述其胸满、心下痞,就随便使用枳实(枳壳)。而且,胸满往往伴有腹满,只是两者程度不同,侧重点不同而已。胸满者常有咳喘,腹满痛者多腹胀、大便不通。所以,胸满、腹胀、咳喘、便秘,都可以说是使用枳实(枳壳)的"药症",但它真正的药证,是"气"结于胸腹,枳实(枳壳)能够解决的,就是气的问题。只有先泄结气(坚),才能消除胀满(满)。而"坚满可泄"之征,以"心下痞硬"最为常见,因此医者必须让患者在舒适的环境中,保持合适的体位,多开展腹诊检查,反复体会,才能不至于漏掉这些极其重要的阳性体征。

在实际运用中,枳实(枳壳)一般多作为佐药,必须和治本之药共同配伍使用。因此在枳术汤中,枳实(枳壳)泄心下坚,配以消水之白术;在枳实薤白桂枝汤中,枳实(枳壳)泄心中痞,配以化气之桂枝,就是这个道理。

【应用探究】

根据现在的用药习惯,已经将枳实和枳壳分开使用了。需要大家注意的是,现行版药典中枳实的来源是芸香科植物酸橙 *Citrus aurantium* L. 及栽培变种或甜橙 *Citrus sinensis* Osbeck 的干燥幼果,而枳壳是芸香科植物酸橙 *Citrus aurantium* L. 及栽培变种的干燥未成熟果实。也就是说,甜橙的未成熟果实不得当枳壳入药。

枳实价高,伪品较多。按现行版药典规定,正品枳实为酸橙枳实或甜橙枳实,常见的绿衣枳实(即枸橘的幼果)、香橼枳实、胡柚幼果、橘幼果等均属伪品,但这些伪品在相当长的时间里被很多地区当正品枳实使用,反而不接受酸橙枳实或甜橙枳实,这个现象需要引起正视。

根据笔者的验收经验,正品枳实重点看瓤囊,瓤囊占整个果实直径的最大比例,是不会超过二分之一的。而其他伪品,几乎都不具备这个特征。秉承"有疑即拒"的原则,一般不怎么会看走眼。当然有人会提出,这些伪品来源一般为青皮、香橼之类,和枳实的作用很接近,为什么不能替代?其作用确实类似,但价格相差太悬殊了。所以,只要不符合这个特性的货,或者发现枳实片中掺青皮片的,直接退货处理。

枳壳来源于酸橙,产量大,而且酸橙的栽培变种非常繁多,因此只要性状符合药典标准就可以收,每个医生和药房验收者都要对枳壳的性状烂熟于心,有以下 3 条口诀可供参考:一看。枳壳外果皮表面有颗粒状突起,每个突起的顶端有下凹的油室,其他的伪品如香橼、胡柚,不具备这个特征,它们是在果皮平面有凹陷油室,或者直接没有油室。将其折断看断面,颜色以黄白色为上,黑色的最差。二测。中果皮必须厚 0.4～1.3cm,也就是说,如果中果皮不够 0.4cm 宽的,直接拒收。三闻。好的枳壳必须气香,越香越好,没有香味的直接拒收。

大、小承气汤中的枳实均脚注"炙"。炙,火上烤,与这种炮制方法接近的,也就是日后的清炒法了,但在其他方中枳实没有脚注。枳实、枳壳均可清炒或麸炒(面炒法早已被淘汰),炒制后可除去部分挥发油,缓和其攻破之峻效,能宽中下气,同时可防止陈皮苷的酶解。但该用生品还是用炒制品,应当根据临床实际需要来定。

(张宇静)

26. 柴胡

【基源探讨】

在现行版药典中,本品为伞形科植物柴胡 *Bupleurum chinensis* DC. 或狭叶柴胡 *Bupleurum scorzonerifolium* Willd. 的干燥根。前者习称"北柴胡",后者习称"南柴胡"。主产于我国北方。春、秋二季采挖,除去茎叶及泥沙,干燥。

柴胡入药,首载于《神农本草经》,原名"茈胡",其曰本品"味苦,平,无毒。治心腹,去肠胃中结气,饮食积聚,寒热邪气,推陈致新。久服轻身,明目,益精。""茈",与紫(zǐ)同音,《说文解字》曰:"茈,茈草也。"即紫草。"柴胡"一名则始见于宋代《本草图经》:"柴胡,生洪农山谷及冤句。二月八月采根。"李时珍在《本草纲目·草部·茈胡》条中记录:"茈字有柴、紫二音;茈姜、茈草之茈音紫;茈胡之茈音柴。茈胡生山中,嫩则可茹,老则采而为柴。故苗有芸蒿、山菜、茹草之名,而根名柴胡也。"故有"茹草"和"柴胡"之名。本文按照目前简化字及书写习惯,以"柴胡"为名。

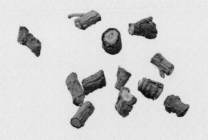

北柴胡

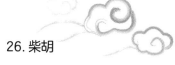

【条文辑要】

最简方应当为减法后的**小柴胡汤**（96），方中黄芩、人参、半夏、生姜、大枣都属于可减之药，剩下的柴胡、甘草，是本方的真正骨干。

柴胡的最大应用剂量达到八两，见于**大、小柴胡汤，柴胡桂枝干姜汤，柴胡去半夏加栝楼根汤**。

【病机辨析】

柴胡轻清上升，宣透疏达，味苦，性微寒。我们如果想要弄清仲景对柴胡的使用指征，"小柴胡汤"是一个不错的入手点。

我们先将小柴胡汤做一个减法，按照方后所附减法将能去之药全部删除，结果显示，方中黄芩、人参、半夏、生姜、大枣都属于可减之药，剩下的就只有柴胡、甘草。换句话说，只要"柴胡、甘草"这个骨架子还在，小柴胡汤就还是小柴胡汤；如果去了柴胡或甘草，那就不是小柴胡汤了。症状上，也按照上法处理后，就剩下"往来寒热"和"胸胁苦满"。

97条是数量不多的文中有完整病机描述的条文之一。文中清楚地告诉我们，小柴胡汤证发生的基础是"血弱气尽"，这个患者有气血不足之象；（不正常的）"腠理开"是疾病发生的条件；邪正相搏，"结于胁下"是疾病之病所。我们可以这么认为，如果没有气血亏虚的基础，腠理的开合就不会失司，也就不会发生邪气进来与正气在腠理层中发生相互搏结的事件，严重的还会结于胁下。因此，我们有必要对这个"腠理"重新展开认识。

腠，从肉，指肌肉的纹理，即肌间隙之空隙；理，从皮，指皮肤之间的缝隙。所以可以这么说，腠理就是一个流通元气、津液的门户。《灵枢·本脏》曰"肾合三焦膀胱，三焦膀胱者，腠理毫毛其应"。毫毛为足太阳膀胱之外应，腠理为手少阳三焦之外应。腠理与三焦相通，三焦中的元真之气和津液向外流入腠理，以濡养肌肤，并时刻保持人体内外气液交换以保持平衡。食饮化生之卫气，即充斥、运行于腠理之中。所谓的卫气主"充肌肤，司开阖，肥腠理，温分肉"讲的就是上面这些内容。腠理出现开合失度，其实本质是卫气出现了问题。卫气不足，则腠理疏松，自然无孔不入的外邪就趁机会进来。

古人的理解，肌肤按解剖可分成三个层次。最外层叫"毫毛""皮毛"，太阳所主，属"表"；最里就是肌肉，阳明所主，叫"里"；中间这一层，不内不外，不表不里，他们给取了一个名字叫"半表半里"，少阳所主，部位指的就是上

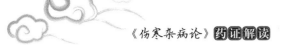

文讲的"腠理",所以既然"腠理"为三焦之外应,那三焦也属半表半里,这个概念就是这么推演出来的。腠理是一个空间,三焦也是一个空间,在临床实际中,此空间当再分清表里,少阳病之"半表半里"照样可以出现偏表之半表证、偏里之半里证以及表里同病之象,对此读者一定要加以理解,如果不弄清这个就难以理解少阳病,临床思路也容易混乱。

弄清楚了这些基本概念,再回头去看删减后的小柴胡汤证。所谓的"往来寒热"是不是偏表的一证呢? 而"胸胁苦满"是不是偏里的一证呢? 出现这些问题的症结,是不是就是"邪正相互搏结"呢? 解决这个问题的药物,是补充胃气之甘草,还是柴胡呢? 自然是柴胡。由此我们可以这么推论,柴胡是一个"祛三焦(腠理)之邪气"的药物。

再看完整的小柴胡汤证,其实它属于偏表之少阳寒邪郁火之证。证有虚有实,有水有火,有表有里,所以仲景设计了一个和解之法。柴胡配黄芩,祛外邪兼清胆郁热,疏通三焦;黄芩配半夏,水火同治;姜枣调营卫,参草补胃气,一张完整的小柴胡汤就出来了。临床上这么经典的小柴胡汤证并不多见,我们只有弄懂了整个方的病机,弄懂方中每一个药的使用指征,然后再做到"有是证用是药",这样才算真正掌握"随证治之"的精髓。

另外,我们也要认识到,外邪袭人可以趁腠理虚弱直中少阳,也可以由皮毛之太阳、肌肉之阳明转入少阳。而少阳经脉循身之两侧,三焦经脉则满布胸胁上下,外邪侵入少阳之停留地带,多集中在这些循经部位,按三焦部位划分,属上焦。所以在230条中特别论述了病在阳明与病在少阳的区别及"上焦得通"在治疗中的积极意义。

学习完这些,你有没有感觉到,其实每一味药,都是活的、立体的,是独具魅力的呢?

【应用探究】

柴胡是个大家族,其品种来源非常繁多,现多为人工种植,生长两年后春秋季采收。野生柴胡春季采收难度很大,因为各品种柴胡在春季萌发幼苗时期形态几乎一致,很难分辨,药农一般都采挖上来,一般只要根质硬,断面中心无空洞,有柴性即可收入。柴胡的药用部分,历代本草文献均记载以根部入药,中华人民共和国成立后,历版《中国药典》亦收载柴胡的药用部位只能用其根,目前全国大部分地区都遵循此原则,但有极少数地区(如四川)以全草入药,商品名为"竹叶柴胡"。历史上曾经有一段时间,大专院校中医药教材编写组在论述柴胡基源时,用了"根或全草"入药,从而造成中医人的认知不同,用药部位不统一会直接影响中医临床疗效,甚至影响很多中医药科研成果的重复性。

很多医生不敢用柴胡,是畏惧"柴胡窃肝阴"之说。这个说法并不是起源于张仲景,明确提出此说的是清代的叶桂,在他的著作《温热经纬·三时伏气外感》中论"暑疟"之论治时提出"疟之为病,因暑而发者居多……若幼科,庸俗但以小柴胡去参,或香薷葛根之属,不知柴胡劫肝阴",叶桂有这样的认识,和当时很多医家大剂量滥用柴胡治疟有关。暑疟容易伤阴耗气,自然不当随意使用升散之柴胡,他提出使用青蒿、茵陈来替代,是有道理的。

柴胡滥用还有一个原因是很多医生把柴胡当作疏肝解郁之专药,却不知柴胡的主治是祛三焦之结气,旁治厥阴。如果不辨阴阳虚实,不仔细辨舌(柴胡适用的舌质绝不鲜红,苔常白而厚腻),自然容易出现误治。

有学者研究发现,柴胡的根使用后不太容易伤及肝阴。而南方各地习用的竹叶柴胡,确有窃肝阴之弊,有可能是这个柴胡的茎叶容易伤及肝阴。另外,柴胡的伪品大叶柴胡,是有一定肝毒性的,如果误用,确实容易伤及肝阴。

现在的药材市场几乎都是北柴胡和黑柴胡,很少看到南柴胡(红胡)的身影,不是这个品种不对,而是这个南柴胡品种自带一股浓郁的败油气,很容易给人一种药物已经霉变的错觉。为了减少不必要的麻烦,很多药房不愿意进货,自然而然它的市场份额就越来越少了。

(张宇静)

27. 芒硝（硝石、赤硝）

【基源探讨】

在现行版药典中，芒硝为硫酸盐类矿物芒硝族芒硝（土硝）经加工精制而成的结晶体，主含含水硫酸钠（$Na_2SO_4 \cdot 10H_2O$）。主产于河北、河南、山东、江苏、安徽等地的碱土地区。土硝收集后，投入热水溶解，滤过，滤液静置，待析出结晶，取出，干燥，习称"皮硝"，即古书中的"朴消"，其中赤色者，叫"赤硝"，即硝酸钾。再取萝卜洗净切片，置锅内加水与皮硝共煮，取上层液，放冷析出白色结晶，即"芒硝"。

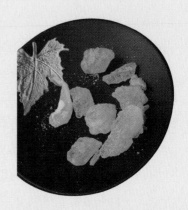

芒硝

古代文献中"硝"作"消"来书写。《神农本草经》中有朴消与消石，消石条下记"一名芒消"；而到了梁代《本草经集注》中收录朴消、消石、芒消分列三条，对三者分别论之，并明确提出芒消即"消石"，来源于朴消。但唐宋至明代医家均认为朴消和消石不是一物，消石为温热之物，而将朴消入水与萝卜同煮之后的产物称为"芒硝"，性寒。如明末医家李时珍认为："消有水、火两种。《神农本草经》所列消石，即是火消，自唐、宋以下，所用芒消、牙消，皆是水消。"《本草思辨录》中亦记载："消石，即火消，亦名焰消。芒消，消之经煎炼而凝底成块者为朴消，亦名皮消；在上生细芒如锋者为芒消，均即水消。"

现代医家则认为此三种品规之性味、作用基本接近一致，仅为纯度与加工方式存在差异而已。

《日华子本草》中提出芒硝经风化失去结晶水而成的白色粉末，叫"玄明粉"。《本草纲目》中记录了"玄明粉"的制法，即将芒消同甘草煮后，用鼎罐升煅而成。而在现行版药典中，"玄明粉"的工艺其实是古代"风化消"的工艺。

【条文辑要】

最简方为**大陷胸汤**和**调胃承气汤**。

芒硝的最大应用剂量达到一升，涉及的方剂为**大陷胸汤**，见于138，139，141，154。

方中加减：

己椒苈黄丸（第十二）．"渴者，加芒硝半两"。

【病机辨析】

适用苦、咸寒之品治疗的疾病，其病因中必包含热邪的成分存在。阳明经本多气多血，五脏六腑皆禀气于胃，因此热邪入里非常容易结于阳明，所以会出现"胃家实"。可以是胃热弥漫于三焦膜腠，也会出现由胃热下移至肠道积热（当然不一定会到燥结的地步），这时使用辛寒、甘寒、苦寒之品力度远远不够，必须使用一些咸寒之物。这就是《素问·至真要大论》中"热淫于内，治以咸寒，佐以甘苦，以酸收之，以苦发之"的指导意义。

《神农本草经》中记载硝石"味苦，寒，无毒。治五脏积热，胃胀闭，涤去蓄结饮食，推陈致新，除邪气"。辛能润燥散结，咸能软坚，兼能润下，苦能下泄，大寒能除热，所以说芒硝是一味能**荡涤三焦、肠胃实热**，推陈致新的妙药，各种五脏宿滞藏结，如燥粪、结痰、瘀血、宿食之类，芒硝如能合理使用，会收到意想不到的疗效。

很多医者非常畏惧使用大黄芒硝之类的泻下剂，主要原因是对这类药物的使用缺乏把握，有些则认为现代疾病谱中已经没有适合这些药物使用的指征。其实不然。如调胃承气汤、小承气汤、大承气汤，是为病机中热盛与结实的不同比例而分设，芒硝是为热盛而设（请对照"大黄"篇），桃核承气汤中的芒硝是去血中热结，大黄不是不能祛热，但其效力比芒硝差得多，临床中使用调胃承气汤、桃核承气汤的机会并不少。大陷胸汤（丸）用芒硝至一升（半升），其所治为结胸，"病发于阳，而反下之，热入因作结胸"，据此结胸当为阳证，芒硝在此能破结软坚。己椒苈黄丸主治"肠间有水气"之证。方后记载：先食饮服一丸，日三服，稍增，口中有津液，渴者加芒硝半两。说明"口中生津液"与芒硝并无直接关系，此乃水气欲动之象。但又记载"渴者，加芒硝半两"，说明这个芒硝在此是协同大黄荡涤肠胃实热，因为芒硝祛热的功效比大黄要大得多。柴胡加芒硝汤是一条难解条文，本方本为少阳之病，而见"日晡发潮热"可知病已兼入阳明，"反利"是被医生误用巴豆之类泻药导致的，

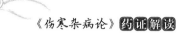

此时患者既有柴胡证,还有里实潮热,所以用小柴胡汤加芒硝,因为芒硝祛热结比大黄强,其服法非常讲究,先服小柴胡汤原方,在最后一碗中"纳芒消,更煮微沸,分温再服,不解更作","更煮微沸"是为了让芒硝更好地溶解,提高药效。

【应用探究】

芒硝以青白色、透明块状结晶、清洁无杂质者为佳。内服一般冲入药汁或开水融化后服用。芒硝相关的三种加工品中,朴硝杂质较多,一般多直接外敷使用;芒硝质地较纯,泻热之力最强,多直接口服,亦可外用;玄明粉多外用治疗目病,利用的是玄明粉苦辛咸寒之性来散热结,逐热血,消肿毒,适用于血热之证确实有效,但其泻下祛热之力是最弱的,这些常识医者不可不知。

(张宇静)

28. 桃仁

【基源探讨】

在现行版药典中,本品为蔷薇科植物桃 *Prunus persica*(L.)Batsch 或山桃 *Prunus davidiana*(Carr.)Franch. 的干燥成熟种子。全国各地均产。夏季果实成熟时采收,收集果核,取出种子,干燥。

桃仁历来来源多样,查《本草衍义》《本草纲目》均明确提出桃仁当以"山桃"之仁为正品,目前流通商品中山桃仁、桃仁(家桃仁)均有,而以桃仁(家桃仁)占据市场主体。

桃 *Prunus persica*(L.)Batsch 或山桃 *Prunus davidiana*(Carr.)Franch. 未发育的干燥幼果称为"瘪桃干",夏季果实未成熟时采收,干燥,部分地区作为固涩止汗药使用。

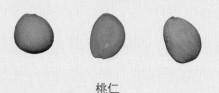

桃仁

【条文辑要】

最简方为**下瘀血汤**(第二十一):"腹中有干血着脐下"。

桃仁的最大应用剂量达到五十枚,可见于:

桃核承气汤(106):"其人如狂……但少腹急结者"。

大黄牡丹汤(第十八):"少腹肿痞,按之即痛如淋,小便自调"。

【病机辨析】

桃仁味苦,性平,主归肝经,《神农本草经》认为它"治瘀血,血闭瘕,邪气,杀小虫",而归纳它具有"止咳逆上气,消心下坚"的功效,则是后世陶弘景的功劳了。

仲景使用的活血药中大多数是动物药,植物药很少,可能与植物类药物活血消癥的效力不强有关。桃仁活血之功比较平和,主入肝经,所以仲景使用桃仁治疗的病症多集中在下腹,如抵当汤(丸)、桃核承气汤治在少腹,大黄牡丹皮汤治在大肠,下瘀血汤治在脐下,桂枝茯苓丸治在腹中癥瘕等等。瘀血程度亦有轻重,重者多直接用逐血药,一部分轻证形成血瘀的时间不长,程度不重,还能通过行气来治血,仲景这时会合用桂枝、芍药之类。

仲景的观察非常细致,他发现有些干血证患者还有"肌肤甲错"之证,这是瘀血之外征。这类血瘀之人往往病程比较长,这时最好能有一个药能散表瘀,桃仁就是一个很好的选择,它能在其他药物的协同作用下,走表以疏通肌肤、腠理之瘀,这也算它另一个特色了。后来收录在《备急千金要方》中治疗肺痈的苇茎汤,也是循此思路而选用桃仁的。

【应用探究】

桃仁以颗粒饱满,整齐无破碎,油性足为佳。现习用的桃仁有两种:一种是大桃仁,俗称"家桃仁",呈扁长卵形,中部膨大,左右不对称,边缘较薄,与苦杏仁还是容易鉴别的,价格比较高;第二种是"山桃仁",呈类卵圆形,较小而肥厚,与杏仁很相似,尤其两者均焯去皮后,非常难鉴别,也是目前互掺现象集中的品种,值得大家引起重视。仲景原方后脚注要求桃仁必须"去皮尖",能降低毒性。

在临床上,桃仁入药时必须用时捣碎,这样才能保证其有效成分充分煎出,不宜过早轧碎装斗,容易走油和香气消失,影响药效。基本上各果仁类药物,除薏苡仁以外,都适用此原则。如果患者腹泻严重又必须使用桃仁,可以将桃仁去油制霜后使用。

(张宇静)

29. 大黄

【基源探讨】

在现行版药典中,本品为蓼科植物掌叶大黄 *Rheum palmatum* L.、唐古特大黄 *Rheum tanguticum* Maxim.ex Balf. 或药用大黄 *Rheum officinale* Baill. 的干燥根及根茎。主产于甘肃、青海、四川。目前野生与栽培品均有。秋末茎叶枯萎或次春发芽前采挖,除去细根,

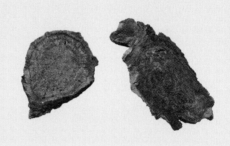

大黄

刮去外皮,切瓣或段,绳穿成串干燥或直接干燥;或趁未完全干燥时切片,干燥。

《本草图经》记载:"大黄,生河西山谷及陇西……以蜀川锦纹者佳。正月内生青叶,似蓖麻,大者如扇;根如芋……四月开黄花,亦有青红似荞麦花者,茎青紫色,形如竹。"其中"叶似蓖麻、根如芋,开黄花"的描述,与药用大黄相符;开"青红似荞麦花"的特征,则与掌叶大黄、唐古特大黄相符。说明自古以来大黄这三个基源品种均作大黄使用。

【条文辑要】

最简方,为**大黄甘草汤**(第十七)和**大黄黄连泻心汤**(154)。

大黄甘草汤方中为大黄、甘草二味:"食已即吐者"。

大黄黄连泻心汤方中为大黄、黄连二味:"心下痞,按之濡"。

大黄的最大应用剂量达到六两,见于:

大陷胸汤(135,137,149):"此为水结在胸胁也"。

厚朴大黄汤(第十二):"支饮胸满者"。

方中加减：

桂枝加大黄汤（279）："大实痛者"。

苓甘五味加姜辛半杏大黄汤（第十二）："胃热上冲,熏其面,加大黄以利之"。

【病机辨析】

大黄色黄,质坚实,性味苦、寒,是一味主要作用于中、下焦的药物,能入血分,作用趋势向下。

仲景在本书中使用大黄的病症极其广泛,可见于治疗腹痛便秘、心下痞、烦躁谵语、吐血衄血、经水不利、黄疸、呕吐、痈疽等等不同的篇幅相关条文。由此可见,大黄的作用机制和使用指征,绝不仅仅是大部分医者比较熟悉的大黄能通大便(如大、小承气汤)这一内容,还有很多条文中的症状如"心下痞、面红热、吐血衄血、经水不利、黄疸、呕吐"等,如果用大黄能"通大便"来阐释,是极其牵强的。由此,研究大黄的作用机制,是具有积极意义的。归纳大黄的治疗范畴,总结如下：

一、下瘀血。方见于桃核承气汤、抵当汤(丸)、下瘀血汤、柴胡加龙骨牡蛎汤、鳖甲煎丸。

二、破癥瘕积聚。方见于大黄牡丹汤、大黄䗪虫丸。

三、祛水饮。方见于大陷胸汤(丸)、己椒苈黄丸、大黄甘遂汤、桂苓五味甘草加姜辛半杏大黄汤。

四、荡涤胃肠、清阳明腑实。方见于厚朴大黄汤、厚朴三物汤、厚朴七物汤、大小承气汤。

五、祛脾之湿热。方见于茵陈蒿汤、栀子大黄汤、大黄硝石汤。

六、泻气、血分之热。方见于大黄黄连泻心汤、泻心汤、附子泻心汤。

上述几点归纳貌似非常繁琐,但我们仔细分析后不难发现,不论是便秘、水饮、黄疸,还是瘀血、癥瘕积聚、食积,这一系列实性病理产物的产生,归根结底,其实都是由于人体之胃、脾、肝、肠之运化、升降、传导功能失常导致的。我们的治疗目的,不单是为了祛除各种病理产物(果),更得从"因"入手,努力恢复人体脏腑自身生理功能,才是正道。上述证多为大实证,亦可为虚实夹杂之证,但这个虚,多为因实致虚,一般仅仅表现为脏腑功能不足,或虚弱,还未到亏损、虚衰的地步,绝不会到脏腑阴枯、阳脱之际(此时即使有瘀滞,绝不可贸然使用下法)。从脉判断,内蕴实热积滞者,或沉迟,或滑实,或滑而疾等,不应该出现极细、极虚之类脉象。因此,一旦确定腹中有停滞而正不衰,可以放胆使用大黄;正衰而腹中有停滞,慎用大黄;若属实寒积滞,则不应使用大黄,当用巴豆之类破寒通滞。

而且,仲景在使用大黄的剂量上也非常讲究。荡涤胃肠积热、水饮,使用的量比较大,一般4~6两;活血消癥,3~4两;祛湿退黄、泻气血分之热,则用量很轻,一般1~2两。此点医者不可不识。

因此,我们在临床过程中,若诊见体内有瘀血、积聚、水饮、食积、湿热等各类实邪之因存在,不论实证还是虚实夹杂之证,只要机体没有存在明显的脏腑虚衰,均可考虑投以大黄与其他药物相配伍使用,不必过分拘谨。为了打消大家面对虚实夹杂之证中使用大黄的顾虑,仲景在太阴病篇中,特意给我们讲了一个典型的例子,它就是桂枝加大黄汤。若病发展至太阴病的层面,患者多虚,此时如果他出现了腹痛、腹满,一般情况从寒、虚考虑,确实也符合临床实际。但是这一类腹痛一定都是虚证吗? 当然不是。有脾家虚,还有"脾家实",另外这些腹痛患者中有一部分是由于瘀滞停于肠间导致"大实痛"的。因此仲景在此提醒我们在选方用药时,可以选用桂枝汤来调和脾胃之气,倍芍药以散阴结、通脾络,再加大黄同煎以祛瘀滞,所谓祛邪扶正,即为本意。

另外,不少人对仲景在大黄黄连泻心汤、泻心汤、附子泻心汤中使用大黄感到非常困惑。此类患者体内并不存在上述实性之邪,而是一种无形之热邪弥漫体内,或热邪上冲而已,此时张仲景为什么是选用大黄,而不是使用石膏呢? 这里的关键点,就在于这两味药作用趋势的区别。大黄的作用趋势是向下,而石膏是向上、向外的。大黄黄连泻心汤、附子泻心汤证中都有"心下痞",心下者,属阳明胃肠之上焦,仲景使用大黄,用麻沸汤来冲泡,渍之,绞去滓服用,此为"取其气而不取其味",引导心下"郁结之气分热邪"下行,则"痞"自散;如果是热结于血分,表现为或"吐血"或"衄血"时,仲景使用大黄就不再泡服,而是改与黄连、黄芩同煎,取其气,更取其厚重苦寒之味,以泻火热、下瘀滞,见血不止血,火去则血自止,构思之精妙,令人叹服。这些内容且经历代医家反复验证,疗效显著,必须掌握。

最后不得不来讲讲"承气"之义,这个名词当参《灵枢·平人绝谷》中的论述:"平人则不然,胃满则肠虚,肠满则胃虚,更虚更满,故气得上下,五脏安定,血脉和利。"胃肠之功能,有赖于这个"气"之上下通调。若这个气能上不能下,胃肠腑之"传化物而不藏"的功能即被打乱,此时就会出现满、实等胃肠传导、消化异常的病理状态(这就是真正的胃家实),此时需要医者使用各种手段让这个"气"能顺利下降,即承之使下,简称"承气",这也是承气汤类

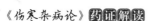

方的意义所在。

目前,医者对于三张承气汤的使用存在两极化的现象。有些人极其畏惧,过于教条化;有些人则非常胆大,每方必用大黄、芒硝。其实仲景并没有限制承气汤类方的应用,仅就大承气汤的使用极其谨慎。

调胃承气汤适用的患者,其实大便并不硬,他的主要矛盾是心烦、谵语,此是阳明之热内扰引起的,所以仲景设计了这张方子,大黄用酒洗后和甘草一同先煎,主要是和胃泻热。小承气汤和调胃承气汤相比,多了枳实、厚朴这两个气分药,大黄入血分,和气分药合用后通便之力大大增强,但是去掉了芒硝、甘草,涤热的效果就减弱了,三味药一同煎煮,所以小承气汤适用于内热不重,但是已经大便硬的患者,而且,它的适用范围是三张方子中最广泛的。谵语心烦伴大便硬者(213),腹大满不通或已潮热或未潮热(208),脉弱(251)或滑而疾(214)的(这是大承气汤的禁忌脉),都是小承气汤的使用范畴。

大承气汤则是小承气汤加重了枳实、厚朴的剂量,又加上芒硝,煎法是后入大黄,所以它通腑泻热的能力是最强的。仲景在书中反复强调使用大承气汤时必须潮热与大便硬同时出现,潮热而大便不硬,不潮热而大便硬,均不得使用大承气汤。

【应用探讨】

大黄质地坚实,以断面"槟榔渣"(红白相间之意)、"星点"明显,气清香,嚼之粘牙者为上品。可惜市场优质大黄经常断货。大黄"十大九糠心"的形成原因,与产地初加工晾晒时没有做好保暖工作有直接关系;而大黄的霉变问题,除产地初加工不当(雨淋、碰撞)以外,与使用者所在的中药库、中药房没有严格控制温湿度有直接关系,尤其在江南地区,此问题尤为严重。大黄一旦发生霉变,药效就大大降低,因此大黄的挑选和储存问题,需要引起大家的高度重视。

自仲景提出大黄可酒洗、蒸制、酒浸等炮制方法后,汉代至宋代医家对大黄的炮制展开了丰富的研究,保留至今的主要炮制方法还有酒炙、酒蒸、醋炙、清蒸、炒炭等。大黄的炮制作用、应用的理论阐述,成型于金元至明清时期,可总结为"大黄生用性峻通胃肠,熟用性缓以润肠,酒炙上行至巅顶",此观点一直沿用至今。

现代研究发现,结合型蒽醌为大黄泻下的主要有效成分。大黄经不同方法炮制后,结合型蒽醌及还原型蒽醌含量均降低,而游离型蒽醌(如大黄酚、大黄素、大黄素甲醚等)含量均有不同程度的增加。游离型蒽醌因其对消化道黏膜的独特作用,一直成为研究热点。

(张宇静)

30. 龙骨

【基源探讨】

本品为古代哺乳动物如三趾马、犀类、鹿类、牛类、象类等的骨骼化石或象类门齿的化石，前者习称"土龙骨"，后者习称"五花龙骨"。现行版药典中已不收载本品。

龙骨始载于《神农本草经》，被列为上品。《新修本草》对龙骨的种类和等级有了记载："今并出晋地，生硬者不好，五色具者良。"《雷公炮炙论》中的论述更加详细："剡州、仓州、太原者为上……五色者上，白色、黄色者中，黑色者下，凡经落不净……不用。"但古人由于历史条件的因素，对龙骨的来源一直认识不清，如梁代《名医别录》中记载龙骨"生晋地，及太山岩水岸土穴中死龙处，采无时"，至明代《本草纲目》中收载"龙骨"，提出有几种来源可能：①死龙说：引《名医别录》中记"生晋地川谷，及太山岩水岸土穴中死龙处。采无时"；②龙蜕骨说："皆是龙蜕，非实死也"，也是陶弘景提出的；③鱼骨说：李肇《国史补》记载："春水时至，鱼登龙门，蜕骨甚多，人采为药，有五色者"。李时珍对这几种说法提出过质疑，他认为"窃谓龙，神物也，似无自死之理，然观苏氏所引斗死之龙及《左传》云……是龙故有自死者矣，以当本经为正"。他最终还是认可了死龙说。

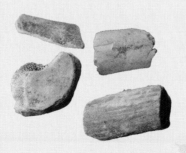

龙骨

【条文辑要】

最简方,可见于**桂枝甘草龙骨牡蛎汤**(118):"火逆下之,因烧针烦躁者"。

龙骨的最大应用剂量达到四两,见于**桂枝去芍药加蜀漆牡蛎龙骨救逆汤**(112):"伤寒脉浮,医以火迫劫之,亡阳必惊狂,卧起不安者"。

【病机辨析】

本品首见于《神农本草经》,书中记载:"味甘,平,无毒。治心腹鬼疰,精物老魅,咳逆,泄利脓血,女子漏下,癥瘕坚结,小儿热气惊痫。"与牡蛎这一海边之物相比较,两者在治疗功效上确实有相通之处,但一为咸、寒,一为甘、涩、平,注定了龙骨之"味涩而主收敛""涩可止脱"的独特个性。仲景使用龙骨次数不多,多和"散水结"之牡蛎同用,亦有单独使用的例子,如天雄散、蜀漆散等。

龙骨专走足厥阴肝经,长于**入肝敛魂,收敛浮起之气**,兼入手足少阴心肾,为收敛精气、水火要药,故常用于治疗"惊""悸""烦"。仲景治太阳伤寒火劫亡阳惊狂,用桂枝去芍药加蜀漆龙骨牡蛎救逆汤;火逆,因烧针烦躁,用桂枝甘草龙骨牡蛎汤;少阳病误下烦惊,用柴胡加龙骨牡蛎汤;虚劳篇中治虚劳失精用桂枝加龙骨牡蛎汤等,都是围绕龙骨之性展开发挥的。后世医家对龙骨的应用有更多扩展,如用于治疗多汗、多梦、多寐、哮喘、泄精、衄血吐血、胎漏、肠风等,保留下来非常丰富的治验记录,但值得读者注意的是,龙骨在这些病证治疗中起效靠的是它的收敛、引导之性,不令浮越之气游散于外。气得敛摄而归原,收敛方能益肾镇心、镇惊辟邪、止汗定喘,但是不是一见"多梦""多汗"就能使用龙骨呢? 当然不是。临床上这类不加辨证就随意滥用龙骨(包括酸枣仁)的例子比比皆是,造成了龙骨这味药材的严重浪费。其实很多下利、崩漏、哮喘、不寐等证,本属实证或实虚夹杂,法当通利疏泄为主,使用固涩收敛之剂就犯了"虚虚实实"之戒。当然若为久病虚脱之脉芤迟者,或为肝风内动致肢体不遂之脉弦硬者,此时急需收敛固脱,当大剂量重用龙骨,不可犹疑。

【应用探究】

五花龙骨以质脆、分层、有花纹、吸湿力强者为佳,市场流通的商品中并不多见;常见的是土龙骨,以质硬、色白、吸湿力强、泥土少者为佳。不管何种龙骨,体表必须有龙骨斑(最常见为棕色花纹、斑点);龙骨完全石化者不能药用;龙骨无臭无味,如用火烧有焦臭气或变黑者为伪品,多为熬制骨胶后的骨骼残渣,或为猪、羊骨经煅烧而成,更有甚者采用的是熟石膏造模后打碎掺入,此类伪品外形多呈破碎的骨骼状或不规则块状,手掂分量较真龙骨明显偏轻,触之无化石之质感,均不可入药。

历史记载的龙骨炮制方法非常多,晋代《肘后备急方》记载了"捣碎",在唐、宋、元、明、清等朝代的医药书籍记载有多种炮制方法,如宋代《重修政和经史证类本草》记载龙骨要"细研",《太平惠民和剂局方》记载其要"罗研如粉",还记载了"水飞"法,明代《炮制大法》记载其要"洗净,拼研如粉极细,方入药,其效始神"。综合起来,龙骨的炮制方法主要有捣碎、研、水飞、炒、烧、煅、淬、酥炙、浸、煎、煮等,所用的辅料有酒、醋、黑豆、栀子、黄柏、僵蚕、鸡、童便等。大部分炮制方法已经失传,现行的炮制方法主要为生用或煅用,加工成碎块,煎药时需先煎。

龙骨为古代大型哺乳动物骨骼化石,其形成非常困难,需要特殊的环境和条件,外界条件首先是生物遗体迅速被掩埋,避免受到生物、物理或化学因素的破坏,而后是漫长的石化作用。因此,龙骨这一种动物化石是不可再生的资源。目前龙骨的用量非常庞大,乱挖乱采情况严重,对化石资源破坏很大,龙骨、龙齿资源日益减少,势必资源枯竭,这样下去子孙后代将无龙骨可用。为了保护这一珍贵的资源,呼吁同道在临床治疗中若非必要尽量少用龙骨,同时建议国家有关部门将龙骨列入中药材品种保护名单。

(张宇静)

31. 牡蛎

【基源探讨】

在现行版药典中,本品为牡蛎科动物长牡蛎 *Ostrea gigas* Thunb.、大连湾牡蛎 *Ostrea talienwhanensis* Crosse 或近江牡蛎 *Ostrea rivularis* Gould 的贝壳。我国沿海各地均产。全年均可捕捞,去肉,洗净,干燥。

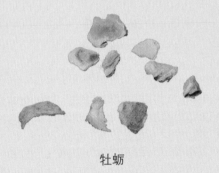

牡蛎

从现有文献无法考证出古代使用牡蛎的品种。

【条文辑要】

最简方,可见于**栝楼牡蛎散**(第三):"百合病渴不差者"。

牡蛎的最大应用剂量达到五两,见于**桂枝去芍药加蜀漆牡蛎龙骨救逆汤**(112):"伤寒脉浮,医以火迫劫之,亡阳必惊狂,卧起不安者"。

方中加减:

小柴胡汤(96):"若胁下痞鞕,去大枣,加牡蛎四两"。

【病机辨析】

仲景使用牡蛎不多,共有 10 首方剂使用,大都与龙骨合用,也有单独使用的例子,如栝楼牡蛎散、柴胡桂枝干姜汤等;其使用的症状特征非常集中,或"口渴",或"胸胁痞鞕",或"惊悸",但这些症状形成原因多样,缺乏特异性。

从牡蛎的生长环境来分析,其为海边之物,性味咸寒,《素问·至真要大论》曰"热淫于内,治以咸寒,佐以甘苦,以酸收之,以苦发之"。也就是说,适用咸寒之品治疗的疾病,其病因中必定包含热邪的成分存在,而且还不是普通的邪热弥漫三焦,往往是已经到了热积、热结的地步,所以使用辛寒、甘寒、苦寒之品力度不够,必须使用咸寒之物,如芒硝、牡蛎之类。火与水结多成痰,结于胸胁则为"胸胁痞鞕";火与水结阻碍津液上承,多见"口渴";牡蛎适用的"惊悸"常有火毒。掌握了这些基本病机成理,在牡蛎的使用上,我们就有了一个新的入手点,牡蛎就是一**化气散水、泻火散结**之物。当然,牡蛎的适应证绝对不止这些,后世拿它治疗瘰疬就是个典型例子,临床症状纵有千变万化,但是类似症状背后的病机都是有规律可循的,这就是中医异病同治的原理所在。若能掌握这些,就再也不会闹出"遇到不寐就用龙骨、牡蛎"的笑话了。

【应用探究】

牡蛎以个大、整洁、内面光洁为上品。不少医生使用牡蛎的单味剂量非常大,达到 $45\sim60g$,必须注意到牡蛎的溶解度约为 5%,从牡蛎的溶解度来计算,使用剂量当以不超过 30g 为宜。目前临床均要求牡蛎打碎先煎,但这个"打碎"到何种程度,缺乏相应的标准。牡蛎主要由难溶于水的碳酸钙、磷酸钙、硫酸钙及相关微量元素等组成,其结构紧密,粉碎度增加确实能提高其颗粒表面可溶性成分的煎出,牡蛎的作用是多种元素共同作用的结果,有学者通过定量分析提出牡蛎至少应当粉碎至 40 目以上,而常规煎煮时间(30分钟)即可达到较高溶出率,之后溶出率与煎煮时间并不成正比,这些研究结论值得读者参考。

仲景使用牡蛎,都脚注"熬"。《说文解字》谓"熬,干煎也",也就是把东西直接放到火上烤的意思,类似于现代烧烤摊的烤牡蛎,而在现代,熬指的是将东西加水并放到火上去煮,此字古今字义相差甚大,需要特别留意。为什么牡蛎一定要烤后入药呢?笔者推测可能有两种原因:①仲景当时使用的是整个新鲜的带肉牡蛎,烤熟后整个入药;②使用的是干的牡蛎壳,烤能除腥,且烤后质地酥脆容易打碎。

(张宇静)

32. 水蛭

【基源探讨】

在现行版药典中，本品为水蛭科动物蚂蟥 *Whitmania pigra* Whitman、柳叶蚂蟥 *Whitmania acranulata* Whitman 或水蛭 *Hirudo nipponica* Whitman 的干燥体。主产于华中、华南，本省有产。夏、秋二季捕捉。用沸水烫死，晒干或低温干燥。

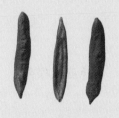

水蛭

水蛭的品种非常多，历代本草文献中以"水中小者"为优。

【条文辑要】

抵当汤（124）："其人发狂者，以热在下焦，少腹当硬满，而小便自利者"。

（第二十二）："妇人经水不利下，抵当汤主之，亦治男子膀胱满急，有瘀血者"。

抵当丸（126）："伤寒有热，少腹满，应小便不利，今反利者"。

大黄䗪虫丸（第六）："五劳虚极羸瘦，腹满不能饮食……内有干血，肌肤甲错，两目黯黑"。

【病机辨析】

本品咸苦入血，性猛，能散结聚，通经脉，利水道，消痈肿；专入血分，不入气分；能消瘀血而不伤新血；作用力向下；确实是一个非常奇特的药物。

仲景使用水蛭的次数不多，一共在三个方剂中用到，分别是抵当汤、抵当丸和大黄䗪虫丸。这些方剂有以下三个特点：①患者都有瘀证，但血瘀的症状表现不一。有些表现为消谷善饥，也可以是不能饮食；有些常常是小便自利，但也可以出现膀胱满急；可以是发狂、如狂，也可以表现为健忘。这些症状的背后成因必须是血瘀，而且程度都非常重。②发病部位。这些患者的病变部位都集中在少腹，查体摸到的是少腹发硬，这个是必须实实在在感受到，等于是能触及明显的癥结包块。③水蛭与虻虫合用。

仲景治血的方剂就这三个吗？当然不是。大家熟悉的至少还有桃核承气汤、下瘀血汤、鳖甲煎丸等等，但是这些方剂一个也没有使用水蛭。难道鳖甲煎丸治疗的血癥结聚还不够严重？当然不是。但是它的癥结在胁下，仲景就没有用水蛭；桃核承气汤有少腹急结，有"如狂"，但它仅仅为腹满，还没有发展到"腹部硬"，仲景也不用水蛭；下瘀血汤就应该可以用水蛭了，因为条文中明明告诉我们"腹中有干血着脐下"，但是仲景宁可使用土鳖虫，也不用水蛭，说明仲景对于水蛭的使用非常慎重，不到血结到非常严重的地步，绝不随意使用这味药。但如果必须要用，用量就很大，如抵当汤、丸，一上手就是三十个。

仲景用抵当汤治疗"男子膀胱满急，有瘀血者"的经验经常被医家所忽略。这是因为大家对水蛭为破血逐血药的认识根深蒂固，却忘了《神农本草经》中就记载水蛭还有"利水道"的功效。水与血，同源而异流（都来源于水谷），"血不利则为水"。血液运行不畅，可以影响气的运动，导致水液运行不畅，水道不利，引发水肿、癃闭；水液运行不畅，影响气机，亦可导致血停于内，发为臌胀，瘀血不去，水肿难消。仲景用抵当汤治疗的这个"男子膀胱满急"，从西医学的眼光看，很有可能是一个前列腺增生症合并尿潴留患者，他的病机为血蓄膀胱，水道不通。这种状况单用泽泻之类行水药是无效的，加用本品后，症状会得到很大的缓解。

【应用探究】

各种水蛭均以色黑棕、整齐、无杂质者为佳。张仲景用水蛭，均脚注"熬"。此"熬"之义，非现今加水"煎熬"之"熬"，而是将药物置锅内熬黄或熬焦，与现今烧烤相似。古代医家认为生水蛭内含有幼子，入人腹中会孵化出幼虫，所以非常重视对水蛭的炮制，强调一定要炙黄、炙焦、炙黑，典型例子如《证类本草》中就有对此的详细记载，但这个观点并不准确。然而，如果水蛭生品直接入药，气味非常腥臭，患者难以下咽，而且生品难以粉碎，经炮制后却能很好地解决这些问题，所以一般都炮制后使用。在现行版药典中，水蛭使用的炮制方法是滑石粉烫，烫至水蛭段微鼓起即可。这种方法简便，容易掌握，对于矫味、去毒、煎煮有很大好处。

水蛭中含有水蛭素，能阻碍凝血酶对纤维蛋白原的作用，阻碍血液凝固。这个水蛭素在加热或空气中容易被破坏，所以水蛭首选入丸、散，而不是入汤剂。所以有凝血障碍者，或者可导致凝血障碍的疾病（如肝硬化，脾肿大），即使有瘀血证，使用水蛭一定要小心，尽量避免使用，或选用其他活血之品。

（张宇静）

33. 滑石

【基源探讨】

在现行版药典中，本品为硅酸盐类矿物滑石族滑石，主含含水硅酸镁 $\{Mg_3(Si_4O_{10})(OH)_2\}$，俗称"硬滑石"，主产于山东、江苏、陕西。部分省市亦有用硅酸盐类黏土矿物高岭石当滑石使用，习称"软滑石"，主含含水硅酸铅，软滑石主产于江西、四川。采挖后，除去泥沙、杂石。

滑石首载于《神农本草经》，当以滑石为正品。

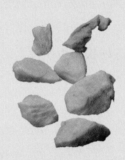

滑石块

【条文辑要】

最简方涉及 2 个方剂：

蒲灰散（第十三）："小便不利"。

滑石白鱼散（第十三）："小便不利"。

滑石的最大应用剂量为三两，涉及的方剂是滑石代赭汤，具体为：

滑石代赭汤（第三）："百合病下之后者"。具体症状没有记载。

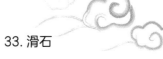

方中加减：

当归贝母苦参丸（第二十）："妊娠小便难，饮食如故"，"男子加滑石半两"。

【病机辨析】

滑石甘淡、寒，能通癃闭，利小便，其作用非常专一，就是通利下焦之湿热，是一味很好的利水药，历代医家对此基本无异议。

其在"百合病"中的应用经常让人费解。仲景虽然认为百合病"诸药不能治"，但他发现使用甘寒的百合后似乎能起一点效果，所以他把百合作为百合病治疗中的必用之药，很多注家也是由此推测出本病的病机为阴虚内热，而且这个病机贯穿整个疾病过程。但这个"内热"二字必须活看。本病症状虽然变化莫测，但篇中第一条总纲中的"口苦，小便赤"应当是必然症，不然第二条中就不会反复进行"溺时"头痛或头不痛的鉴别诊断了。口苦者，内蕴湿热未清；小便赤，湿热下行。所以说百合病并不是一定就是虚证，照样可能有湿热或郁热的病机存在，所以在百合病中，用到了滑石。猪苓汤中使用滑石，也是从"水热蕴结下焦"角度考虑的。

【应用探究】

滑石以整洁、色白、无杂质者为佳。仲景在滑石后脚注"碎，绵裹"，说明他用的是滑石块。滑石打碎是为了提高与溶媒的接触，提高煎出率。滑石"研如粉"始于刘宋时期，现在大多数医家使用的都是滑石粉。使用本品的过程中请大家留意，滑石无吸湿性，不会返潮，而且它在水、盐酸、氢氧化钠溶液中均不会溶解，所以如果药物入水后发生溶解，必定有假。

（张宇静）

34.葶苈子

【基源探讨】

在现行版药典中,本品为十字花科植物独行菜 *Lepidium apetalum* Willd. 或播娘蒿 *Descurainia sophia*（L.）Webb ex Prantl. 的干燥成熟种子。前者习称"北葶苈子",主产于河北、辽宁、内蒙古;后者习称"南葶苈子",主产江苏、山东、安徽。夏季果实成熟时采收,晒干,取出种子,除去杂质。历代两者均入药。

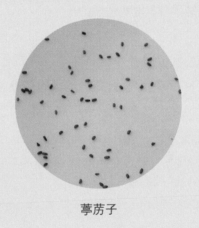

葶苈子

【条文辑要】

葶苈大枣泻肺汤（第七）:"肺痈,喘不得卧",（第十二）:"支饮不得息"。

己椒苈黄丸（第十二）:"腹满,口舌干燥,此肠间有水气"。

大陷胸丸（131）:"结胸者,项亦强,如柔痉状"。

在己椒苈黄丸、大陷胸丸中,都有大黄与葶苈子合用。

【病机辨析】

葶苈子辛、苦、寒,能**泻肺中闭结之水气**,作用趋势向下,这点是诸医家比较熟悉的。因此,在面对"肺痈,喘不得卧""肺痈,胸满胀,咳逆上气,喘鸣迫塞""支饮不得息"这一系列由于肺中水气壅塞而出现的喘、满、胀等问题时，仲景设计了一张葶苈大枣泻肺汤，专以葶苈子一味来泻肺热、除闭，辅以大枣护胃气（由此推测，仲景使用苦葶苈子的可能性比较大），是比较容易理解的。

但是在治"腰以下水气"的牡蛎泽泻散、治疗"疟母"之鳖甲煎丸、治疗"此肠间有水气"的己椒苈黄丸中，尽管这些方剂治疗病症的病位都不在上焦而是在下焦，仲景都用到了葶苈子，这是为何呢？概肺为水之上源，土治节，能通调水道。若上窍之肺气壅塞内闭，则下窍必然不通。下窍不通则水湿泛滥于内，在人体则可表现出或腹满，或积聚，或肢肿，或水走肠间沥沥有声，或水不化津兼气阻化热而出现咽燥欲饮水，此时必须用辛散苦泄之法，先提壶揭盖泄肺中之闭结，再加用下行逐水通利之品，上下同治，方能收功。此时用葶苈子甚妙。

牡蛎泽泻散、鳖甲煎丸的条文是缺失相关症状、体征记录的，由上文我们可以推测，牡蛎泽泻散证、鳖甲煎丸证的症状除原文记录外，可能兼有一部分上焦水气不利的表现。这点或许能给我们的临床工作带来一点启发。

【应用探讨】

葶苈子生用降泄肺气之力比较强，炒后有刺激性的芥子油的含量会明显减低，并可杀酶保苷，药效明显缓和。南葶苈子与北葶苈子相比较，北葶苈子的药性相对峻猛，医者可根据实际情况择而用之。需要大家重视的是，使用葶苈子时必须用时捣碎，这样易于煎出药效，并且利于苷类成分的保存。本品平时应当储存于干燥、密闭的容器内，防蛀。

（张宇静）

35. 甘遂

【基源探讨】

在现行版药典中,本品为大戟科甘遂 *Euphorbia kansui* T.N.Liou ex T.P.Wang 的干燥块根。春秋采收,撞去外皮,晒干。本品历代用药基源保持一致。

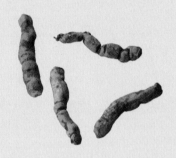

甘遂

【条文辑要】

全书共有 5 次使用到本品,分别是:

大陷胸丸(131):"病发于阳,而反下之,热入因作结胸"。

大陷胸汤(134):"阳气内陷,心下因鞭,则为结胸"。

十枣汤(152):"心下痞鞭满,引胁下痛,干呕短气,汗出不恶寒者,此表解里未和也"。

甘遂半夏汤(第十二):"心下续坚满"。

大黄甘遂汤(第二十二):"妇人少腹满如敦状,小便微难而不渴,生后者,此为水与血并结在血室也"。

【病机辨析】

甘遂味苦,性寒,入足太阳膀胱经。这味药的作用非常专一,专破积水,

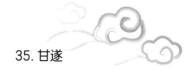

能直达水气所结之处,作用趋势向下。现将上述方剂逐一分析之。

大陷胸丸、汤中甘遂与大黄合用,两方都能解水饮与热的胶结。大陷胸汤为治内陷之表热与痰水互结于胸膈(心下),汤剂荡也,荡涤痰水的劲道非常强大;大陷胸丸证的特点则是结胸偏于上部,当用峻药缓攻,因此改汤为丸,而且甘遂与白蜜、葶苈子、杏仁同用,缓缓而下,但是两方或以取下为效,或得快利,止后服,都是中病即止。十枣汤中甘遂配芫花、大戟,决胁下之积水,配大枣保脾精。甘遂半夏汤中甘遂和半夏同用,泻水涤饮,同时通过通便而利水,以蜜半升和药汁同服。而在大黄甘遂汤的使用上,仲景在文中已经明确点出了此时患者的病机为"水与血并结在血室",病位位于下焦,故必须选用能破血。能利水且作用力是向下的药物,因此他重用大黄四两逐瘀血,甘遂下积水,配阿胶止血调经(此意与十枣汤中配大枣类似),且三者同煎,煮成三分之一时顿服(服用剂量不小),以下血为见效指标,血下,水自然也下了。

仲景在使用甘遂时,已经发现此药药性极其猛烈,易损伤人体正气。因此,他在制订方剂时,或改汤为丸,或加白蜜和药,或配合大枣、阿胶一同煎煮,反复强调中病即止,这些都是提示我们临床工作中如果使用甘遂等峻猛之品时必须辨清虚实,慎而又慎,切不可一见臌胀、水肿,不辨寒热虚实,即投以大黄、甘遂,祸不旋踵。

【应用探究】

本品以肥大饱满、色白、粉性足、无纤维者为佳。甘遂曾有醋炙、豆腐煮、甘草煮等不同炮制方法,现一般醋炙后使用。

自梁代《本草经集注》中提出"甘遂反甘草"以来,历代医家均将此列入"十八反"之列。然而仲景在甘遂半夏汤中,确实是将甘遂与甘草同用。因此,历代医家对此一直质疑、争论不断。20 世纪 60 年代有学者对"甘遂、甘草同用"进行了一系列实验和临床研究后发现,甘草、甘遂配伍使用出现明显的刺激反应和毒性反应,与甘遂、甘草的剂量比例有关。如果甘草的用量与甘遂相等或少于甘遂,并无相反作用,有时还可能减少甘遂的副反应;如果甘草的用量大于甘遂则有相反作用。这一发现对我们研究甘草、甘遂的相反作用,有积极的意义。此结论与仲景在方中的剂量配伍(甘遂半夏汤用甘遂大者三枚,甘草如指大一枚)是一致的。

（张宇静）

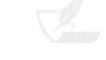

36. 栝楼根、栝楼实

【基源探讨】

在现行版药典中,"栝楼根"名为"天花粉",为葫芦科植物栝楼 *Trichosanthes kirilowii* Maxim. 或双边栝楼 *Trichosanthes rosthornii* Harms 的干燥根。秋、冬二季采挖,洗净,除去外皮,切段或纵剖成瓣,干燥。"栝楼实"名为"瓜蒌",为葫芦科植物栝楼 *Trichosanthes kirilowii* Maxim. 或双边栝楼 *Trichosanthes rosthornii* Harms 的干燥成熟果实。秋季果实成熟时采收,置通风处阴干。

《神农本草经》首载"栝楼根"。"天花粉"之名则始见于《本草图经》,该书对栝楼的生长特征进行了详细的描述,其描述之形态特征与今日之瓜蒌相符。历来栝楼与双边栝楼同等入药。

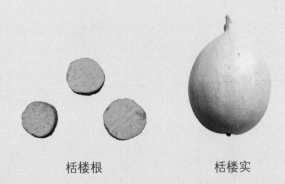

栝楼根   栝楼实

【条文辑要】

栝楼根

最简方,可见于**栝蒌牡蛎散**(第三):"百合病渴不差者"。

栝楼根的最大应用剂量达到 4 两,涉及 2 个方剂,具体如下:

柴胡桂枝干姜汤(147):"胸胁满微结,小便不利,渴而不呕,但头汗出,往

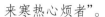

来寒热心烦者"。

柴胡去半夏加栝蒌汤(第四):"疟病发渴者"。

栝楼实

栝蒌薤白半夏汤(第九):"胸痹不得卧,心痛彻背者"。

小陷胸汤(138):"小结胸病,正在心下,按之则痛,脉浮滑者"。

小柴胡汤方后加减(96):"若胸中烦而不呕者,去半夏、人参,加栝楼实一枚"。

【病机辨析】

仲景书中,同一来源而仅根据药用部位不同而分开论述的药物并不多,我们今天讨论的栝楼就是其中一例。

《神农本草经》中只有"栝楼根"的记载,仲景书中除了使用栝楼根,还将其成熟果实收载使用,名为"栝楼实"。大家需要注意的是,仲景使用的"栝楼实"是整个栝楼,也就是现在俗称的"瓜蒌"或"全瓜蒌",是包括瓜蒌皮、瓜蒌瓢和瓜蒌仁的。

仲景对使用栝楼实的部位指征非常明确。其在《伤寒论》中就出现过2次:其中一次出现在小陷胸汤中,为治"正在心下,按之则痛",还有一次出现在小柴胡汤加减法中,为治"胸中烦而不呕"的加法。在《金匮要略》中,含有栝楼实的3方全部出现在第九篇,均为治疗胸闷、痛。也就是说,栝楼实治疗的是胸中至心下的疾病,以上焦为主,兼及中焦。栝楼实是一个能**开胸结**的药,更是一个**导痰浊之邪下行**的药,但想要让它发挥作用,患者体内必须有火与痰浊胶结壅盛于胸及上腹之实,而且这个邪盛的程度不是简单的郁结,而是闭结,患者会描述他的胸中很闷痛,有一种窒息的感觉。这些患者苦于结、烦、逆、痛,都是由于痰浊之邪壅滞于内导致的,不是由于邪热弥漫三焦,更不是由于水饮结于胸胁之下,这些区别结合四诊尤其是舌脉进行鉴别并不困难,读者必须熟练掌握。目前临床上乱用栝楼的现象很严重,必须纠正。

很多临床医生有这种感觉,单味栝楼实在临床应用的效果并不理想,或者说与其心目中的期盼值差距较大。其实栝楼实的性格非常柔和,这与它本身甘微苦、寒的性味有关,栝楼籽还非常油润黏腻,下行之力其实非常有限。所以仲景在制定处方时都会选一些苦辛之品与栝楼实相配伍来补充、增强行散之力,例如小陷胸汤中栝楼实配黄连、半夏,治疗胸痹的栝楼薤白类方中栝

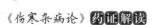

楼实配白酒、桂枝、厚朴等等,都是这个意思。

栝楼根则是一个常用药,在《神农本草经》中提出本品"味苦,寒,无毒。治消渴,身热,烦满,大热,补虚,安中,续绝伤",似乎栝楼根就是一个"清热治渴"药,很多注家也是这么解释的。查考《伤寒论》中栝楼根的使用除了牡蛎泽泻散(395)以外,全部为治"渴"而设,包括小柴胡汤(96)、柴胡桂枝干姜汤(147)、小青龙汤(40);《金匮要略》中除了治疗"柔痉"的栝楼桂枝汤以外,其他也都提及了"渴",所以历代大部分医家都解读、使用栝楼根为"治渴之神剂",这个说法是有一定道理的。栝楼根确实能治渴,但我们不能忽略的是它甘微苦、寒的性味,甘则滋润,苦寒泻火,以热为因,以燥为证,栝楼根发挥的是**启脾阴、润燥、退郁热**的功能,临床使用必须要有五脏火热郁结的基础。

栝楼根的寒性比葛根要强,但它不像葛根那样除了甘寒还自带辛味,能提升津液上行,栝楼根则必须依赖其他的升提药来发挥泻火止渴的作用,而且葛根偏于走表,栝楼根更长于治里;仲景还有使用人参来治渴的记录,但是我们不难发现,人参治疗的"渴"都有汗下之后的"亡津"的基础,人参是通过补气生津来止渴的;白术的"渴"很有特点,口渴并不欲饮,喝水不能缓解,除水饮后渴自消失,它是由于心下停水、水液代谢不利导致的;石膏治疗的热、渴程度和栝楼根很接近,但是石膏透邪达表的作用远远大于栝楼根,对于内热扰乱心神之烦躁使用石膏非常有效,栝楼根则没有这个优势。这些治渴药的机制不可不清楚。

从症状来说,栝楼根是口渴而不呕,半夏是呕而口不渴;从病邪性质来分析,一为热燥,一为寒湿。虽然两者不是相畏相杀的关系,在仲景书中,两者是从不同用的。但在临床工作中,这类矛盾错杂的病机却真实存在,两者有同用的机会。

栝楼桂枝汤引起的误会不小。痉者,强劲也,《金匮要略》中记录的两种痉病是由于治疗太阳病时过汗、误下、失血导致津液耗伤,血枯筋燥而形成的。其实痉病的来源并不限于太阳表寒病,温病尤其是湿温中也常常可以看到,如太阳、阳明、少阳之湿温传入厥阴肝经,郁而化风成痉病。这张栝楼桂枝汤治疗的所谓"柔痉"其实是在桂枝汤证的基础上,出现了身体的僵硬不灵活,为何?津液过耗导致的。所以仲景在调和脾胃之外,加上润燥舒筋之栝楼根。实际临床中痉病的成因、治疗非常复杂,并不是全用葛根汤、栝楼桂枝汤就能解决问题,应当结合参考后世医家的研究经验。

【应用探讨】

栝楼以个整齐、皮厚柔韧、色澄黄、糖性足、不破碎者为佳。这种栝楼成熟度好,籽粒饱满,有效成分含量高。栝楼根(天花粉)以块大、色白、粉性足、筋脉少为佳。由于栝楼与栝楼根含糖分较高,如果仓储时不注意控制温度和湿度,极易长虫和霉变,导致药材报废。

现在的用药习惯是将栝楼按瓜蒌子和瓜蒌皮分开使用。瓜蒌子以当年或经年货为佳,越陈疗效越差,用时必须捣碎,才能让其药效充分发挥。瓜蒌子和其他籽类相同,质润多油,具有润肠通便的作用,为了能让脾虚便溏的患者使用瓜蒌子,自宋代起就开始将瓜蒌子清炒,以后又发展了制霜法和蜜炙法,都是同一目的。很多药房没有备货全栝楼,只有瓜蒌子和瓜蒌皮,可按2:1比例进行换算使用。

栝楼根(天花粉)历来生用,传统认为本品无毒。随着现代研究的不断开展,栝楼根(天花粉)在抗胚胎植入方面的作用逐渐被大家所认识。现本品已用于抗早孕、稽留流产、孕中期引产等,所以育龄期妇女使用本品时尤需谨慎,应详细询问其婚育史并做好记录。实际上我们的先人早就发现栝楼根有疏通经络、消肿止痛的作用,并把它收入复元活血汤、神应散、内消瘰疬丸的使用中。

（张宇静）

37. 乌头

【基源探讨】

在现行版药典中,本品为毛茛科植物乌头 *Aconitum carmichaeli* Debx. 的干燥母根,或毛茛科植物北乌头 *Aconitum kusnezoffii* Reichb. 的干燥块根。前者主产于四川、陕西,习称"川乌";后者主产于东北各省及浙江、安徽、江苏等地,习称"草乌"。秋季茎叶枯萎时采挖,除去须根及泥沙,干燥。

乌头始载于《神农本草经》,但不分川乌头、草乌头,两者之名虽零星散见于《神农本草经》后的唐宋各本文献中,如《药谱》《圣济总录》等,但直至明代《本草纲目》中,才开始明确区分川乌头、草乌头,分列两条,其中记录与目前川乌、草乌的基源要点基本吻合。

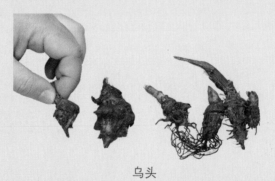

乌头

从左至右依次为川乌,大个的川乌,草乌,带子的草乌

宋代《本草图经》已经较为详细地记载了本品的栽培方法,见于"侧子"条下。从书中记录的植物形态和图来看,宋代栽培的乌头基源应该为川乌,与现代相符。草乌对于生长环境要求低,下至山谷、溪流边,上至 3000 多米湿冷高山上都可以见到;川乌则难生长于过于潮湿、寒冷的环境,四川绵阳地区多生长于 1000～2000 米的山坡,2000 米以上就很少见到了。而且在自然环境中,两者往往共同生长。但有川乌之处必有草乌,而有草乌之处未必有川乌。

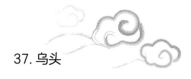

【条文辑要】

本品在《伤寒论》中未见，《金匮要略》中共有 5 个方剂中用到乌头。

乌头汤（第五）："病历节，不可屈伸，疼痛"。

乌头赤石脂丸（第九）："心痛彻背，背痛彻心"。

赤丸（第十）："寒气厥逆"。

乌头煎（第十）："寒疝。绕脐痛"。乌头使用量最大，用到了大者 5 枚。

乌头桂枝汤（第十）："寒疝腹中痛，逆冷"。

【病机辨析】

《神农本草经》提出乌头"治中风，恶风洒洒，出汗，除寒湿痹，咳逆上气，破积聚寒热"，历代医家注释《金匮要略》上述条文，多依此论述。对于部分医生而言，乌头是一味十分可怕的大毒药，工作多年也未敢使用过一次；而有些医生则依据它能"除寒湿痹"，逢痛证必用，动辄 30g、50g 一贴。

乌头到底蕴藏着什么秘密呢？

乌头和我们很熟悉的附子，其实是一个植物上的不同部分。乌头是母，附子是子，附子是通过吸收乌头内的养分而渐渐长成的。因此当附子成为成品之时，它的母亲乌头已经是残败干枯之躯。因此，乌头的上品，必须"腹中空"，这就是原因所在。

乌头体轻，腹中空，以气为用，气者善动，主发散，因此它能"治中风，恶风洒洒，出汗，咳逆上气"，这里讲的都是乌头能发散、外达腠理（即祛风除湿），不难理解。难点在于它是如何"除寒湿痹"的呢？前文我们讲到附子时，它也是能治疗"寒湿踒躄，拘挛，膝痛不能行步"，但附子是通过振奋人体少阴之阳气来祛寒湿于外，从而缓解这个"拘挛、踒躄"，这类患者本身脏腑功能有不足或虚损，病机实虚夹杂，以实为主；而乌头是治疗实证、大寒证的专药，它的作用机制是在气的层面通过打破邪气对脏腑筋脉的拘急、闭锁，开出一条通路从而祛寒湿于外，寒湿去则痹自除，此即为乌头能"温经止痛"的原理所在。这类患者的表现除有夹湿之象以外，当有寒凝气结、气闭之象，医者当细细察之。

我们再回过头去看上面的条文，仲景对于乌头治疗寒邪内闭之疝气（疝，腹痛也，不是西医学所指的疝）最有心得，所以记载得最多、最详细。大寒凝结于肝、肾二脉，自当用大辛大热之品来破寒消积，大乌头煎证的寒气凝结是最重的，所以乌头的使用量也为最大。到了赤丸，就有变化了。这时的

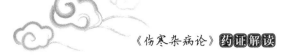

寒气不再是简单的内闭,而是出现了上冲,怎么办? 单用乌头解决不了问题了,必须加上能够降逆的药物,这就是为什么赤丸方中加上茯苓、半夏的原因,拌朱砂也是同理,镇上冲之逆气。

如果内有寒闭,外有新寒束表,以腹痛逆冷、身疼痛为表现者,怎么办? 仲景制订了一个表里同治方,即乌头桂枝汤,一举两得。这里的身痛,应该是实痛拒按的。如果出现的腹痛是喜温喜按的,那就不是寒实痛,而是虚寒疼痛了,这时还能用乌头吗? 绝对不行。所以仲景在书中特意记载当归生姜羊肉汤,作为对比条文警戒后世人,千万不可一见寒疝、腹中痛就使用乌头,必当审证而用之。

【应用探究】

总结全书,仲景使用乌头,有以下几个特别需要我们重视的地方。

1. 五张方中乌头的脚注均详细论述了不同的炮制或煎法

乌头汤、乌头桂枝汤中均用乌头五枚,㕮咀切碎后和蜜同煎,煎到水量一半时取出乌头,留汤液与他药同煎;乌头赤石脂丸中乌头的用料极轻,仅仅一分,但必须"炮",也就是火上烤制后入药;赤丸也是丸剂,炮制要求也是"炮";乌头煎中用的是大乌头五枚,但它要求不㕮咀,也就是整个个子煎,但要求"熬,去皮"。

什么是"熬"? 很多人解释为"把食物放在水中煮",其实这已经是近代字义了。在东汉《说文解字》里,它的解释是"熬,干煎也"。因此,这个"熬",在古代类似于"煎",也是一种用火把东西焙干的方法。乌头煎里的乌头要求必须先"去皮",从中推测,仲景使用的这整个乌头应该是鲜货,至少应该是干品重新发过水的,不然熬后如何去皮? 去了皮,乌头的毒性就减了不少。

为什么这里张仲景要展开如此详细的论述呢? 说明当时的医家已经意识到乌头这个药有毒性,不可不慎用。它的背后,很有可能有多人付出过生命的代价。

2. 与蜜同用

在东汉时期,蜜仍是非常珍贵的东西,均野生,并不如今日之普及,老百姓一般享受不到,也享受不起。但在这里张仲景却有两次使用了蜜,还是重用、专用,说明这个患者的病情是到了非用乌头、非用蜜的地步了。

3. 服药以"知"为度

每一条条文的最后,都强调,"知"即停服。乌头桂枝汤描述得更加详细,这个煎出来的汤液得分成十份,先吃两份试试,不行再加一份,还是不行再加

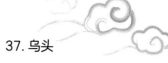

两份，一直吃到什么程度呢？"其知者，如醉状"，这个"醉"，应该是一种类似中毒反应的表现，同时也是使用药物"中病"的提示，对此我们必须引起高度重视。

　　仲景使用乌头都是以"枚"作为计量单位，而不是以"两"来计算。实际情况是，同样是干品的野生草乌和野生川乌，个头与分量相差比较大；而种植的川乌和野生川乌，差异也很大。这些因素给我们分析仲景时期乌头的使用剂量带来了很大的阻碍，只有进一步查考当时使用的基源品种等资料，才能解开这个谜团。

　　　　　　　　　　　　　　　　　　　　　　　　　（张宇静）

38. 黄芪

【基源探讨】

在现行版药典中,本品为豆科植物蒙古黄芪 *Astragalus membranaceus* (Fisch.) Bge. var. *mongholicus* (Bge.) Hsiao 或膜荚黄芪 *Astragalus membranaceus* (Fisch.) Bge. 的干燥根。主产于内蒙古、山西、陕西、河北、东北三省等。目前以栽培为主。春、秋二季采挖,除去须根及根头,干燥;或趁未完全干燥时切片,干燥。

本品原名"黄耆",首见于《神农本草经》,为上品。在梁代《本草经集注》中就明确记录了黄芪的产地为"陇西、洮阳……黑水,宕昌……白水",即现在的四川、甘肃一带;在宋代《本草图经》中其产地有所扩大;对照《证类本草》中的黄芪附图,古代使用的黄芪亦是蒙古黄芪或膜荚黄芪品种,古今基源一致。

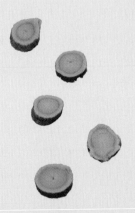

黄芪

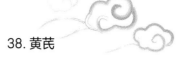

【条文辑要】

《伤寒论》中未见本品的应用记录。

《金匮要略》中黄芪的最大应用剂量达到五两,见于**黄芪芍药桂枝苦酒汤**(第十四),亦是配伍药物味数最少的一个方剂:"黄汗之为病,身体肿,发热汗出而渴,状如风水,汗沾衣"。

【病机辨析】

目前黄芪滥用的现象非常严重。大多数人包括普通老百姓,都知道黄芪能补气,但很少有人会关注黄芪到底如何补气,补何气,是补肺气还是补肝胆之气或是脾胃之气,是补表之气还是补里之气。几乎没有人深究,只是盲目使用,还认为它反正是补品,一定很安全。

仲景使用黄芪并不多,全收录在《金匮要略》中,一共出现了8次。从治疗病症上来看,黄芪芍药桂枝苦酒汤、桂枝加黄芪汤(第十四)治的是黄汗,其特点是"汗出,身体肿""如有物在皮中状";黄芪桂枝五物汤治的是血痹(第六),其特点是"身体不仁如风痹状";防己茯苓汤、防己黄芪汤(第十四)治疗的是水肿,其特点是"水气在皮肤中",欲解时"如虫行皮中";另外就是黄芪与麻黄同用的乌头汤(第五)和《千金》三黄汤了,其治疗病症的特点是"骨节疼痛"。

综上我们不难发现,仲景使用黄芪,没有一次是用来所谓"补气"的;而且他使用黄芪的指征似乎非常狭窄,不如人参之广;所治疗的黄汗、皮水,或血痹、骨节疼痛,无一例外都是表病,病位都集中于腠理与肌肉、肌腱之间,有**水气停聚**为其共同的病理基础,这个水气的停聚不一定是水饮聚结的状态,可以仅仅是水液的分布与气血的运行出现了异常。

但这些都还没有触及黄芪这味药真正的药证。这些水气表病的出现,其实是营卫的功能出现了问题。营行脉中,卫行脉外,两者皆行于肌肤腠理之间;腠理者,三焦之外应,所以说所谓的水气表病,其实就是三焦之水气运行障碍的外在表现而已。也就是说,黄芪的真正作用原理,是通过通行三焦来调和营卫之气。只有在营卫气血的生成与运行出现问题时,仲景才使用黄芪。

上焦出于胃上口,并咽以上,贯膈而布胸中,以发呼吸而行营卫,是为宗气;中焦亦并胃中,出上焦之后,此所受气者,泌糟粕蒸津液,化其精微,上注于肺脉乃化为血,中焦助精微化血,此即营气;下焦者,别回肠,济泌别汁,注于膀胱,是为卫气。这就是"卫气出下焦,营气出中焦"的理论来源,上焦通

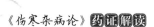

过呼吸运动运行营卫气血于周身上下,所以可以这么说,三焦为营卫之本,而脾土又为三焦之本。三焦之气出自脾土,营卫气血的生成和运行依赖于三焦之气。也就是说,三焦之气有助于脾土化生气血且运行气血到周身上下,脾土化生气血反过来也滋养三焦之气。

黄芪补三焦之气以行营卫之气,治脾与三焦之表(肌肉,腠理),并不治脾与三焦之里。当周身气血的运行障碍源于三焦之气不足时,就该使用黄芪;倘若脾虚湿盛,难以散精而出现腹泻、肢冷时,使用黄芪就不妥了,这时应该使用的是白术(参"白术"篇)。也就是说,脾土之气不足(虚弱)时可以用点黄芪,一旦脾土虚弱夹有寒湿,或胃肠中有燥热(有形或无形),或者出现了脾胃之津液亏乏即常说的脾胃阴虚,这时就该避免使用黄芪了。

《伤寒论》中桂枝加附子汤证(20)出现了"发汗,遂漏不止",这也是卫气不固、营阴外泄的表现,但仲景在这里并不用黄芪。为什么?因为这时患者的主要矛盾是阴寒之气盛盘踞下焦,阻碍下焦之卫气化生,卫气失去了"司开阖"的功能。所以仲景在这里用了附子振奋肾之阳气,促使卫气化生,恢复其"司开阖"的功能,汗即可止住。这时健脾、补脾、固卫气解决不了根本问题,用黄芪是无效的。可与"附子"篇互参。

桂枝汤和黄芪调和营卫之气的作用机制也是不同的,此处出现概念混淆的人非常多。桂枝汤是通过升降脾胃之气(即加强脾升胃降之功能)通调营卫,逐踞于营卫之邪,这个患者脾胃之气也就略显功能虚弱而已,并没有出现明显其气不足的状态;如果有明显的气不足需要补充来源,仲景就会选用黄芪、胶饴之类甘温补虚,小建中汤、黄芪建中汤补营卫以逐营卫之邪,黄芪桂枝五物汤补营卫来补虚通痹,皆为此意。

再回过头来看水肿,在《金匮要略》中凡水湿之证,并不禁止使用黄芪,其用法须掌握两点:①使用黄芪治疗的水病都是表病;②黄芪必须和利水药同用,如防己。三焦为气机与水液交通之所,黄芪疏补三焦之气,防己、茯苓之类通利三焦水湿之邪,理解这些组方之义非常紧要。

【应用探究】

黄芪以根条粗壮,质地柔韧,无空心,有粉性及纤维性,味甜,有豆腥味者为佳。传统黄芪多为野生品,其长度越长,中上部直径越大,等级越高。随着黄芪使用量的急剧增加,野生品种不再成为主流品种,目前的主流品种均是栽培品种,而且随着目前产地的扩大,以往按产地划分商品规格及等级的概念早已被打破,其规格、加工方式也互相交叉。蒙古黄芪所占市场比例大,而膜荚黄芪以皮色棕褐色多见。但是只要是正品黄芪,无论是栽培品还是野生货,无论皮色是棕褐色(黑色土壤生长)还是淡棕色(普通土壤生长),来源不是蒙古黄芪就是膜荚黄芪品种,这点是不会改变的。

随着民众对高品质黄芪的需求加大,山西大同、陕西子洲等产地开始仿野生栽培,采用种子直播方式,加大生长年限,一般超过 5 年(一般栽培货2～3 年收),此等药品根皮绵韧、质地松泡,与野生品接近,品质较优,目前流通的所谓"野生黄芪",多为此类。

市场上还常见一种"红芪"的商品,它是豆科植物多序岩黄芪 *Hedysarum polybotrys* Hand.-Mazz. 的根,主要栽培于甘肃,首见于《本草经集注》,亦有补气固虚的作用,但它和黄芪同科而不同种属,按照调剂之处方应付习惯,两者不应混为一用。

仲景全书中使用黄芪,全是直接使用生品。关于其炮制,《雷公炮炙论》中记载了蒸法,唐代发展为蜜炙,宋代发展了盐炙和酒炙,明代出现了米泔水炒,说明历代医家很重视黄芪这味药,其炮制内容是相当丰富的。传至今日,黄芪的炮制方法保留下来的还剩下蜜炙、清炒、酒炙,其中以蜜炙最为常用,其他的方法已经失传。目前黄芪炮制加工中最大的问题是货源,栽培出来的黄芪普遍木质化过高,纤维性差,粉性不足,稀释后的炼蜜水很难充分浸透黄芪片,直接影响了炮制品的质量和临床疗效。

(张宇静)

39. 防己、木防己

【基源探讨】

在现行版药典中,"防己"指的是防己科植物粉防己 *Stephania tetrandra* S.Moore 的干燥根。主产于浙江、安徽。秋季采挖,洗净,除去粗皮,晒至半干,切段,个大者再纵切,干燥;《浙江省中药炮制规范》中允许本品直接除去粗皮,晒至半干后切厚片,干燥。

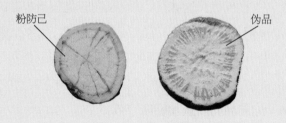

粉防己与一种常见伪品

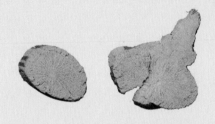

木防己

在《金匮要略》中,"防己"与"木防己"均有收录及应用,两者并不是一物。在现行版药典中"木防己"已经不再收载,仅散见于几省中药炮制规范中有相关记录,其以马兜铃科植物广防己 *Aristolochia fangchi* Y.C.Wu ex L.D.Chow et S.M. Hwang 或防己科植物木防己 *Cocculus orbiculatus*(L.)DC. 的干燥根当"木防己"使用。很多医者不了解的是,历史上防己与木防己的基源发生过改变，如果不了解这段渊源，在古籍阅读上就会遇到不少的困扰。为此笔者就两药的基源演变在此作一简单论述。

在历代本草"防己"条下，均有两个品种的描述。我们对照《本草经集注》《名医别录》《唐本草》对防己形态的描述，都是以"文如车辐理解者良"，或"作车辐解"，但这个特征其实是马兜铃科植物广防己 *Aristolochia fangchi* Y.C.Wu ex L.D.Chow et S.M. Hwang 根横截面的特征。《本草图经》中也记载："防己生汉中山谷……但汉中出者，破之文如作车辐解，黄实而香。折其茎，一头吹之，气从中贯，如木通类。"由此推测，古文献中记载的防己，包括这个出于汉中的防己，其实指的是马兜铃科植物广防己，也就是现在的"木防己"；这些书中对另一种防己的特征均另起一段描述，其重点是"大而青白色，虚软者好"，或"其青白虚软者，名木防己"，或"他处者青白虚软，又有腥气，皮皱，上有丁足子"，这些特点其实是现行版药典中作为"防己"使用的防己科植物粉防己 *Stephania tetrandra* S.Moore 的形态特征。

还有一个常见的"汉防己"，据《证类本草》引《药性论》曰："汉防己，君，味苦，有小毒，能治湿风，口面㖞斜，手足疼，散留痰。主肺气嗽喘。木防己，主散结气，痈肿。"同时期的陈藏器亦在《本草拾遗》中提出"汉主水气，木主风气，宣通"。两者还是分得非常清楚的。这个"汉防己"指的是古书的"木防己"，也就是今日之"防己（粉防己）"。

总而言之，我们在阅读唐代以前的文献时，必须注意"防己"与"木防己"的基源与现代认识正好相反。同理，《金匮要略》中的"防己"，即指现在的"木防己"，主风气、宣通，长于祛风湿止痛。"木防己"其实指的是现在的"汉防己"（本防己），能治湿风，口面㖞斜，手足疼，散留痰，长于祛脏腑间的水痰。

【条文辑要】

防己黄芪汤（第二）："风湿，脉浮，身重，汗出，恶风"。

防己茯苓汤（第十四）："皮水为病，四肢肿，水气在皮肤中，四肢聂聂动者"。

木防己汤（第十二）："膈间支饮，其人喘满，心下痞坚，面色黧黑"。

木防己加茯苓芒硝汤（第十二）："实者三日复发，复与不愈者"。

【病机辨析】

我们把两个防己的基源搞清楚，就不难理解仲景使用本品的意义了。防己黄芪汤、防己茯苓汤，虽然一个是治疗风水的，一个是治疗皮水的，但是

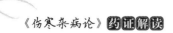

"身重"本就是脾病,四肢肌肉又为脾之合,因此在这两个方剂中使用防己,就是利用防己能走表,能帮助躯体疏散体表之水气。

木防己汤是治疗膈间支饮的。患者的症状要点为"喘满,心下痞坚,面色黧黑",一派胃虚水停之状,而且还伴有水气上冲。这时急需"逐水饮""降气平冲""补胃虚"三管齐下。这里选用了木防己,主要就是逐膈间水饮。

【应用探究】

目前,临床使用的防己基本都是防己科植物粉防己,以身干,质地坚实,粉性大为上品。马兜铃科植物广防己因含马兜铃酸,临床已经几乎不再使用,而防己科植物木防己的干燥根,在部分省市仍当木防己使用,临床医生可对照上述内容,根据临床的实际需要,择而选用合适的品种。

（张宇静）

40. 黄柏

【基源探讨】

在现行版药典中,本品为芸香科植物黄皮树 *Phellodendron chinense* Schneid. 的干燥茎皮。主产于四川、贵州,俗称"川黄柏"。4～7月采剥,除去粗皮,干燥。

《名医别录》谓其"生汉中及永昌"。《蜀本草》云:"黄檗树高数丈,叶似吴茱萸……皮黄,其根如松下茯苓,本出房、商、合等州山谷,皮紧,厚二三分,鲜黄者上,二月、五月采皮,日干。"上述文献论述的黄柏的产地、分布、生长环境、采收记录,均与现今川黄柏相符。《本草图经》与《证类本草》中的附图亦是有力证据。

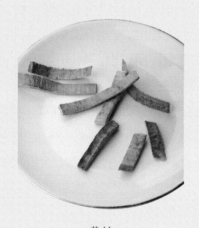

黄柏

【条文辑要】

全书共有5个方剂使用本品,一共使用7次。这5个方剂分别如下:

白头翁汤(371,373):"热利下重者""下利欲饮水者"。

栀子柏皮汤(261):"伤寒身黄发热"。

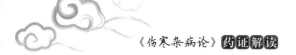

乌梅丸（338）："久利"。

大黄硝石汤（第十五）："黄疸腹满，小便不利而赤，自汗出"。

白头翁加甘草阿胶汤（第二十一）："产后下利虚极"。

【病机辨析】

《神农本草经》中无黄柏，仅有"檗木"一条，曰"味苦，寒，无毒。治五脏肠胃中结热，黄疸，肠痔，止泄利，女子漏下赤白，阴伤，蚀疮"。

仲景用到黄柏，只有两种情况。

1. 用于治疗黄疸

黄柏和栀子同用，病位于胃肠，方如栀子柏皮汤、大黄硝石汤；此中机制为诸热移于胃，水津输布不畅而成湿，湿热相互胶结，郁而不宣，或浊气下流，小便不通，或热流膀胱，身体尽黄。治黄者，但利小便，栀子柏皮汤亦从此法，而且此时的下焦湿热之象应该比茵陈蒿汤还重，所以方中重用了黄柏。大黄硝石汤中除了湿热甚重还有里实，所以用了硝石四两泻下、去积热，大黄、黄柏、栀子皆为祛湿热瘀结而设。

2. 用于治疗下利

黄柏和黄连同用，病位于胃肠，方如白头翁汤、乌梅丸。下利分虚实，诸热下行于肠与水液相结而成湿热，照样可以出现下利。白头翁汤证当为阳明兼厥阴病，它的这个下利的程度，应当是比较严重的，而且除了里急后重之外，常常有肛门灼热的现象。所以白头翁汤用黄连、黄柏清胃肠之湿热，白头翁入阳明经除清热外还能凉血，秦皮才是真正的清肝除热之药。如果热伤血分，出现了便下脓血，日久则血虚，故加甘草、阿胶来止血、养血。当然，白头翁汤的作用可不仅仅是止利，它这个利是由于肝经气血之热邪下迫大肠而引起的，这个肝经之风除了下迫，还可以与气血搏结向上而出现其他的变证，此即"厥阴之上，风气主之"之意。这些留待以后专方分析时和大家分享了。

胃肠者，阳明也；黄疸、下利者，阳明之病也。有前人总结黄柏为"清肠胃湿热之药，能达表里上下"，非常到位。

【应用探究】

《神农本草经》中无黄柏，仅有"檗木"一条，将其列为上品，在仲景书中，方名中出现了"檗皮"，可惜方中没有相应的药物炮制说明。笔者认为，应该存在两种可能性：①檗木和檗皮，同为一物，仅为叫法不同。目前大多数学者支持这个观点。②檗木和檗皮同源，但药用部位不同。檗木指木质茎干，檗皮指表面的树皮。根据中医传统用药认识，皮能走表，所以檗皮更擅长的是清经络肌肤之湿热；檗木为干属里，所以更多的是清脏腑之湿热。从这个角度，似乎更能帮助我们窥探仲景的用药思想，可惜的是，目前黄柏单以树皮入药，树干及其他部分仅作染料使用，难以进一步观察、探索。

目前的市场上还流通着另一种黄柏品种，俗称"关黄柏"，其原植物为芸香科黄檗，在辽宁其产量最大。本品在历代本草中没有找到相关记录，但《中国药典》自 1963 年版至 2000 年版均将其列于黄柏条下，2005、2015 版又单列一条，名为"关黄柏"。分列的原因还是从其小檗碱含量的角度考虑，两者小檗碱的含量有明显差异，关黄柏含小檗碱 0.6%～2.5%，黄柏（川黄柏）含小檗碱 1.4%～5.8%。传统观点认为，黄柏以皮厚、断面色黄为者上品。关黄柏和黄柏性状非常接近，其鉴别并不容易。相比较关黄柏栓皮更厚，用手捏有弹性，入药前须刮去，切面颜色（鲜黄色或黄绿色）相对于川黄柏较淡；而黄柏（川黄柏）栓皮很薄，可以看见皮孔，断面呈片状分裂，颜色为深黄色。从字面上看貌似关黄柏的颜色更鲜艳，但实物对比可发现是黄柏（川黄柏）的颜色更为鲜艳。

（张宇静）

41. 薤白

【基源探讨】

在现行版药典中,本品为百合科植物小根蒜 *Allium macrostemon* Bge. 或薤 *Allium chinense* G. Don 的干燥鳞茎。均为野生。主产于浙江、湖南、江苏及东北、河北等。夏、秋二季采挖,洗净,除去须根,蒸透置沸水中略烫,干燥。

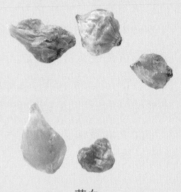

薤白

本品在《神农本草经》中被称为"薤"。至《本草图经》中薤白分"家薤"与"山薤","家薤"者又分成赤、白二种。"山薤"即小根蒜,俗称"苦藠头",为野生资源品种,"家薤"即现在的"薤",俗称"甜藠头",为家种驯化品种,两者形态差异很大,但历来都当"薤白"入药使用。

【条文辑要】

方中加减:

四逆散(318):"泄利下重者……煮薤白三升"。

【病机辨析】

薤白在仲景方中,最为大家熟悉的,应该是《金匮要略·胸痹心痛短气病脉证治》中的栝楼薤白白酒汤、栝楼薤白半夏汤、枳实薤白桂枝汤了。在这些方剂中薤白都与栝楼同用,治疗的是胸背疼痛。历代医家讲解薤白在这里发挥的作用,都是通胸中之阳。薤白,辛温,体滑,是一个能上(辛开)能下(滑降)的药。从胸痹三方的组方来看,这类患者体内应该有寒热水火相互搏结的病机基础,不然仲景就不会将辛温药与甘寒药合用;薤白在这里应当发挥的是一个温寒气、散结气的作用,散阴寒之凝结,如此就与胸痹之主要病机合拍,"通胸中之阳气"也就解释得通了。当然胸痹之病机并不会这么简单,形成原因也非常复杂,临证必须结合实际情况分析。

难以理解的是"四逆散"中薤白的加法,在这时薤白变成了治疗"泄利下重"的专药,还是先煎后纳诸药,说明薤白在这里是发挥比较重要的作用,不是可有可无的,此处用"通胸中之阳"来解释明显不通。为什么会有这样的想法?这是因为在很多读者的潜意识中,薤白就是一个治疗"胸痹"的药而已。实际上,薤白散阴寒之凝结并不局限于胸中,若大肠之间有聚结之气,薤白照样可以**下达行其滞气**。这就是薤白能治"泄利下重"的机制所在。

后世医家根据薤白之性,在其降气平喘、下气导滞作用方面有了进一步发展,开发了不少新的方剂,其立方思路的基础,和仲景学说是一脉相承的。

【应用探究】

薤白以身干、体重、个大、质坚形饱满、色黄白半透明、不带花茎者为佳。薤白有两个来源:小根蒜和薤。两者原植物除花期外,并不容易区别,但其鳞茎的区别还是比较大的。小根蒜以北方多见,鳞茎为不规则卵圆形,旁有明显的凸起,饮片质地为角质样,硬;薤在南方多见,鳞茎为略扁的长椭圆形,旁无凸起,须根较多,饮片质地较软,嚼之粘牙。由于两者历来都可以当薤白使用,所以在验收时需要留意。

使用时必须注意到本品是辛温行散的,所以如果没有明显的气机郁滞,不可滥用。有些人非常厌恶蒜的味道,如果一定要用薤白建议从少量开始使用。本品对胃黏膜有一定刺激性,容易并发嗳气,使用时必须严格把握指征。

(张宇静)

42. 麦门冬

【基源探讨】

本品在现行版药典名为"麦冬"，为百合科植物麦冬 *Ophiopogon japonicus* (L.f.) Ker-Gawl. 的干燥块根。主产于四川、浙江。夏季采挖，洗净，反复暴晒、堆置，到七八成干，除去须根，干燥。

本品基源历代基本保持一致。

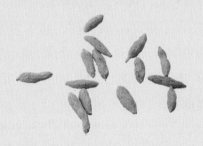

麦冬

【条文辑要】

麦冬的最大使用剂量达到七升，见于**麦门冬汤**（第七）："大逆上气，咽喉不利"。

在其他方剂中的应用：

炙甘草汤（177）："伤寒，脉结代，心动悸"。

《备急千金要方》对炙甘草汤的使用做了补充，分别用于治疗"虚劳不足，汗出而闷，脉结悸"和"肺痿涎唾多，心中温温液液者"。

竹叶石膏汤（397）："伤寒解后，虚羸少气，气逆欲吐"。

薯蓣丸（第六）："虚劳诸不足，风气百疾"。

温经汤（第二十二）："少腹里急，腹满，手掌烦热，唇口干燥"。

【病机辨析】

仲景使用麦冬并不多,全书共有 5 个方剂中用到,分别是炙甘草汤、竹叶石膏汤、麦门冬汤、薯蓣丸和温经汤。麦冬的使用量差异很大,薯蓣丸中投丸料竟然只用了六分,而其他方(都是汤剂)用半升到一升,最大量竟然用到了七升,而方后加减法中从未提到过麦冬,这些给解读麦冬的使用带来了重重困难。

自成无己《注解伤寒论》以来,不同医家对麦冬及对含有麦冬的方剂认识差异很大。以炙甘草汤为例,以著《伤寒来苏集》的柯琴为代表,他们认为本方为"滋阴之祖方",强调生地、麦冬的养阴之功;唐宗海等一派医家提出炙甘草汤为"补血之大剂";成无己则强调炙甘草汤当为"益虚补血气而复脉"。对于麦冬,说法更多,论其药性,有说滋阴,有说补气,有说通脉,有说润燥;论其功效及作用部位,有说清胃中热邪,有说泻肺中之伏火,还有的认为它能补心气之劳伤。众说纷纭,莫衷一是,让后学者无所适从。

现在我们从炙甘草汤、竹叶石膏汤、麦门冬汤这三张方子来学习麦冬。

炙甘草汤中为什么会用麦冬呢? 很多医家引用了《神农本草经》的观点,其曰麦冬"味甘,平,无毒。治心腹结气,伤中,伤饱,胃络脉绝,羸瘦,短气,久服轻身,不老,不饥",并将其中麦冬能治"胃络脉绝"一句作为麦冬能通血脉的依据,从此麦冬变成了一味能治心的药物,炙甘草汤俨然变成了一张治疗心血管病的专方、神方。现代不少医家根本不顾病因病机,只要患者描述心悸胸闷,心电图提出有点期前收缩(也不管是室性还是室上性),统统予以炙甘草汤,还真有几个收到了一点效果,但更多的是失败案例。

很少人会去思考炙甘草汤证到底是一种什么样的状态。《伤寒论》中记录它始于"伤寒",也就是说,这个患者往往有过外感史,属新病;而在唐代《千金翼方》里,炙甘草汤治疗的是虚劳与肺痿,明显都是旧病,属内伤脏腑病,说明唐代的医家已经观察到,炙甘草汤证的形成,并不局限于外感病。这些条文中记录的患者症状差不多,主要是心中悸动不安,或胸中闷满,其脉会出现结或者代,当然还可以出现其他虚损类脉象。其实结脉也好,代脉也罢,都指的是脉搏跳动时有间歇。为什么会脉有停顿? 可能原因是津亏血虚,脉道血少,加上气虚无力鼓动血液运行;也可以是气滞痰凝,或气滞血瘀,或阳虚寒凝,闭阻脉道则血行受阻。所以说,脉结代怎么可能全部是津亏血虚这么一个病机造成的呢?! 除了这个病机外,在其他的情况下用炙甘草汤会起效吗? 有效才怪。而且炙甘草汤这张方子几乎都是补阴药,加了一点补阳药。

如果患者表证未解,即使这时候出现了心悸、脉结代,能用炙甘草汤吗?绝对不能,越治越糟。这是我们必须弄清楚的一点。177条讲的是患者外感病大病一场后出现的状况,这时候外感的症状差不多已经消失,其他问题出现,形成主要矛盾,炙甘草汤是解决体内亏虚的,根本不是解表方。

很多人并没有注意到,其实炙甘草汤中用量最大的并不是甘草而是生地黄,用了整整一斤,麦冬量也很大,用了半升。但是仲景不说麦冬地黄汤,而是叫炙甘草汤,为什么?甘者,养胃气也。当然在这里"甘"指的就是甘草、人参,说明仲景把护胃气看得比填补胃液还重要。所以说,仲景设计炙甘草汤的思路,就是通过健胃之气,来生阴津,来生血,来填液。单纯地大填真阴,很多时候是解决不了问题的,必须配合补气药,必要的时候还要稍稍加点补阳气药(本方中用了桂枝)。

生地黄、麦冬,貌似都滋阴,其实完全不一样。生地黄善于"通血痹",它是一个非常好的清血中虚热,填补失血后血脉亏虚的药,所以炙甘草汤中大用、重用生地黄一斤;麦冬的主要作用是补充胃液。人体在生理状态下,食气入胃,浊气归心,淫精于脉,脉气流经,经气归于肺,肺朝百脉,输精于皮毛。饮入于胃,游溢精气,上输于脾,脾气散精,上归于肺,通调水道。所以说,肺气来源于脾胃,肺之津来源于胃,这也是常说的"培土生金"的理论渊源。但在病理状态下,胃—肺的正常关联被破坏了,有一种特殊的类型,除了出现胃肺阴亏内燥之外,肺津受热之煎灼变成了黏痰,这种黏痰夹着胃气上冲,就会出现"咽喉不利""气逆欲吐"的症状。这种现象临床上还少吗?太常见了。这种情况用仲景设计的麦门冬汤,用竹叶石膏汤确实非常有用。但是,胃肺阴虚夹痰只能出现黏痰吗?不一定。临床上更常见到的是黄稠黏痰,还常常伴有呛咳、口渴。这时用麦门冬汤、竹叶石膏汤就不合适了,后世创立的"豁痰丸"就明显更为有效,关键方中那味重用的竹沥汁必不可少。而且需要我们注意的是,半夏在这两张方子中的使用量很小吗?恰恰相反。麦门冬汤中半夏的使用量非常大,是全书第二大使用量,用到了一升。竹叶石膏汤虽然半夏仅用半升并不多,但是方中麦冬只用了一升,两者之比比麦门冬汤还大。所以方中使用半夏这个专治中焦痰气胶结之药此处就是用来降逆气的,它在数倍于它的麦冬作用下还有多少"辛温性燥"呢?这就是典型的去其性、取其用。所以说,认为此方中使用半夏主要起到反佐作用的解释纯粹是一种想当然的说法。

竹叶石膏汤也是这样,这时候的患者出现了明显的津伤,还有气虚。很

42. 麦门冬
多人有种误会,以为此方是治疗热病后期余邪未清的,这时应该基本上不发烧。事实上并不是这样,竹叶石膏汤证照样可以伴有高热,程度甚至可以比白虎加人参汤还重。这里用麦冬加人参、甘草,也是补胃气滋胃阴的思路。津液的亏耗,除了直接填补水津这一治法之外,还必须让胃这个水津化生之器运转起来、活动起来,津液才能源源不断地生成出来。所以说,麦冬滋阴润燥,仅仅只能治表,必须配伍甘味之人参来荞胃生津液,甘草补气不足,它们才是解决津液亏虚之根本。

所以说,在仲景的认识里,麦冬就是一个滋补胃液的药,它的滋养心脉,清肺止咳的作用,都是通过滋补胃液这个渠道完成的。我们可以认为,古方中提出用麦冬能治疗肺虚咳嗽是有一定道理的。同样,医家如徐大椿极力反对在治疗咳嗽时随意使用麦冬,也是正确的。我们临床使用麦冬时,必须要抓住"胃中燥"这个病机,不然很难收到满意疗效。后世医家在继承的基础上,继续挖掘了麦冬在治疗神志病、各种出血证、水肿及淋证、产后缺乳方面的应用,大大扩展了麦冬的治疗范畴。

【应用探究】

麦冬多为栽培,目前市场上流通的几乎都是川麦冬,很少见到浙麦冬的影子。这与浙麦冬种植周期长、产量低、当地人工成本高有直接关系。传统观点认为,麦冬以个大、肥厚、质柔、气香、味甜、嚼之粘牙者为佳,目前麦冬的个头较以前明显增大,这与产地"壮根灵"等膨大剂的广泛使用有直接关系,因此采购者需要及时修正这种追求以"个大为上"的观点,让药材的种植恢复正常。优质的麦冬,尤其是优质的浙麦冬,有一股清凉的类似薄荷的特殊香气,这个味道现在太难闻到了。

麦冬的去心问题,一直存在争议。仲景书中两种修治方法并存,有去心,也有不去心。真正提出"去心"的医家是陶弘景,他认为"抽去心,不尔令人烦"。此后唐、宋、明等几代本草文献多循此说,除"去心"外,也保留了"捣膏""酒浸"等不去心之法。由此可见,麦冬的去心与不去心,一直并用。目前应用麦冬一般不去心用,要求"轧扁"即可。

目前,市场上用淡竹叶的块根来冒充麦冬的情况已经不多见,但山麦冬与麦冬混淆使用的现象仍然存在,虽然山麦冬和麦冬的功效有相同之处,但两者的药力与价格相差较大,应当加以区别。

(张宇静)

43. 阿胶

【基源探讨】

在现行版药典中,本品为马科动物驴 *Equus asinus* L. 的干燥皮或鲜皮经煎煮、浓缩制成的固体胶,主产于山东、河北、河南、辽宁。

《周礼·考工记》中就有胶的记载,谓"鹿胶青白、马胶赤白、牛胶火赤、鼠胶黑、鱼胶饵、犀胶黄"。说明在先秦时期,中国人就开始熬煮动物皮革来制胶了。但是我们要注意的是,这个胶和现代煮胶入药不一样。《说文解字》曰:"胶,昵也,作之以皮。"解释起来就是说,"胶"是一种用动物的皮煮制出来的黏性物质,也就是说那时胶的主要用途是做黏合剂,和胶水的"胶"同义。

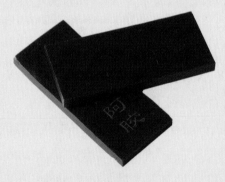

阿胶

"阿胶"之名,最早出现在《神农本草经》中,说明在西汉时,东阿县煮胶水就已经非常有名了,但这个胶不可能是驴皮熬胶。查汉代陆贾所著《新语·道基》记载:"夫驴、骡、骆驼,犀、象、玳瑁,琥珀、珊瑚,翠羽、珠玉,山生水藏,择地而居。"在西汉时,人们将驴与琥珀、珊瑚并列,因为这驴是张骞出使西域从中亚地区引进的非洲野驴,数量并不多,如此珍贵怎么可能拿去熬胶?所以,最早的阿胶,并不用驴皮,而用牛、猪、马、鹿等各色大型动物之皮

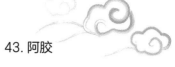

熬制而成。

南北朝时期的《名医别录》记载,阿胶"生东平郡,煮牛皮作之,出东阿",故曰阿胶,这时皮源仍是牛皮。同时期的《齐民要术》记载:"沙牛皮、水牛皮、猪皮为上,驴、马、驼、骡皮为次,破皮鞋、鞋底、格靴底、破鞍、革叉,但是生皮,无问年岁久远,不腐烂者,悉皆中煮。"显然,驴子大量繁殖一两百年后,人们还是多用牛皮制胶,驴皮并非首选项。

这种使用牛皮优于驴皮的状态,一直维持到唐代之后五代十国至宋代,此时战争不断,而牛全身又都是重要的战略物资,当时政府就出台法律严格管制牛皮、牛筋、牛角等各种"牛制品",制作阿胶的主要原料——牛皮很快出现短缺,虽还能拿到牛皮,但都是制作武器后遗弃的下脚料,质量很差,医生只好退而求其次,大量使用驴皮制作阿胶。自此驴皮胶逐渐奉为正宗。这种习惯一直持续到今天。现驴皮胶沿袭旧称,仍叫"阿胶",牛皮胶改名为"黄明胶",两者在市场上共存。

【条文辑要】

阿胶的最大应用剂量达到 3 两,涉及 2 个方剂,具体如下:

黄土汤(第十六):"下血,先便后血"。

黄连阿胶汤(303):"少阴病,得之二三日以上,心中烦,不得卧"。

方中加减:

白头翁加甘草阿胶汤(第二十一):"产后下利,虚极"。

《千金》内补当归建中汤(第二十一附):"若去血过多,崩伤内衄不止,加地黄六两、阿胶二两"。

【病机辨析】

仲景使用阿胶,有自己的一套使用规则。

我们先来看猪苓汤(223,319),患者苦于"渴欲饮水,小便不利""渴,心烦不得眠",大多数注释家讲解这个方剂一般都从"水热互结"来论述。猪苓、茯苓、泽泻、滑石确实都是非常好的利水药,还都是寒性的,如果这个患者体内没有水、湿、热蕴结的基础,能用这么大队的利水药吗?显然是不能的。所以说猪苓汤能解决"水热互结"是有道理的,患者的病是实证,不是虚证,这点是不能模糊的。但是大家有没有想过,仲景为什么用了这么多的行水药,

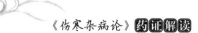

还要加一味质地黏腻、能润能敛的胶，难道仅仅是为了防止使用行水药过量？不太可能。如果是这个目的，减少行水药的剂量或者味数，岂不是更为妥当？所以说这个说法纯属想当然。

《神农本草经》中就已经提出阿胶治"心腹内崩，劳极"，说明当时的医家根据胶水的黏腻特性，已经观察到它进入人体内的作用并进行发挥，还获得了成功。阿胶的使用必须有失血的基础（先秦两汉文献中"血"与"阴"同义，也就是说，当时记录的"阴虚"指的是血液不足，这个概念与现代概念有点区别，请读者注意）。怎么理解？通俗点解释，这个患者出现了各种原因的失血（一般是慢性），阴分枯竭了，怎么办？虚则补之嘛，所以必须用点甘润的药来填充，大枣、生地黄合适不？滋润作用都不错，但是大枣没有止血的作用，生地黄是通血脉的更不合适。想来想去，只有阿胶最合适，利用它的黏腻之性先填补缺口，本体甘润还能填补脉血之不足。

所以说，为什么猪苓汤中用阿胶，其实很好理解。这个患者有阴血不足的基础问题存在，甚至有可能这个问题比水热互结出现的时间更早。猪苓汤证应当是一个本虚标实证，也就是现在常说极难治的"阴虚湿热证"，这是一个复合病机。阴亏与湿热互混的现象，两者从理论上讲是矛盾的，是不应该同时出现的，却是临床上常能见到的，需要留意。

如果你理解了猪苓汤中使用阿胶的意义，再看《伤寒论》中的黄连阿胶汤（303）、炙甘草汤（177），《金匮要略》中的黄土汤（第十六）、白头翁加甘草阿胶汤（第二十一）等，是不是有种恍然大悟的感觉？这些患者的病机只是更复杂、更诡异而已，全部是复合病机，但是使用阿胶的基础（阴血亏虚）都是一致的。

刚踏入临床工作的学子们，大家不必对自己已能熟练掌握众多疾病的诊治要点沾沾自喜，老师没有告诉你的是，教材作为教科书，必须讲究规范、典型，然而如此单纯、完美的分型在临床实际工作中往往很难遇到。人体是非常复杂的，这个机体如果在运行中出现问题，会出现很多你根本想不到的变化，而且这些变化大都并没有记载在教科书上。所以我们只有对病情变化进行观察，再观察，反复思考，从患者身上不断学习，才能成为一个有真正水平的中医。

【应用探究】

优质的阿胶表面平整光亮，色泽均匀，质地硬脆，稍用力即能掰断，断面为棕色半透明，有阿胶独特的豆油和皮质香气。入水中融化后，胶液中不得出现各种颗粒状或絮状异物。气味清香。

　　阿胶味腥质腻，不易粉碎，入药使用不太方便，所以历代对于阿胶的炮制研究比较多。最早在《本草经集注》中就记载了阿胶的"炙"法，此后《千金翼方》中还出现过熬法、炒法，《类编朱氏集验医方》中记载了"水浸蒸"法，这些不加辅料的炮制工艺复杂，非常不容易掌握，已经基本不用了。阿胶经炒制后能去除腥味，容易粉碎入药，应用价值很大。目前还在使用的加辅料炒法为蛤粉炒和蒲黄粉炒。蛤粉炒始于《全生指迷方》，"化痰蛤粉炒"，能增强滋阴降火、化痰的作用；蒲黄粉炒始于《本草述钩元》，"止血蒲黄炒"，能增强止血的作用。其他的加辅料炒法如牡蛎粉炒、草灰炒、土炒等现在已经基本失传了。

（张宇静）

44. 地黄

【基源探讨】

在现行版药典中,本品为玄参科植物地黄 *Rehmannia glutinosa* Libosch. 的新鲜或干燥块根。主产于河南。秋季采挖,除去芦头、须根及泥沙,鲜用,称为"鲜地黄";或烘至约八成干,至皮内部呈棕黑色,习称"生地黄"。

地黄

本品始载于《神农本草经》,被列为上品,原名干地黄。其实地黄历来南北均产,南方产的地黄如天目地黄之类,皮比较光润,北方产的地黄表皮粗糙、有疙瘩。直至《本草纲目》才提出"今人惟以怀庆地黄为上",也就是说,提出地黄以河南所产为"道地药材"的观点是在明代才形成的。

地黄的种植是通过块根和种子繁殖,目前农户已经很少自己留种。经产地考察,目前河南农户种植的大部分都是由种子公司提供的京九、北京三号、怀丰等新品种,老品种如新科产量高、个头大,但炕干后检测毛蕊花糖苷含量经常不够,所以目前新品种已经逐步占据市场主体。

仲景书中地黄的相关记录有两种:一种叫生地黄,其实指的是现在的"鲜地黄";另一种叫干地黄,也就是现在的"生地黄"。这和现代约定俗成的叫法有差异,希望读者注意。

【条文辑要】

生地黄(即新鲜的地黄)

百合地黄汤(第三):"百合病不经吐、下、发汗,病形如初"。

防己地黄汤(第五):"治病如狂状,妄行,独语不休,无寒热,其脉浮"。

炙甘草汤(第六):"治虚劳不足,汗出而闷,脉结悸"。

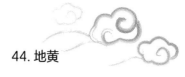

干地黄（即现在的生地黄）

胶艾汤（第二十）："妇人有漏下者……有妊娠下血者"。

黄土汤（第十六）："下血，先便后血"。

《千金》内补当归建中汤（第二十一）："若去血过多，崩伤内衄不止，加地黄六两、阿胶二两"。

丸剂，如大黄䗪虫丸、薯蓣丸、肾气丸中，都用到了干地黄，不使用鲜地黄。

【病机辨析】

在大部分医生的记忆库里，生地黄就是一个"清热凉血、养阴生津"的药物，能够治疗温热病、血证。拿这些掌握的知识点去解释仲景书中使用地黄的要点就会发现，好多条是很难解释得通的，例如黄土汤、肾气丸，等等。

出现这个现象的原因是古人对地黄的认识和现代《中药学》教材的总结是有差异的。如《神农本草经》提出干地黄"味甘，寒，无毒。治折跌绝筋，伤中。逐血痹，填骨髓，长肌肉，作汤，除寒热、积聚，除痹。生者，尤良。久服，轻身不老"。从这些文字中，我们至少可以得出三点信息：①地黄是一个寒性的治血药。②地黄除了能入汤剂还能有其他服用法，功效有差异。③新鲜的地黄治血的功效比干品要强。我们对比一下仲景书中用到地黄的 8 个方剂，其中 5 个是入汤剂的，百合地黄汤与防己地黄汤除寒热，炙甘草汤、胶艾汤、黄土汤除痹；3 个入丸散，大黄䗪虫丸逐血痹，薯蓣丸治伤中、长肌肉，肾气丸填骨髓。这些要点和《神农本草经》对地黄的总结是基本一致的，由此我们可以认为，仲景对地黄的认识同源于《神农本草经》。

仲景常用的滋润药并不多，也就地黄、麦冬、阿胶这么几个，每个药的个性都是不同的。如果你能拿到新鲜的地黄，可以对折一下看其断面，外黄芯白的断面上会迅速布满黏液。如果办不到也可以将干地黄用清水泡发后发现其也有一点黏性，不过不及新鲜品。所以说，地黄有润的功能。正是地黄的甘、润，才能够荣养干枯的筋、脉、血络，让这些身体组织再次充盈、运行起来，最终逐渐恢复人体的正常生理功能。炙甘草汤中重用地黄达到一斤，就是用来修复枯竭的血脉的。为什么这些患者会出现"心动悸""脉结代"？为什么会表现"汗出而闷""心中温温液液"？都是由于心血枯槁、脉道滞涩导致的。后代还把炙甘草汤取名"复脉汤"，就是这么来的。当然，这些治疗成功的前提，是这些患者必须有健全的脾升胃降功能，也就是说必须有"胃气"，不然根本不可能取得令人满意的疗效。

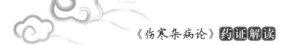

我们可以拿小溪来做比方。干枯的筋脉、血络，就像一条条枯竭的小溪，但这时的溪道并不是空无一物的，相反，淤泥、垃圾之类的杂物，随处可见。这种状况下，解决这些杂物的最快、最有效的方法就是迅速让小溪中的水流充盈起来。同理，如何治疗"折跌绝筋，伤中"在体内形成的干性积聚、瘀阻，最好的方法也是让血脉充盈起来，只要血脉盈满有力，冲刷掉这些瘀滞自然不在话下。理解了这一点，对于胶艾汤（肝不藏血）、黄土汤（脾不统血）为什么明明有"下血"还用干地黄，百合地黄汤、大黄䗪虫丸服用后会出现"下大便当如漆"的原因，就很容易领会了。这是地黄"除血痹"的真正精髓所在。

【应用探究】

目前市场上生地黄个子规格标准已经发生了变化，20 世纪 80 年代制订的《76 种药材商品规格标准》中一级要求为"个子每千克 16 支以内"，这在市场上几乎看不到。目前一级个子为每千克 40 支以内，二级个子一般在每千克 60 支左右，三级个子在每千克 100 支以内，四级个子为每千克 120 支。

生地黄以块根肥大、体重、断面乌黑者为佳。很多人想当然地认为鲜地黄的断面也是如此，其实不是。鲜地黄的断面皮部为淡黄白色，木部黄白色，内有放射状排列纹。我们看到的断面乌黑色其实是鲜地黄加工成生地黄时反复烘干的结果。请注意，有芦头、生心、焦枯、霉变者全部不符合药用要求。种植户追求产量和效益，普遍缺乏质量概念，生地黄片在现行版药典中要求断面"棕黑色或乌黑色"，市面上能达到这样的断面颜色的，一般要用陈放两年以上的货去加工才有可能实现。但目前"怀丰"新品种如果陈放两年以上加工，检测毛蕊花糖苷容易出现不合格；如果用新货个子直接加工生地黄，含量容易合格，断面颜色则为红棕色或白色，不符合药典要求，再加上地黄非常容易虫蛀和霉变，农户储存货中常见虫蛀现象，常导致货源不足，这是目前生地黄炮制加工中面临的巨大难题。结合当前产地实际，生地黄片的断面当以"棕黄色至黑色或乌黑色"为妥，而且 2015 版药典中含测指标"毛蕊花糖苷"缺乏特异性，不如现行版药典中地黄苷 D 等指标更直观、特异性强。

熟地黄的炮制"蒸法"，起初是不加辅料的，见于南齐《刘涓子鬼遗方》。唐宋时期形成了"九蒸九晒"的说法，同时期地黄的熬、炒、烧法，以及加辅料的醋炒、蜜拌、酒拌、姜汁炒、砂仁拌等炮制方法得到了蓬勃发展，至明代达到巅峰。保留至今的有蒸熟地（罐或笼）、酒蒸熟地、地黄炭（炒炭与焖锻炭）等，但是必须注意的是，这些炮制品与仲景使用的干地黄，完全不是一回事了。

（张宇静）

45. 当归

【基源探讨】

在现行版药典中,本品为伞形科植物当归 *Angelica sinensis*（Oliv.）Diels 的干燥根。主产于甘肃、四川。秋末采挖,除去须根及泥沙。晾至水分稍蒸发后,捆成小把,上棚,用烟火慢慢熏干。（此法实际已经淘汰）

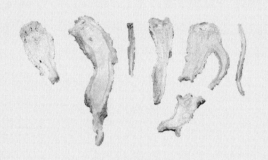

当归

本品历代所使用的药物基源及主产地未发生明显变化。梁代《名医别录》中即已提出当归"生陇西川谷,二月、八月采根阴干",历代均以秦（甘肃定西地区的岷县等）为主产地,质量最好。当归按部位入药,是元代医家李杲提出的,他认为"当归头止血上行,当归身补血中守,当归尾破血下流,全当归补血活血",这个观点为历代医家所接受,一直传承至今。滇西北大理、丽江、维西等地区所产当归药材质量也较好,称为"云归"。

【条文辑要】

最简方为**当归生姜羊肉汤**和**赤小豆当归散**。

当归生姜羊肉汤（第十）:"寒疝腹中痛,及胁痛里急者"。

赤小豆当归散（第十六）:"下血,先血后便"。

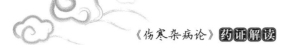

当归的最大应用剂量达到了三两,见于:

当归四逆汤(351):"手足厥寒,脉细欲绝者"。

当归四逆加吴茱萸生姜汤(352):"若其人内有久寒者"。

胶艾汤(第二十):"妊娠腹中痛"。

当归生姜羊肉汤(第十):"寒疝腹中痛,及胁痛里急者"。

【病机辨析】

我们要学习仲景对当归的认识与应用,必定绕不开厥阴病篇,在《伤寒论》中所有使用当归的出处,都在厥阴病篇。

厥阴病篇内容比较复杂,但杂而有章。我们应当认识到,厥阴病可以是外感热病发展过程中的最后阶段,有不少是由少阴病发展而来(母病及子),常常出现一些死证、坏证,但厥阴病照样可以出现转愈的机会;厥阴病也可以是足厥阴肝之本病,属于杂病范畴,例如一起病就表现为呕逆胸满,伴有四肢厥冷,也就是四逆散证,这种情况是临床非常常见的。同样我们也要认识到,仲景所著的厥阴病篇并不完整,尤其是对于体厥和厥脱,仲景没有给出多少具体的治疗方案,就杂病而言,也缺乏相应的发挥,这些都是客观存在的事实,而后世的医家,尤其是温病学派对这部分展开了丰富的研究,值得互相参考。

厥阴病全篇共 55 条,只有 4 条非常简略地论述到厥阴病,其余 51 条条文全部围绕"厥、热、呕、利"展开论述。我们可以说,"厥"是厥阴病的特点,但是反过来讲是不成立的,因为四肢厥冷并不为厥阴病所独有,少阴病之阴盛阳衰、阳明病之热盛阳郁都可以出现四肢厥冷。厥阴病的厥,从寒热来分,可以分为寒厥和热厥;从厥逆程度来分,可以分为三个层次。第一个层次为肢厥,"伤寒脉微而厥",主要以手足逆冷为表现。第二个层次为体厥,"至七八日肢冷",表现为全身肌肤冷。第三个层次就是"其人躁无暂安时"的厥脱,最严重时可以出现神志昏迷,也就是休克早期和休克期(此层次仲景涉及不多)。出现"厥证"的原因可以非常多,但它发生的机制只有一个,就是仲景提出来的"凡厥者,阴阳气不相顺接,便为厥",这个理念已经超出了《黄帝内经》对厥的认识了。阴者里也,阳者外也,厥阴病中厥的病机关键,就是在里面的阳气不能向外宣达。寒厥也好,热厥也罢,都是这个机制。只要这个被郁的阳气能够向外透出去(并不是阳气不足),这个厥逆就可能会好转,这个和少阴病中四逆汤证的厥冷是有本质区别的。

所以我们可以这么认为,这个辛甘、温的当归,这一个血分药,它的作用机制,就是能**开血分郁结之阳气**。乌梅丸治疗的是寒热错杂的厥阴病证;麻黄升麻汤的病机是邪陷阳郁,其是肺脾同病,其病之根本不在肝;当归四逆汤类方治疗的是厥阴病之寒厥,其实也不算真正的厥阴病本证,这些都是有"厥"的;还有如赤豆当归散,它就没有"厥",但它有"目赤如鸠眼""目四眦黑"。这些病证的根本都在于邪郁血脉,只是都还没有到血结的地步而已。所以乌梅丸、当归四逆汤、麻黄升麻汤、赤豆当归散等,都能借当归辛散之力,利用它走血脉的特性,把郁结于血分之邪解放出来,或横散,或出表,但不是上升,能升发的是芎劳。这也就是为什么有些中医在治疗咳嗽病收尾时习惯加一点当归尾,难道是因为当归还能治咳嗽?当然不是,答案就在于此。又例如甘草附子汤,"骨节疼烦,掣痛不能屈伸,近之则痛剧",患者都这么痛了,是不是该活血化瘀了呀?不通则痛嘛,活血的、祛风的、止痛的,记得哪个用哪个,统统用上,洋洋洒洒三四十味,反正总有能打中的,很多医生就是这么看病的。但这个病证的根本是邪在表,是"风湿相搏",其病在气分而不是在血分,能用当归吗?能活血祛风止痛吗?当然不能,越治越糟。

在《金匮要略》中,仲景还将当归用于另一用途,就是治疗妇科病,这相对容易理解。这些方如温经汤、胶艾汤、当归芍药散之类,都是为腹痛而设。腹痛当分虚实,或为气阻血滞,或为气虚血滞,当归在这里也是用来开血分中无形之积聚的。当然,仅仅当归一味是不够的,所以仲景或配以行气、行水药,或配以补虚药。在临床应用中,我们不必拘泥这些方为妇科方还是产后方,只要病机相符,不论男女老幼,均可使用。

还有一点医生需要留意,仲景使用当归,绝不用于痈肿脓成或癥瘕积聚。这时他或用大黄、王不留行,或用桔梗、冬瓜子,如果积聚更严重者,就用水蛭、地鳖虫。说明他观察到当归发散行血能力不错,但是在祛腐排脓、消癥化积方面,其能力是远远不够的。

【应用探究】

历来对当归的品质评定,都认为以主根粗长、支根少、油润、外黄棕内黄白、气味浓郁者为上品,但是由于国内对环保的要求限制煤炭、柴火的使用,当归的各产地已经很少使用传统的熏棚熏制当归了。这个熏制法除了干燥药材以外,还有给当归染色的作用,因此现在使用晾晒风干法加工出来的当归,外表皮颜色多为淡褐色,比传统熏制法加工出来的颜色要浅,就是这个原因。

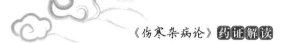

甘肃岷县等地传统上有专门用于出口的"箱归"，为当归按规格标准加工后，将其成品整齐地摆放于纸箱。其外观形态与同等级当归药材相比，更为规整、长度统一，身长不超过 13cm，去净毛须和尾须，该品主要销往港、澳、台地区和东南亚等国家。其质量与同级当归相比差别不大。

当归内含有丰富的挥发油，所以优质的当归应当是气味浓郁、油性足的。因此从事验收的同行，对于这类含挥发油的饮片，除了常规性状检查外，必须注意它的气味和走油情况，如果发现当归饮片柴性大，干枯无油或断面呈绿褐色者，断不可入药用，直接退货。

流通的商品中可见"归尾"品种，其多来源于当归采收、加工时掉下的支根以及加工归头时去除的支根等，其偏重于活血，不可替代全当归入药，目前市场上多用于提取物投料或生产切片。市场上还有一种"毛归"料，其本质是当归或归尾加工筛出的直径小于 0.3cm 的支根、须根、腿渣，若测定其阿魏酸和挥发油含量等指标，均能达到符合《中国药典》要求，但其外观明显不符合性状鉴别要求，不能作为药材，多作为药厂投料当归制剂使用。

当归的伪品比较多，最常见掺伪的是独活和欧当归。其个子相对好分辨，饮片分辨难度大。欧当归切片后质地比当归要硬，香气比当归弱（这些要点太主观，如果不是两者对比几乎分不清），最大的区别是入口的感觉。当归入口甘，逐渐辛辣，然后再向苦中带甜转变。欧当归入口即辛而麻舌，非常刺激，让人难忘。独活片的外观有点接近走油了的当归片，有一种独特的香气，入口也是苦中带麻，没有当归那种独特的甘味。这些本就是不同的药材，作用功效差异极大，绝不能混淆使用。

（张宇静）

46. 芎䓖

【基源探讨】

在现行版药典中,本品名为"川芎",为伞形科植物川芎 *Ligusticum chuanxiong* Hort. 的干燥根茎。主产于四川。夏季采挖,除去泥沙,干燥,撞去须根。

本品历代基源无变化,现主产地亦非常专一,就集中在四川都江堰市一带。本品始载于《神农本草经》,自《本草经集注》后诸家本草

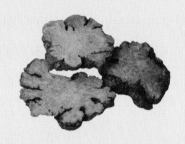

川芎

对芎䓖的形态、产地、栽培加工均展开过研究,尤以明代《本草纲目》的记录最为翔实。

【条文辑要】

《伤寒论》中无本品使用记录。

最简方为**白术散**(第二十):"妊娠养胎","心下毒痛,倍加芎䓖"。

川芎的最大应用剂量为三两,涉及的方剂为**胶艾汤**(第二十):"妊娠腹中痛"。

方中加减:

《千金》**内补当归建中汤**(第二十一):"若无当归,以芎䓖代之"。此方不是仲景方,请留意。

【病机辨析】

芎䓖辛,温,入足厥阴肝经,为血分之药。仲景使用芎䓖主要也是治疗腹

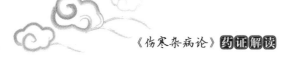

痛,其适应证和当归非常接近,11 个用到芎䓖的方剂中,有 8 个是当归和芎䓖合用。两者最大的区别是:当归的作用力以横向为主,尤其在腰腹部疾病的治疗中使用非常多;芎䓖则是一味能**提发陷于血分之阳气**的药,也就是说,芎䓖的升散之性非常强,主要作用力是向上的。

最让人费解的,应该是酸枣仁汤中使用芎䓖了,而且方中使用量还不小,用到了二两,和知母一样。从药物上来分析,知母主泻郁火,所以这个患者当有烦热,茯苓是利三焦水气的,此时体内应该有水液不利之象,这两个药的作用力都是向下的。酸枣仁是酸、甘的,所以它能补肝气、敛阴气(甘草增加酸甘之效)。芎䓖除了能升发肝气、行结滞而破血瘀以外,还能舒达郁结的肝气。从整体分析,这个患者的病机是相当复杂的,有肝阴不足与肝气郁结之矛盾(这时不能用柴胡),还有水湿和郁火之结合,有寒有热,有虚有实,所以用药攻补兼施,寒温并用。如果不是这种复杂病机的"不得眠",使用酸枣仁汤一般没什么效果。

【应用探究】

芎䓖也是一味含有丰富挥发油的药材,以个大饱满、质地坚硬、香气浓郁、油性足为佳。芎䓖的产地比较集中,主产于四川都江堰市石羊场,产量大,质量好。历史上很多地方都尝试过引种芎䓖,但是种植后植物性状会发生改变,成品品质很差,一直引种未成功。即使有,也属个例。和当归一样,验收时要注意不要收走油货或柴性大的。

目前市场上经常可以见到一种"奶芎"或叫"抚芎"的川芎商品出售,个头较川芎明显小,遍布疙瘩,油性差,质地干枯。其实这种品种是川芎在山上育种时取下"苓子"后剩下的根茎部分,原做香料使用,根本不能代替川芎入药,请大家注意鉴别。如果收到川芎片油性很差的,建议退货处理。

(张宇静)

47. 牡丹皮

【基源探讨】

在现行版药典中,本品为毛茛科植物牡丹
Paeonia suffruticosa **Andr.** 的干燥根皮。主产于安
徽、四川、湖北。秋季采挖根部,除去细根,剥取根
皮,抽去木心后加工方法有两种,或直接晒干,或
刮去粗皮后晒干。前者称为"连丹皮",后者称为
"刮丹皮"(多出口)。

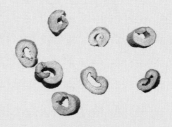

牡丹皮

牡丹皮最早见于《神农本草经》,名为"牡
丹"。本品历代用药基源一致。

【条文辑要】

温经汤(第二十二):"妇人年五十所,病下利,数十日不止,暮即发热,少
腹里急,腹满,手掌烦热,唇口干燥"。

大黄牡丹汤(第十八):"少腹肿痞,按之即痛如淋,小便自调"。

桂枝茯苓丸(第二十):"血不止者,其癥不去故也"。

八味肾气丸(第六):"虚劳腰痛,少腹拘急,小便不利者"。

(第五之附方):"治脚气上入,少腹不仁"。

(第十三):"男子消渴,小便反多"。

(第二十二):"转胞,不得溺也。但利小便则愈"。

(第十二):"夫短气,有微饮,当从小便去之"。

【病机辨析】

牡丹皮色丹属心,气浓郁而味薄,其辛寒之性,能通血脉,除血热,直通下
焦,是一味非常好的入血分药,与大黄、桃仁有类似之处。《神农本草经》中

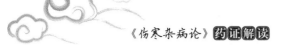

提出牡丹皮能"除癥坚，瘀血留舍肠胃"，观仲景收载的大黄牡丹汤、温经汤，皆为瘀滞于大肠，与《神农本草经》的观点一致。那牡丹皮是活血化瘀、专治痈疮的吗？这个认识就比较狭隘。如果确实如此，那在《金匮要略》第十八篇中的其他治疗方如薏苡附子败酱散、王不留行散、排脓散、排脓汤中，怎么不再使用牡丹皮呢？

到了桂枝茯苓丸证中，病机变为瘀阻于胞宫，尚可气化，此时牡丹皮与桂枝合用，一阴一阳，共同起到通血脉、散血结的作用。在整本《金匮要略》中，肾气丸（算上第五篇的附方）一共使用了5次，但全部是用来解决小便问题的，或"反多"，或"不利"，根本不是后人提出的本方为"补肾壮阳第一方"的意思。肾气丸中使用了丹皮，难道是为了化胃肠间的瘀血？这个解释明显不通。同时，令很多人感到困惑的是，既然是肾气丸不是肾"血"丸，为何方中还要用上牡丹皮这么一味血分药呢？查《素问·水热穴论》曰："肾者胃之关也。关闭不利，故聚水而从其类也。""小便不利者，为无血也"（125），说明此时病仍在气分，肾为水火之脏，若水行不畅，郁而生热，则小便不利，或小便反多，此时急需选用一味药，必须能泻肾中之热，且必须能直入下焦，而丹皮正好合拍，这就是仲景为什么在肾气丸中用牡丹皮的原因。

通过归纳以上各要点，其实还是有一些规律可循：①病变部位均在下焦；②体内须有热。出血或癥结的症状表现，并不是使用牡丹皮的关键指征，而且笔者认为，仲景对于牡丹皮的认识，与《神农本草经》部分观点如"除癥坚，瘀血留舍肠胃"是一致的，而对书中其他有关牡丹皮的论述如"治寒热，中风"并没有留下自己的心得体会，而且对本品新的用途进行了详细的发挥和论述，这一部分是《神农本草经》中未见记载的。

【应用探究】

牡丹皮以条粗壮，皮厚，粉性足，香气浓，结晶物多者为上品。目前牡丹皮一般都用生品，很少炒制加工，偶可见丹皮炒炭用。

现行版药典对牡丹皮的判定，选用丹皮酚作为观察指标，而这个指标具有易挥发、不太稳定的问题，因此药厂在切制牡丹皮时几乎不水洗，而是采用水喷淋法。此外，有很多学者提出牡丹皮入汤药不宜同煎应当后下，都是从这个角度考虑的。

牡丹皮有自身固有的香气，自带防蛀虫的功能，但储藏仍需注意干燥、密闭。

（张宇静）

48. 桔梗

【基源探讨】

在现行版药典中,本品为桔梗科植物桔梗 *Platycodon grandiflorum* (Jacq.) A.DC. 的干燥根。春、秋二季采挖,洗净,趁鲜刮去外皮或不去外皮,干燥。

本品始载于《神农本草经》,被列为中品。自古桔梗有甜、苦二种:苦桔梗是真正的桔梗;而甜桔梗即荠苨,为桔梗科 Campanulaceae 沙参属 *Adenophora* 植物荠苨 *Adenophora trachelioides* Maxim. 的根,味甘,性微寒,也有清热化痰、解毒之功。"味苦"是桔梗的重要鉴别特征之一,味甜者当为伪品桔梗。梁代《名医别录》中记载:"桔梗,味苦,有小毒。主利五脏肠胃,补血气,除寒热风痹,温中,消谷,治喉咽痛,下蛊毒。一名荠苨。"然而在很长一段时间里,苦桔梗与甜桔梗混杂使用。直至明代李时珍在《本草纲目》中再次将"荠苨"收于"甜桔梗"条下,和苦桔梗分列。清代张志聪在《本草崇原》中指出桔梗"其根外白中黄有心(金井玉栏),味辛而苦;若无心(无金井玉栏)甜者(甜桔梗),荠苨也"。从此本草学界明确将苦桔梗与甜桔梗分别记载和入药。

桔梗

【条文辑要】

最简方为**桔梗汤**（311，第七），仅桔梗、甘草二味，桔梗用一两："咳而胸满，振寒脉数，咽干不渴，时出浊唾腥臭，久久吐脓如米粥者，此为肺痈"。

桔梗的最大应用剂量为三两，涉及的方剂是**排脓汤**（第十八）。本方有药物，无具体条文记录。从组方来看，本方为桔梗汤加姜、枣，故可参考桔梗汤。

方中加减：

通脉四逆汤（317）："咽痛者，去芍药，加桔梗一两"。

【病机辨析】

足少阴肾者，从肾上贯肝膈，入肺中，循喉咙，挟舌本，因此我们治疗咽喉病常会从肾络考虑。治疗咽喉病最常用的是桔梗，但其不入肾而入肺。邪热循肾经而上，正邪搏结于喉，二三日，邪热还没有达到亢盛的地步，所以仲景直接用生甘草一味来泻邪火，大多能解决问题。还有一部分不能缓解的，就要考虑除了邪热内盛之外，还有肺窍不利、气郁难宣的病机存在（说明主要矛盾发生了改变）。怎么办？仲景提供另一条治疗思路，除继续使用二两甘草之外，再加上桔梗一两来开宣肺窍，窍开则气泄，气泄则郁热自随气外透，热去则咽痛自除。桔梗不是直接入肾经去泻热，也不是直接入咽喉去解决红肿问题，而是在整个治疗方案中起到一个因势利导的作用，给内邪一条出路。桔梗色白入肺，味苦辛，自身就有辛开苦降功能，所以桔梗是一个能上能下的药，以上、以开为主。

但我们对桔梗汤的认识，仅仅掌握到以上层面是不够的。到了《金匮要略·肺痿肺痈咳嗽上气病脉证治》中，仲景还用桔梗汤治疗肺痈，请注意方后小字，"亦治血痹"，似乎这个方剂摇身一变，变成了排脓、治血的方剂了。似乎很矛盾，因为肺痈和血痹是完全两个不同的病种。但我们从另一个角度来分析，痈病为什么会形成脓呢？因为有"邪之所凑"。脓是邪聚、血凝、肉腐而成的产物。可以这么说，仲景治痈的思路就是从气血论治，治脓就是治气血，必须辨虚实。所以在排脓散和排脓汤（第十八）的配伍上，排脓散为枳实芍药散加桔梗、鸡子黄，说明气滞血瘀较重，实证为主；排脓汤即桔梗汤加姜、枣，有正气虚弱的表现，邪尚在气分，虚实夹杂。所谓的排脓，确实是桔梗的功效，桔梗能行气活血（通过调气来治血），使气滞血瘀得通畅，引脓毒从上而出,脓尽毒去,新肉方能再生。所以桔梗汤后记"分温再服,则吐脓血也",这是治疗有效的标志。理解了这些,再回头去看《神农本草经》中提出桔梗能治疗"胸胁痛如刀刺",就很好理解了。仲景对桔梗的认识与《神农本草经》非常接近。

桔梗能止利,并不是喻昌第一个提出来的,早在《神农本草经》中就有了相关记载。仲景在通脉四逆汤(317)中指出"利止,去桔梗",说明他也观察到桔梗有止利的作用,此效能亦是通过提宣肺气而实大肠的。后世《太平惠民和剂局方》卷三之名方"参苓白术散"也用了桔梗,来行气益肺、中和脾胃(并不是简单的载药上行),用以治疗脾胃气虚而夹湿之证。

【应用探究】

桔梗按产地可分为南桔梗和北桔梗,南桔梗品质优于北桔梗,以安徽产最好,但北桔梗产量大,两者均以条粗长、质地坚实、色白者为佳。桔梗一般生长周期为 2～3 年,目前桔梗野生、家种者都有。

现行版药典要求桔梗药材直径为"0.7～2cm",比传统《76 种药材商品规格标准》中桔梗南货三等品的要求"至少 0.5cm"还多 2mm。现已不强求桔梗必须趁鲜去皮,故在性状上去皮桔梗表面为白色或淡黄白色,带皮桔梗表面为黄棕色至灰棕色,这点诸位验收人员需要注意。另外,桔梗片入口微甜后苦,如果没有后苦则为甜桔梗,不当入药使用。

（张宇静）

49. 吴茱萸

【基源探讨】

在现行版药典中,本品为芸香科植物吴茱萸 *Evodia rutaecarpa*（Juss.）Benth.、石虎 *Evodia rutaecarpa*（Juss.）Benth. var. *officinalis*（Dode）Huang 或疏毛吴茱萸 *Evodia rutaecarpa*（Juss.）Benth. var. *bodinieri*（Dode）Huang 的干燥近成熟果实。主产于贵州、浙江、广西。8～11 月果实近成熟时采收,除去杂质,低温干燥。

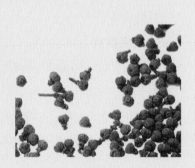

吴茱萸

【条文辑要】

全书共有 3 个方剂中使用吴茱萸。

吴茱萸汤（243）:"食谷欲呕"。

（309）:"吐利,手足逆冷,烦躁欲死者"。

（378）:"干呕,吐涎沫,头痛者"。

（第十七）:"呕而胸满者"。

当归四逆加吴茱萸生姜汤（352）:"其人内有久寒者"。

温经汤（第二十二）:"妇人少腹寒"。

【病机辨析】

吴茱萸的味非常特殊,辛、苦。大家都知道,辛的作用是发散,是向上的;苦则坚,作用力是沉降,是向下的。这两者是一对矛盾体。奇妙的是,这对矛盾在吴茱萸的身上竟然得到了完美结合。不过其辛、苦并不对等,实际上苦大于辛,所以说本品的下降之力大于上升之功,所以极能散郁结,下滞气。再

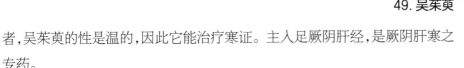

者,吴茱萸的性是温的,因此它能治疗寒证。主入足厥阴肝经,是厥阴肝寒之专药。

我们一起看一下仲景书中对吴茱萸的应用。根据条文辑要中这三个方剂,就症状而言,吴茱萸治疗的首先是痛证,这个痛证包括头痛、腹痛,其次就是干呕、四肢厥冷;就病位而言,责之于肝胃。作为应付《伤寒论》课程的考试要求,掌握这些完全够用,但就临床而言,背卜了这些是远远不够的。以下两个方面值得我们重视:

一、吴茱萸是气分药,不是血分药。

肝主藏血。故厥阴之本病,常常表现为血病及类似证。吴茱萸是辛、苦而温,不是甘温,它的作用机制是散血中之气寒,不是温血中之血寒,换句话说,吴茱萸是气分药,不是血分药。万不可把它当成温补阳气药使用,肉桂才是温补肝气的正品,这一点很多人都搞错了。

吴茱萸能治痛,但并不是能治各种性质的疼痛,疼痛的病性必须细分表里寒热虚实。吴茱萸是辛温的,所以它解决的仅仅是寒性、实性的疼痛。必须有实寒之邪,所以往往有下腹阴冷等腹证出现。治血瘀少腹之温经汤中之所以重用吴茱萸,并不是由于吴茱萸能活血散瘀,而是用它这个厥阴肝寒之专药来祛冲任之积冷结气;当归四逆汤为血虚寒厥,方中并不需要用吴茱萸,只有"久寒者",才加点吴茱萸,可见少腹积冷结气并不是一两天就会形成,也不是一下子就会消除,所以宜缓缓图之。从另一个角度来看,优质吴茱萸的药性比较猛烈,仲景使用吴茱萸还是非常慎重的。吴茱萸治疗的头痛,是肝气上冲于脑而致的疼痛。为何其能治腹痛?肝病者脾必病,吴茱萸能散肝寒,脾中之寒自然也能缓解,这就是吴茱萸汤治腹满、腹痛的机制。吴茱萸的苦温燥湿之功,还能治疗寒湿泄泻,后世据此创立了一张"四神丸",疗效非常显著。

二、吴茱萸能治呕吐,但它不是治胃之药。

呕吐多从阳明论治,但并不是所有呕的病根都在胃。小柴胡汤证中有呕,是少阳胆热犯胃引起的;吴茱萸汤证中的干呕,则是厥阴肝寒上攻于胃导致的。所以呕吐也应当分清寒热。吴茱萸汤的呕非常有特点,它是干呕,伴吐涎沫,有些人还有点头痛,这个表现和西医学描述的偏头痛、耳源性眩晕之呕吐有些接近。它的形成机制也是肝气上冲到胃,而这时胃由于阳气虚损不能够很好地消化水饮,有停水潴留,这个停水被肝气一激动,水夹气就上逆,吴茱萸汤证就这样出现了。这时拼命吃大枣、干姜能解决问题吗?用半夏行吗？这样解决不了根本的问题，这里必须使用吴茱萸。

仲景怕大家误用吴茱萸汤，特意在243条讲了一个鉴别诊断，"得汤反剧者，属上焦也"。很多医生学习了吴茱萸汤，或观摩到了它的神奇效果，以后一看到胃寒呕吐，就用吴茱萸汤。有些患者还真是用一剂而愈，而有些患者一喝，呕吐还更重了，这是为什么？因为他不知道吴茱萸汤解决的主要矛盾是散肝寒，然后才是散胃水、护胃气。如果这个患者只有胃寒，没有肝寒，那吃了吴茱萸汤会舒服才怪呢！这时应该用什么方呢？《金匮要略·呕吐哕下利病脉证治》中能治"干呕吐逆，吐涎沫"的半夏干姜散就非常契合这时的病机了，所以我们学习古人的经验一定要掌握其制方用药思路，弄清他的设计意图，只有这样才能真正地实现古为今用。

【应用探究】

吴茱萸的气非常重要。历代药行都以饱满、色绿、香气浓烈者为佳品。市场上本品有大花、中花、小花三个规格。中花吴茱萸的市场销量最好，很大一部分出口东南亚一带；其次是小花吴茱萸；大花吴茱萸货源混乱，有些药商将已经完全成熟了的吴茱萸果实当大花吴茱萸出售，性状与药典及传统验收习惯不同（药典要求必须用近成熟果实入药），价格低廉，气味很淡，不堪药用，所以不怎么被市场接受。据统计，我国目前共有9省21个地区开展规模化种植吴茱萸。理论上大花、中花吴茱萸的原植物均为吴茱萸，主产于湖北、贵州、广西、四川一带；小花吴茱萸的原植物为石虎或疏毛吴茱萸，主产于浙江一带。随着中药材种植的盲目推广，产区随意扩大，本品实际种植过程通常是扦插育苗后第二年移栽，苗种各地来源都有，导致新种植地区几个品种吴茱萸混种的现象非常严重，现在已经很难根据产地来区分吴茱萸的品种了。

很多古代文献中要求吴茱萸使用时须"汤洗"，这是因为优质的吴茱萸气极香，性燥烈，水洗能去除一部分燥性，所以用沸汤洗几遍后入药，可惜现在很多流通中的吴茱萸本就没多少香气，根本没有"汤洗"的必要。

吴茱萸流传下来的炮制方法很多，最常见的有吴茱萸酒炒以散寒，黄连水或姜汁炒以止呕，盐水炒以治疝，醋炒以治血，可惜大部分已经很难看到。古代文献中无甘草汁制吴茱萸的记载，而历版药典中均收载了甘草汁制吴茱萸，这一炮制方法出自何处，是否合理，仍有待探讨。

（张宇静）

第二部分

《伤寒杂病论》中张仲景较少使用的药物

　　本部分内容对仲景书中较少使用的药物展开了探讨,按其来源,以植物类、动物类、矿物类、其他等分而述之,内容、角度不拘一格,展示了本工作室各成员对仲景本草学的思考成果。

·植物类·

50. 天雄

【出处】

"天雄散"方（第六）

【探讨】

现行版药典未收载本品。

本品首见于《神农本草经》，曰其"味辛，温，大毒。治大风，寒湿痹，历节痛，拘挛缓急，破积聚邪气，金疮，强筋骨，轻身，健行"。至梁代陶弘景在《本草经集注》中注解本品时记载"今采用八月中旬，天雄似附子，细而长者便是。长者乃至三四寸许。此与乌头附子三种"，首次提出天雄与乌头、附子同出一种植物，然而对于本品的功效与炮制未做进一步探讨。

唐代《日华子本草》对本品的应用和功效有进一步的研究，其曰天雄"治一切风，一切气。助阳道，暖水脏，补腰膝，益精，明目，通九窍，利皮肤，调血脉。四肢不遂，破痃癖癥结，排脓止痛，续骨，消瘀血，补冷气虚损，霍乱转筋，背脊偻伛，消风痰，下胸膈水，发汗，止阴汗。炮含治喉痹。凡丸散，炮去皮脐用，饮药即和皮生使，甚佳，可以便验"。此段内容，对我们研究和使用天雄价值颇大。

宋代《证类本草》对本品的来源有了更具体的描述，并附图。其云："天雄者，始种乌头，而不生诸附子、侧子之类。经年独生长大者是也。蜀人种之忌生此，以为不利。"

由上述文献可见，从先秦时期至宋代，医家对天雄基源的认识基本是一致的，而对于这味药的临床应用，是逐步发展、扩大的。笔者曾至现今附子主产地四川绵阳地区考察，当地老药工亦认为天雄当是多年生长的、独生长大的乌头个子（不产子，即无附子），而且应该来源于高山上的野生货，不会在江油地区冬种夏收一年产的种植品中发现。此观点与以上文献记载几乎一致。本品极少见，属可遇不可求者。

（张宇静）

51. 胶饴

【出处】

"小建中汤"方（100，第六）

"大建中汤"方（第十）

【探讨】

《素问·脏气法时论》曰"肝苦急，急食甘以缓之"。饴，《名医别录》谓其"主补虚乏"。仲景使用饴糖，主要用于腹痛者，此类腹痛或为急痛，或为产后腹痛，或为腹中刺痛，或为少腹挛急，变化多端，其性必属虚或虚实夹杂，芳甘之胶饴在此能缓肝之急迫。蜀椒、干姜、人参若无胶饴，就不是大建中汤；小建中汤若无胶饴，就是桂枝加芍药汤，所以"建中"之意，即胶饴之意。

《说文解字》记载："胶，昵（黏性物质）也；饴，米芽煎（米芽煎熬而成的糖浆）也。"也就是说，古籍中的"胶饴"，指的是一种由米催发芽头后煎汤浓缩而成的一种黏性物质，与目前市面上流通的麦芽糖浆非常接近。现版的麦芽糖浆，顾名思义，是由麦（大麦或小麦均可以）催芽后拌入蒸熟的糯米中发酵、压榨、浓缩而成，但是古代的胶饴的原料也是麦和糯米吗？不一定。虽然到了汉代，麦粒饭已经是当时百姓的主食，水稻已经广泛种植也有一定的流通，从洛阳考古发现的陶仓中，就有"稻""白米"的文字记载，但当时的粮食作物五谷或九谷中黍、稷、粱、秫、麦、稻之类的种子，只要具有黏性，都会被用作加工胶饴的原材料，并不局限。隋唐之后，麦类作物在粮食作物中的地位得到了明显的提升，不过超过黍稻成为主要粮食作物，则是明清时代的事了。所以说，古代胶饴的原料是非常丰富多样的。

（张宇静）

52. 乌扇(射干)

【出处】
"鳖甲煎丸" 方 (第四)
"射干麻黄汤" 方 (第七)

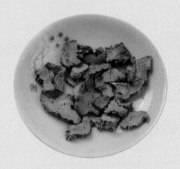

射干

【探讨】

在《神农本草经》中,"射干"条下记载:"一名乌扇,一名乌蒲。味苦,平,有毒。治咳逆上气,喉痹,咽痛,不得消息,散结气,腹中邪逆,食饮大热。"因此,可以认为,乌扇当为射干的别名,自古以来两者通用。现行版药典保留"射干"之品名,以鸢尾科植物射干 *Belamcanda chinensis* (L.) DC. 的干燥根茎入药,主产于湖北、河南、安徽、江苏。春初刚发芽或秋末茎叶枯萎时采挖,燎去须根,除去泥沙,干燥而成。在《金匮要略》中本品共使用 2 次。

射干麻黄汤证的典型表现,即在咳嗽的过程中伴有"上气",还有"喉中水鸡声",说明这个患者此时体内正处于水与气相互胶结的状态,而且此时表证已经不太明显(不然这时应该用小青龙汤之类),所以仲景在此时使用射干十三枚,配伍麻黄、紫菀、款冬花之类,来降肺气、开郁结、下痰水。可惜不少人在临床中,逐渐把射干当成了一味"利咽喉"的神药,认为射干能"清热解毒，消痰，利咽"，只要是咽痛就用，不管寒热虚实。如果真是这样，那仲景在"桔梗汤"中为什么不用"射干"？在仲景治疗咳嗽的其他方剂里，为什么再也没有看到射干的影子呢？射干以及射干麻黄汤的滥用，就是这种从根本上严重偏离仲景用药思想的错误造成的，临床用方疗效不佳，自然不足为奇。

仲景在治疗疟母的"鳖甲煎丸"中，也使用到了射干，这时还是为了下水？肯定不是了。疟母者，久疟形成的癥结也。何谓癥结？不过气结、血结之类而已。因此，这时需要的是"散结气"，这点和《神农本草经》中关于射干的论述也是一致的。而关于《神农本草经》中"腹中邪逆，食饮大热"的阐述，未见仲景有相应的记录，在此不做进一步探讨。

（张宇静）

53. 蜀漆

【出处】

"桂枝去芍药加蜀漆牡蛎龙骨救逆汤"方（112，第十六）

"蜀漆散"方（第四）

"牡蛎泽泻散"方（395）

【探讨】

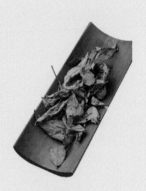

常山地上部分

《战国策·秦策》记载"蜀，西僻之国也"，说明在秦汉时期，已有名为"蜀"之侯国。据考古学家研究发现，其大概在现在四川成都一带。汉后三国时期，"蜀"指蜀国，国号为"汉"。直至宋代分设四路，合称四川，设四川制置使，为四川名称的起始，至今未变。《伤寒杂病论》完成于东汉末年，因此，书中出现的"蜀"字，可从蜀国解；但"川"字，不可能指四川，当从"山川"解，或解释文中此字为后人所篡改。

蜀漆，在现行版药典中未见收载。

查《本草经集注》中记载"蜀漆，恒山苗也"，在《证类本草》《本草纲目》中本条之"恒"作"常"字。《本草图经》中亦从此说，认为蜀漆"是其（常山）茎也"。而常山为现行版药典所收载，以虎耳草科植物常山的根入药，为涌吐痰涎、截疟之专药。故蜀漆的使用指征，可以参考常山的内容。

蜀漆散为治疟之方。牡蛎泽泻散中用蜀漆，取其能散积聚、水气，读者一般不难理解。桂枝去芍药加蜀漆牡蛎龙骨救逆汤证则为"误火"而致，患者多有"惊狂""卧起不安"，为何还要用蜀漆？热盛则肉腐，肉腐则为脓，请对照《灵枢·痈疽》来理解，此人惊、狂、难卧，起源于停滞于内之瘀腐脓液。脓即已成，体表者当切开引流，腐脓聚于内脏者当吐或下之，因此这里用蜀漆来涌吐腐脓，是非常合理的，只是"吐"这个治疗方法现在已经几乎不再被人提起而已。

（张宇静）

54. 新绛

【出处】

"旋覆花汤"方（第二十二）

【探讨】

旋覆花汤中的这味新绛，自《伤寒杂病论》成书以来，就一直是一个谜一般的存在。从内容来看，有两点值得我们重视：

1. 旋覆花汤出现了两次，分别治疗"肝着"和妇人杂病，旋覆花用了三两，方后注还要求"顿服"，请注意，仲景方一次性服用的记载并不多见，说明这时的病情还是比较严重的，需要顿服这个汤药来迅速起效。

2. 新绛的使用量为"少许"。仲景用药计量比较严谨，或用容量单位如升，或用重量单位如两，有些直接用个、枚来计算，但极少用"少许"这类模糊的描述方法，说明新绛应该是一种非常贵重、难以获得的药物，而且药效非常强，只需用一点点就能迅速起效，所以他不采用常规的计量方法来表述。

历代医家对本品的基源主要有以下四种观点：

1. 新绛是红花。但红花"少许"的药力，似乎很弱。

2. 新绛是茜草根染的绛色绯帛。帛一般用尺或者寸来计算，"少许"算多少？所以用帛来解释是不妥的。从"绛"字来看，此药应该是一种能给帛染色的染料，而不是帛本身。同理，新绛不会是茜草根，因为茜草根有单独列出，新绛也不是茜草的别名。

3. 温岭老染匠吴慎因所著《染经》中提出"缨帽须名新绛，入药"。

4. 新绛为制香原料"降真香"的别名。提出这个观点的是明代之卢之颐，他在《本草乘雅半偈》中提出："降真，原名新绛，出黔南、南海山中，及大秦国。似苏方木，烧之不甚香，得诸香和之，则特美。"

以上内容，孰是孰非，须读者自行择善而从。

（张宇静）

171

55. 红蓝花

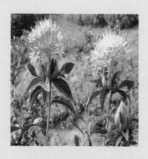

草红花

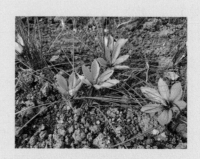

西红花

【出处】

"红蓝花酒" 方（第二十二）

【探讨】

本品在《神农本草经》中未见记载。从条文内容来看，红蓝花和酒同煎，是用来治疗"六十二种风"和"腹中血气刺痛"的，由此推测，这一味红蓝花，应该具有祛风、活血止痛的作用。

晋代张华之《博物志》记载："张骞得红蓝花种于西域，则此即一种，或方域地气稍有异耳。"这应该是目前能查到的有关"红蓝花"的最早文献记载，该书写作时采用了很多晋以前典籍中的材料，所以具有一定的参考价值。《齐民要术》卷五"种红蓝花栀子"篇是最早系统介绍红蓝花种植和使用的记录。可惜的是，在这些文献中都没有留下"红蓝花"的植物形态描述，所以东汉时期张骞得到并种于西域的"红蓝花"究竟为何品种，就缺乏有力的证据来解释了。

与"红蓝花"之性、形、名最接近的红花品种有二：一种为菊科植物红花 *Carthamus tinctorius* L. 的干燥花，现主产于新疆、河南、四川等地，俗称"草红花"；另一种为鸢尾科植物番红花 *Crocus sativus* L. 的干燥柱头，原产于西班牙、希腊、法国，其形态、功效与红花相似，因以前由西藏进口运销国内各地，俗称"西红花""藏红花"，目前两者大陆均有栽培，品质优良。

　　但在古代文献中，多数注家认为"红蓝花"即草红花，认为因"花红色，叶颇似蓝"而得名。如在最早有其植物形态描述的《本草图经》中的"红蓝花"条下，其描述和附图，与菊科植物红花 *Carthamus tinctorius* L. 非常接近。而最早记载"番红花"的，则是元代忽思慧的《饮膳正要》，其曰"主心忧郁积，气闷不散，久食令人心喜"。明代《本草纲目》记载"番红花，出西番回回地面及天方国，即彼地红蓝花也。元时以入食馔用"，并补充了其"活血，又治惊悸"的作用。

　　现附二种红花之原生态植物图，孰是孰非，留待读者思考与甄别了。

（张宇静）

56. 贝母

【出处】

"当归贝母苦参丸"方(第二十)

"白散"方(141)

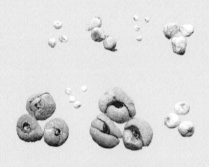

几种常见的贝母

上排左起:新疆贝母,炉贝,松贝,伊犁贝母;下排左起:湖北贝母,平贝母(小),浙贝母,太白贝母

【探讨】

在现行版药典中无"贝母"这一条目,而是按照贝母的不同基源,分设土贝母、川贝母、平贝母、伊贝母、浙贝母、湖北贝母等 6 个品种。

"土贝母"为葫芦科植物土贝母 *Bolbostemma paniculatum* (Maxim.) Franquet 的干燥块茎,主产于河南、陕西、山西。"川贝母"为百合科植物川贝母 *Fritillaria cirrhosa* D.Don、暗紫贝母 *Fritillaria unibracteata* Hsiao et K.C.Hsia、甘肃贝母 *Fritillaria przewalskii* Maxim. 或梭砂贝母 *Fritillaria delavayi* Franch. 的干燥鳞茎,前三者按性状不同分别习称"松贝"和"青贝",后者习称"炉贝",主产于四川、甘肃、青海。"平贝母"为百合科植物平贝母 *Fritillaria ussuriensis* Maxim. 的干燥鳞茎。"伊贝母"为百合科植物新疆贝母 *Fritillaria walujwii* Regel 或伊犁贝母 *Fritillaria pallidiflora* Schrenk 的干燥鳞茎,主产于新疆地区。"浙贝母"为百合科植物浙贝母 *Fritillaria*

thunbergii Miq. 的干燥鳞茎,主产于浙江。
"湖北贝母"为百合科植物浙贝母 *Fritillaria hupehensis* Hsiao et K.C.Hsia 的干燥鳞茎。实际情况是,我国的贝母属植物远远不止这些,据统计共有 61 种,50 个变种,5 个变型,各种基源的贝母互相混用的现象非常严重。

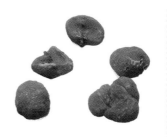

土贝母

贝母在《神农本草经》中被列为中品,谓其"味辛,平,无毒。治伤寒烦热,淋沥邪气,疝瘕,喉痹,乳难,金创,风痉",从其治疗作用来看,《神农本草经》所载贝母的功能更类似于今葫芦科土贝母"清热解毒,散结消肿"的作用。

《名医别录》记载:"贝母,主治腹中结实,心下满……咳嗽上气……十月采根,曝干。"这是贝母能治疗咳嗽最早记录。但其中"十月采根,曝干"一句,否定了贝母为百合科浙贝母或川贝母的可能了。因为川贝母主产于我国西南、西北地区,9 月中旬植物即枯萎进入休眠期,一般采收都抢在花期前后(6～7 月)进行,野生、家种一致;而浙贝母主产于我国东南地区,采收时间一般为 5 月上旬。只有土贝母采收时间为秋末,采挖块茎,符合"十月采根,曝干"的记载。

而在宋代《本草图经》中,记载贝母"生晋地,今河中、江陵府……滁州皆有之。根有瓣子,黄白色,如聚贝子,故名贝母。二月生苗,茎细,青色;叶亦青,似荞麦叶,随苗出;七月开花,碧绿色……八月采根,晒干"。从这些文字分析,所述明显是百合科贝母属植物的特征。再根据产地描述及书中附图,此时的贝母,至少应该包括浙贝母、湖北贝母、土贝母这几个品种。

直到清代《本经逢原》一书中,始对几个贝母品种展开了论述,出现了"西者味薄次之"的记载,所指当为伊贝母(新疆贝母或伊犁贝母)的可能性较大,而且在这本书中首次提到了浙贝的产地象山,并对川贝母、浙贝母、土贝母的功效进行了比较,这个学术观点一直延续至今,未发生改变。

从以上内容不难看出,唐代以前的文献中记录的贝母应该不是目前临床常用的浙贝母,更不会是川贝母,因为川贝母直至明代后期才被收录于本草著作中,最有可能的是土贝母。这就是为什么仲景书中的贝母从未用于治疗咳嗽上气而仅仅在治疗"小便难"和"结胸"时使用了这么两次的原因。通过对上文的学习,我们就不难理解了。

(张宇静)

57. 竹叶

【出处】

"竹叶石膏汤"方（397）

"竹叶汤"方（第二十一）

【探讨】

本品最早见于《神农本草经》，谓其"味苦，平，无毒。治咳逆上气，溢筋急，恶疡，杀小虫"。在早期的本草文献中未见本品基源的相关描述。梁代陶弘景提出"竹类甚多，入药用䉪竹，次用淡、苦竹"，至此才确立了本品的基源，以䉪竹为正品入药，此后诸本草皆从此说。目前江南淡竹、苦竹并不少见，而"䉪竹"究竟为何物，其形态特征如何，就不得而知了。查《钦定四库全书·竹谱》记载："䉪竹处处有之，大似淡竹，坚而促节，体圆而质劲，节下粉白如霜，大者最宜为船篙。"《本草图经》中虽有载有其图片，但缺少完整的形态描述，此疑问有待日后进一步探索。

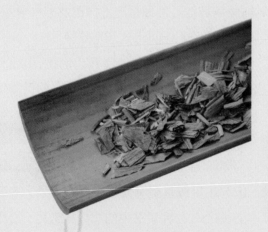

现习用之淡竹叶

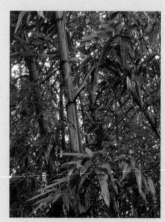

竹叶

淡竹、苦竹的嫩叶作为竹叶入药，一直保留至今。尤其是苦竹叶的使用，在清代温病学派中得到了很大的发展，如在著名的"清宫汤"中使用的竹叶卷心，就是苦竹叶。

在现行版药典中已无"竹叶"收录，很多医者使用本方时习惯用淡竹叶替代竹叶，但此淡竹叶并不是淡竹的叶，而是禾本科植物淡竹叶 *Lophatherum gracile* Brongn. 的地上部分，其特征为叶脉平行具有横行小脉。虽然淡竹叶名字中有"叶"，其实是全草，有除烦热、利小便的功效，与竹叶接近，但不尽相同，诸位不可不知。

（张宇静）

58. 竹茹

【出处】

"橘皮竹茹汤"方（第十七）

"竹皮大丸"方（第二十一）

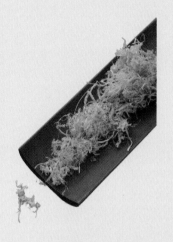

竹茹

【探讨】

本品在《神农本草经》中无记载，现行版药典收录本品为禾本科植物青秆竹 *Bambusa tuldoides* Munro、大头典竹 *Sinocalamus* beecheyanus（Munro）McClure var. *pubescens* P. F. Li 或 淡 竹 *Phyllosachys nigra*（Lodd.）Munro var. *henonis*（Mitf.）Stapf ex Rendle 茎秆的干燥中间层，主产于浙江、安徽、江苏。全年均可采收，除去外层青皮，将稍带绿色的中间层刮刨成薄片，干燥；或捆扎成束，干燥。前者习称"散竹茹"，后者习称"齐竹茹"。竹叶、竹茹本就出自一种植物，古代本草文献认为"竹类甚多，入药用董竹，次用淡、苦竹"（参"竹叶"篇），因此仲景当时使用的竹茹来源亦应该为董竹或淡、苦竹，这点与现行的药典用药基源是不一样的，读者需要留意。目前竹茹之刮取质量很

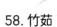

差,丁太多,甚至有厚片,实是刮出麻缕状才能称"茹",才能煎出药效。

竹茹甘、微寒,为竹生长、输送营养水津的通道,有上通下达之功。在《金匮要略》中仲景使用过本品两次,为治疗"妇人乳中虚,烦乱呕逆"或"哕逆"而设。何为"呕逆"?《素问·骨空论》曰:"冲脉为病,逆气里急。"故呕逆病,实际上即冲脉病。冲脉为气血汇聚之所,上隶属阳明,下连于足少阴,故治阳明即可治冲,竹茹实为治疗热冲上逆之药。

竹茹的清热之力尚可,但是其降呕之力并不强。怎么办?清代医家在《笔花医镜》中提出了"姜汁炒"的炮制法,一辛一甘,一温一凉,完全相反的两个药竟能融合在一起,姜能协同竹茹共同入胃,还能制约竹茹辛凉之气,足可见中药炮制之精妙。此外,古代文献中,还有用于痰热内扰之朱砂拌竹茹,用于肝胃同病热性呕吐之醋浸竹茹,可惜除姜竹茹外其他炮制法均未再能继续延续,临床医生亦少用或不用,为一大憾事。

（张宇静）

59. 曲

【出处】

"薯蓣丸"方（第六）

【探讨】

水为酒之骨，曲为酒之魂。中国的酒文化，可以上溯到殷商时期。根据目前殷墟出土的酿酒遗址及商代的青铜器之"滔器"，充分说明当时的中国人就已经掌握了制曲的方法，已经能够非常成熟地大规模酿酒了。

当然，殷商时期所用的曲，还不是饼曲，当时应该使用的是散曲，而且基质以谷为主。《尚书·说命》记载"若作酒醴，尔维曲糵"，这个"糵"，指的就是这个发芽的谷。饼曲制备技术的形成，差不多在两汉时期。到了两汉时期，酿酒师扩大了曲的基质范围，把当时中原地带的大麦、小麦也收纳进来当基质使用，这样酒曲的种类就比较多了；加上不同的原料，不同的水，不同的蒸酿工艺，不同的储存方法，就能酿出完全不同口感的美酒来，从此中国的制酒技术和酒类品种蓬勃发展。可以这么说，元代以前的文献中提及的"曲"，均系造酒之曲。

除酒曲外，还有专门的药曲。其中诸医家最熟悉的，就是能健脾消食、下气调中的六神曲了。它首载于唐代《药性论》，可惜原书已佚，现存的辑校内容来源于《本草纲目》等各本草著作，虽然目前学术界对这本书的作者和成书年代还存在非常大的争议，但是本书中记录的六神曲配方已经非常完整。为什么把这种药曲叫六神曲呢？因为这张配方含白面、苍耳草、蓼、青蒿、杏仁、赤小豆六味，制作时间取六月初六，即诸神会聚之日，取六位（六味）为一之意。六神曲的具体制备工艺，则详载于《雷公炮制药性解》，其记录："其法于六月六日，用面五斤，苍耳草自然汁一碗，野蓼自然汁一碗，青蒿自然汁一碗，杏仁去皮尖五两，赤小豆煮熟去皮四两，一如造曲法，悬风处经年用。"这个传统的发酵制曲工艺在云贵地区得到很好的传承，一直保留至今。

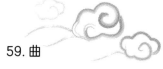

不少地区还保留使用建曲、半夏曲、沉香曲的习惯。建曲指的是产于福建泉州的一种药曲,配方中含有枳壳、香附、槟榔、白芍等理气之品,还有薄荷、荆芥、柴胡等疏风透表之药,加上传统造曲工艺而成。所以说这种建曲与六神曲相比较,有一定的发汗解表的作用,两者有相同之处,但不宜混淆使用;半夏曲长于和胃止呕、止咳化痰,为法半夏、生半夏加面粉、姜汁等发酵而成,制备工艺较为复杂,成品为米黄色小方块,气味芳香浓郁,微甜;沉香曲的制作成型于民国时期,方法为将沉香、木香、藿香、降香等理气之品合六神曲末一起压模制成,与六神曲相比,更长于理脾胃之气。各种药曲,临床医生可以结合实际情况择而用之。

（张宇静）

60. 皂荚

【出处】

"皂荚丸"方（第七）

【探讨】

皂荚为豆科植物皂荚 *Gleditsia sinensis* Lam. 的果实,现行版药典按照传统习惯,收

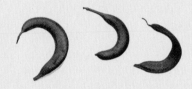

皂荚

录两种果实,其中成熟果实称为"大皂角",不育果实称为"猪牙皂"。一般认为,猪牙皂的药效要强于大皂角。

仲景使用皂荚丸是为了治疗"咳逆上气,时时吐唾浊,但坐不得卧"的,这个状态和西医学中慢性阻塞性肺疾病非常接近,而且可能已经出现了肺气肿。从症状上来推测,患者的咳嗽程度比较重,而且有很明显的气道阻塞特征,一般的咳嗽是很难咳到"咳逆上气"的;患者的痰也很有特点,不是一般的稀痰,是胶痰、胶沫样痰,能咳吐出来,但是一直吐不完;最严重的就是患者出现了端坐呼吸,不是他不想平卧,只是一躺下去就会出现剧烈咳嗽、难以呼吸,所以患者只能坐着睡觉,苦不堪言。这种咳、痰、喘,用葶苈子、桑白皮之类确实疗效不佳,因为这类患者体内除了饮痰壅盛之外,还有非常严重的气道闭阻。皂荚,这么一个非常非常冷门的药,恰是最适合这种病机的。

皂荚辛、咸,温,**能开闭塞而涤痰涎,通气道而降气逆**,还有很强的泻下通腑能力。正是因为它的药效猛烈,仲景特意对皂荚的炮制和服用方法进行了仔细的记录,要求刮去皮,酥炙,再打碎成粉末,用炼蜜和粉做成梧桐子大小,服用时还要求用枣膏和汤一同服用,这些步骤都是为增效、减毒、保护胃气而设计的。笔者曾按照此法复制过一批皂荚丸,疗效满意,加工过程中有几个技术要点请读者留意:整个加工过程中第一步骤操作最难,若能用新鲜皂荚直接刮皮最佳,如果用干品则至少文火煮18分钟左右方能顺利去皮;去皮和炙的过程中一定要严格戴手套、护目镜操作,因为皂荚的皮和气味对皮肤、眼睛有很强的刺激性,要注意防护。

（张宇静）

61. 巴豆

【出处】

"白散"方（141）

"《外台》桔梗白散"方（第七）

【探讨】

现行版药典记录巴豆为"辛,热,有大毒;归胃、大肠经"。

本品首见于《神农本草经》,被列为下品,名为"巴菽",言其"味辛,温,有大毒。治伤寒,温疟,寒热,破癥瘕,结聚坚积,留饮痰癖,大腹水胀。荡涤五脏六腑,开通闭塞,利水谷道。去恶肉,除鬼毒、蛊疰邪物,杀虫、鱼"。南朝《雷公炮炙论》根据巴豆的不同形态,将巴豆分为"巴之与豆及刚子",三种均为巴豆,但作用不同:"巴颗小、紧实、色黄;豆即颗有三棱、色黑;若刚子,颗小似枣核,两头尖。巴与豆即用,刚子勿使。"即入药的当为紧实、色黄或有三棱、色黑的巴豆。

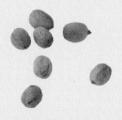

巴豆

《本草经集注》称巴豆药性为"生温熟寒,有大毒",首次提出了巴豆"生熟易用"及"有大毒",据此其主治功效也发生了变化,其曰巴豆"治女子月闭,烂胎,金创脓血,不利丈夫阴,杀斑猫毒。可练饵之,益血脉,令人色好,变化与鬼神通",不仅记载了巴豆"通下"的功效,还记载了巴豆"益血脉,令人色好"的新功效。唐至明各时期本草著作对其药性认识基本一致,还是"味

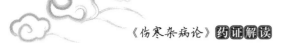

辛,温,生温熟寒,有大毒"。因而功效都沿用了《神农本草经》和《本草经集注》的说法,并没有改变。

《伤寒论》首次记载了巴豆的炮制方法,在"白散"(141)方中提到"去皮心,熬黑研如脂",可见当时的医家已经掌握了通过炮制降低巴豆毒性的方法。在《名医别录》中记录的巴豆炮制方法为"八月采实,阴干,用之去心皮",则与《伤寒论》所记"去皮心减毒"如出一辙。宋元时期,巴豆的炮制方法取得了巨大的突破,不再是熬熟、酒浸之法,而是去油成霜生用,炒熟直接用或者炒熟去油成霜用。至清朝时期对巴豆的炮制方法仍沿袭前朝,但对其药性的认识发生了重大改变。《本经逢原》《本草求真》《本草备要》等多本本草古籍均记载其为"辛,热,大毒",此处"热"性打破了清朝之前的"温"性和"生温熟寒"的观点。

巴豆在书中共出现2次,所治疾病分别为寒实结胸、肺痈等,而其功效应用基本上未脱离《神农本草经》中的相关论述。

由上述文献可见,从秦汉至清代,医家对巴豆基源的认识基本上是一致的,而对其药性的认识古今有较大变化,从原"味辛,性生温熟寒,有大毒"至清代转变为"辛,热,有大毒",现行版药典沿用了清代医家的观点。

(孙国铭)

62. 升麻

【出处】

"升麻鳖甲汤"方（第三）

"升麻鳖甲汤去雄黄蜀椒"方（第三）

"麻黄升麻汤"方（357）

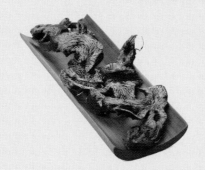

升麻

【探讨】

在现行版药典中,本品以毛茛科多年生草本植物大三叶升麻 *Cimicifuga heracleifolia* Kom、兴安升麻 *Cimicifuga dahurica*（Turcz.）Maxim.、或升麻 *Cimicifuga foetida* L. 的干燥根茎入药。川升麻（升麻）主产于四川、青海,北升麻（兴安升麻）主产于黑龙江、河北,关升麻（三叶升麻）主产于辽宁、吉林等地。

本品首见于《神农本草经》,被列为上品,谓其"味甘、苦,平,无毒。主解百毒,杀百精、老物、殃鬼,辟温疫,瘴气、邪气,蛊毒。"至梁代《名医别录》认为其主"中恶腹痛,时气毒疠,头痛寒热,风肿诸毒,喉痛,口疮"。《药性论》记载本品"治小儿风,惊痫,时气热疾。能治口齿风露肿疼,牙根浮烂恶臭,热毒脓血。除心肺风毒热壅闭不通,口疮,烦闷。疗痈肿,豌豆疮;水煎绵沾拭

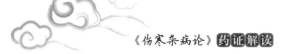

疮上"。唐代《日华子本草》认为其功效能"安魂定魄,游风肿毒"。宋代《本草图经》认为:"今医家以治咽喉肿痛,口舌生疮,解伤寒头痛,凡肿毒之属殊效。"

仲景治疗阴毒证、阳毒证两张处方中均用升麻,取其清热解毒。升麻"升阳"之说对后世医家的影响根深蒂固。宋代以前,医家认为升麻功效主要集中在解毒、散邪。金元时期之李杲言升麻能"升胃中清气,又引甘温之药上升"。《医学启源》认为升麻"若得葱白、香芷之类,亦能走阳明、太阳,能解肌肉间热,此手足阳明(经伤)风的之药也"。自清代至今,升麻的功效多总结为发表散邪、透发斑疹、清热解毒、升阳引经等几个方面,与《神农本草经》时代有所不同。

其实从仲景及本草文献考量,应当用的是川升麻。升麻主要功效就是清热解毒,由于其常与葛根、柴胡配伍治疗表证,李杲补中益气汤用升麻,补中益气升提,故多数认为升麻有升散之性,入阳明经,具有升阳作用,如后世清震汤、升麻汤、清胃散、升陷汤等组方均含此意。

(郑军状)

63. 通草

【出处】

"当归四逆汤"方(351)

"当归四逆加吴茱萸生姜汤"方(352)

【探讨】

在现行版药典中,本品为五加科植物通脱木 *Tetrapanax papyriferus* (Hook.) K. Koch 的干燥茎髓。秋季割取茎,截成段,趁鲜取出髓部,理直,晒干。将散在的通草加工制成方形薄片,称为"方通草",加工时修切下来的边条,称为"丝通草",主产于云贵、两湖、广西、台湾等地。

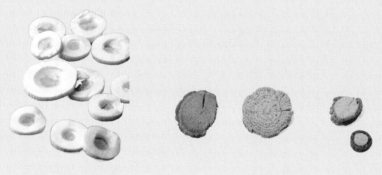

现行版药典中的通草　　　　　　　三种木通

从左到右依次为关木通,川木通,三叶木通

本品首见于《神农本草经》,言其"味辛、平,无毒。主去恶虫,除脾胃寒热,通利九窍、血脉、关节,令人不忘。生山谷"。至梁代陶弘景在《本草经集注》中注解本品时记载:"味辛、甘,平,无毒。主去恶虫,除脾胃寒热,通利九窍、血脉、关节,令人不忘,治脾疸,常欲眠,心烦,哕出音声,治耳聋,散痈肿诸结不消,及金疮,恶疮,鼠瘘,踒折,齆鼻,息肉,堕胎,去三虫。一名附支,一名丁翁。生石城山谷及山阳。正月采枝,阴干。"无形态描述。

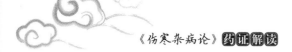

　　唐代《日华子本草》曰通草"可催生，下胞，下乳"。《新修本草》记载："此物大者径三寸，每节有二、三枝，枝头有五叶，其子长三、四寸，核黑穰白，食之甘美。"其形态与五叶木通相似。宋代《本草图经》描述其形态："通草生石城山谷及山阳，今泽、潞、汉中、江淮、湖南州部亦有之，生作藤蔓，大如指，其茎秆大者径三寸，每节有二、三枝，枝头出五叶……又似芍药，三叶相对……结实如小木瓜。"配图三幅，形态各异，其中"海州通草"与三叶木通相似，并提出通草和木通、通脱木多混用，其曰"今人谓之木通，而俗间所谓通草，乃通脱木也。""古方所用通草，皆今之木通，通脱稀有者，近世医家多用利小便。"根据《本草图经》形态与产地描述，"通草"原植物可能为木通科植物五叶木通。李时珍在《本草纲目》中亦将通草与木通混用。把通草气味功效尽归于木通，又列通脱木一条，而且说"有细细孔，两头皆通，故名通草，即今之所谓木通也，今之通草，乃古之通脱木也。"因历代本草文献"通草""木通""通脱木"名称混用，以及后世药物基源的变迁，使得通草的药物基源变得模糊。

　　其实，仲景于当归四逆汤、当归四逆加吴茱萸生姜汤中用通草，取其通利之功，其基源并非目前所用五加科植物通脱木，当指五叶木通、三叶木桶、白木通等。现"通草""木通"已经分列使用。

（郑军状）

64. 乌梅

【出处】

"乌梅丸"方（338）

【探讨】

在现行版药典中,本品以蔷薇科落叶乔木植物梅 *Prunus mume*（Sieb.）Sied et Zucc. 的成熟果实入药。主产于四川、浙江、福建、贵州、湖南、湖北等地。

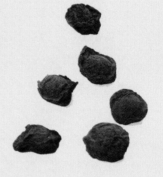

乌梅

本品首见于《神农本草经》,记"梅实",列为中品,谓其"味酸,平,无毒。主下气,除热,烦满,安心,止肢体痛,偏枯不仁,死肌,去青黑痣,恶疾。能益气,不饥,生川谷"。对于其产地,《证类本草》记载"图经曰:梅实,生汉中川谷,今襄汉、川蜀、江湖、淮岭皆有之",指出其产地为陕西、湖北、江苏、湖南、安徽等地。可见在宋代以前汉中是其主产地,今以浙江、福建产者为佳。

仲景在乌梅丸制法中提到"以苦酒渍乌梅一宿,去核"。《本草图经》云:"五月采其黄实,火熏干作乌梅。"古代乌梅以醋制或火熏法。乌梅丸中用乌梅三百枚,乌梅本含有机酸,又以苦酒浸渍,可见其酸性极强,仲景于乌梅丸方中合白蜜,作丸剂,酸苦甘辛并用,从药物剂型看既能顾护脾胃,又有缓释作用,符合蛔厥特点,有用乌梅丸作汤剂而效不佳者,缘由于此,值得深入探讨。

（郑军状）

65. 蜀椒

【出处】

"乌梅丸"方（338）

"升麻鳖甲汤"方（第三）

"乌头赤石脂丸"方（第九）

"大建中汤"方（第十）

"白术散"方（第二十）

"王不留行散"方（第十八）

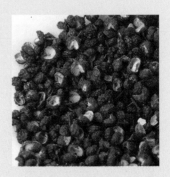

蜀椒

【探讨】

在现行版药典中,本品为芸香科植物青椒 *Zanthoxylum schinifolium* Sieb. et Zucc. 或花椒 *Zanthoxylum bungeanum* Maxim. 的干燥成熟果皮,以四川产者为佳,故又名川椒、蜀椒。秋季采收成熟果实,晒干,除去种子及杂质。生用或炒用。

本品始见于《神农本草经》:"蜀椒,味辛,温,有毒,治邪气,咳逆,温中,逐骨节皮肤死肌,寒湿痹痛,下气,久服之头不白,轻身,增年,生川谷。"《本草经集注》记载本品"味辛,温、大热,有毒。主治邪气咳逆,温中,逐骨节皮肤死肌,寒湿痹痛,下气。除五脏六腑寒冷,伤寒,温疟,大风,汗不出,心腹留饮宿食,止肠澼下痢,泄精,女子字乳余疾,散风邪瘕结,水肿,黄胆,鬼疰,蛊毒,杀虫鱼毒。久服之头不白,轻身,增年。开腠理,通血脉,坚齿发,调关节,耐寒暑,可作膏药。多食令人乏气,口闭者杀人",其功效及主治病症明显较前扩大。至宋代《本草图经》对蜀椒有详细描述,并与秦椒、崖椒、蔓椒等做了区别。蜀椒条云:"此椒江淮及北土皆有之,茎实都相类,但不及蜀中者,皮肉厚,腹里白,气味浓烈耳。服食方,单服椒红。补下宜用蜀椒也。"

仲景在诸多方剂中多与痛证相关,仲景用蜀椒当是取其温散止痛之功,且未记载去椒目,此与现在药典之除去椒目用法不同。

（郑军状）

66. 天门冬

【出处】

"麻黄升麻汤"方（357）

【探讨】

在现行版药典中，本品为百合科植物天冬
Asparagus cochinchinensis（Lour.）Merr 的干燥块根。
秋、冬二季采挖，洗净，除去茎基和须根，置沸水中煮或
蒸至透心，趁热除去外皮，洗净，干燥。

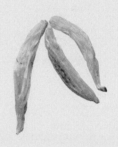

天冬个子

本品首见于《神农本草经》，其曰："味苦，平。无
毒。治诸暴风湿偏痹，强骨髓，杀三虫，去伏尸。久服轻身，益气，延年。生山
谷。"至梁代陶弘景在《本草经集注》中注解本品时记载："味苦、甘，平、大寒，
无毒。主治诸暴风湿偏痹，强骨髓，杀三虫，去伏尸。保定肺气，去寒热，养肌
肤，益气力，利小便，冷而能补。久服轻身，益气，延年，不饥。一名颠勒。"引
张华《博物志》云："天门冬逆捋有逆刺。若叶滑者名绵休，一名颠棘。可以浣
缣，素白如绒，今越人名为浣草。擘其根，温汤中挼之，以浣衣胜灰。此非门
冬相似尔。"又引《桐君采药录》云："叶有刺，蔓生，五月花白，十月实黑，根连
数十枚。如此殊相乱，而不复更有门冬，恐门冬自一种，不即是浣草耶？又有
百部根亦相类，但苗异尔。"可见，百部与天门冬混用，自古有之。

宋代《本草图经》对其产地、采收季节等作了描述，配有六种天门冬的
图，形态各异。"叶如茴香，极尖细而疏滑，有逆刺"，"涩而无刺者，其吐丝杉
而细散"，并说"颇与百部根相类"。比对图谱，建州天门冬与现今药典所载天
门冬形态相符，兖州天门冬与百部相近。

古文献多有捣碎去心记载，其与古人取类比象有关，现多不去心。

（郑军状）

67. 赤小豆

【出处】

"麻黄连轺赤小豆汤"方（262）

"赤豆当归散"方（第三）

【探讨】

在现行版药典中,本品为豆科植物赤小豆
Vigna umbellata Ohwi et Ohashi 或赤豆 *Vigna
angularis* Ohwi et Ohashi 的干燥成熟种子。秋
季果实成熟而未开裂时拔取全株,晒干,打下种
子,除去杂质,再晒干。

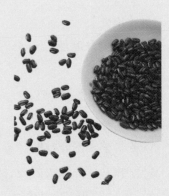

赤小豆

本品首见于《神农本草经》,被列为下品,归于"大豆黄卷"条下,其中记
载:"赤小豆,平,主下水,排痈肿、脓血。"至梁代《本草经集注》中注解本品时
记载:"主下水,排痈肿、脓血。味甘,酸,平、温,无毒。主寒热,热中,消渴,
止泄,利小便,吐逆,卒澼,下胀满。"对其功效做了详细的描述。唐代《新修
本草》曰:"赤小豆,味甘,酸,平、温,无毒。主下水,排痈肿脓血。寒热,热中,
消渴,止泄,利小便,吐逆,卒澼下胀满。"也仅对性味、功效作了描述。宋代
《本草图经》曰:"赤小豆,旧与大豆同条,苏恭分之。今江淮间尤多种莳。主
水气,脚气方最急用。"该书中附有配图,为豆科植株形态,然羽状5叶,与赤
小豆或赤豆羽状3叶有差异。

现行版药典将赤豆、赤小豆混用。然而,赤小豆形小色黯,偏于利水消肿,
退黄解毒排脓;赤豆形大色鲜,偏于健脾化湿,多作食用。麻黄连轺赤小豆汤
中当属赤小豆,仲景未注明炮制方法,推测当净制晒干赤小豆,以生品入药。

（郑军状）

68. 芫花

【出处】

"十枣汤"方（152）

【探讨】

在现行版药典中，芫花为瑞香科植物芫
花 *Daphne genkwa* Sieb. et Zucc. 的干燥花
蕾。春季花未开放时采收，除去杂质，干燥。

本品首见于《神农本草经》，其曰芫花"味
辛，温，有小毒。治咳逆上气，喉鸣，喘，咽肿，短
气，蛊毒，鬼疟，疝瘕，痈肿，杀虫鱼"。梁代陶弘

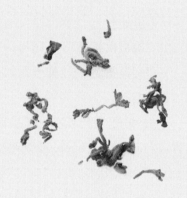

芫花

景在《本草经集注》中注解本品时记载："味辛、苦，温、微温，有小毒。主治咳逆上
气，喉鸣喘，咽肿，短气，蛊毒。鬼疟，疝瘕，痈肿，杀虫鱼，消胸中痰水，喜唾，水肿，
五水在五脏皮肤，及腰痛，下寒毒、肉毒。久服令人虚。一名去水，一名毒鱼，一
名杜芫。其根名蜀桑根，治疥疮，可用毒鱼。生淮源川谷。三月三日采花，阴干。
决明子为之使，反甘草。"该书对于其性味及功效做了更为详细的论述。

宋代《本草图经》对本品的来源、采摘要求等都做了更具体的描述，并附
图三幅，名为"滁州芫花""绛州芫花""绵州芫花"。其云："芫花，生淮源川谷，
今在处有之，宿根旧枝茎紫，长一、二尺，根入土深三、五寸，白色，似榆根；春
生苗叶，小而尖，似杨柳枝叶；二月开紫花，颇似紫荆而作穗，又似藤花而细，
三月三采，阴干，其花须未成蕊，蒂细小，未生叶时收之，叶生花落，即不堪
用。"《证类本草》配图滁州芫花、绛州芫花，记载有用芫花治痔瘘的经验方。

由上述文献记载可见，从先秦时期至宋代，对于本品的基源认识是基本
一致的。然而对于这味药的临床应用，除仲景创制"十枣汤"以外，历代本草
文献留给我们的资料就非常有限了。

（郑军状）

69. 旋覆花

【出处】

"旋覆代赭汤"方（161）

"旋覆花汤"方（第十一）

【探讨】

在现行版药典中，本品以为菊科植物旋覆花 *Inula japonica* Thunb. 或欧亚旋覆花 *Inula britannica* L. 的干燥头状花序入药。夏、秋二季花开放时采收，除去杂质，阴干或晒干。中国大陆旋覆花品种繁多，药典之品种主要产于华东与华北，中西部地区常见水朝阳旋覆花等，湖北旋覆花、线叶旋覆花也经常被药农采收入药用。

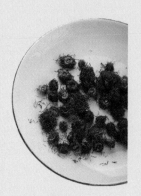

旋覆花

本品首见于《神农本草经》，曰其"味咸，温，有小毒。治结气，胁下满，惊悸，除水，去五脏间寒热，补中，下气。"梁代陶弘景在《本草经集注》中注解本品时记载："味咸、甘，温（微温），冷利，有小毒。主治结气，胁下满，惊悸，除水，去五脏间寒热，补中下气。消胸上痰结，唾如胶漆，心胁痰水，膀胱留饮，风气湿痹，皮间死肉，目中眵䁾，利大肠，通血脉，益色泽。一名金沸草，一名盛椹，一名戴椹。其根主风湿。生平泽川谷。"《本草经集注》对《神农本草经》记载本品的功效有所拓展。《证类本草》引《药性论》记载："主肋胁气，下寒热水肿，主治膀胱宿水，去逐大腹，开胃，止呕逆不下食。"唐代《日华子本草》记载其功效为"明目，治头风，通血脉"。

旋覆花有"诸花皆升，旋复独降"之说，后世多认为旋覆花降逆止呕，能治咳嗽上气。其实结合本草文献旋覆花的功效描述，并结合旋覆代赭汤、旋覆花汤组成可以发现，仲景本义当是取其"散结气，通血脉"，非取旋覆花独降之意。清代名医叶桂深得旋覆花药用及仲景组方之妙，认为旋覆花汤具有辛通之用，是"辛润通络"之祖方，多用于胁痛、胸痹、经闭等疾病治疗。

（郑军状）

70. 大戟

【出处】

"十枣汤"方（152）

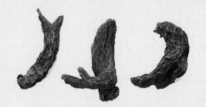

红大戟

【探讨】

目前市场上大戟以茜草科植物红大戟为通货，京大戟为传统所用大戟，逐水作用较红大戟强，而消肿解毒多用红大戟。红大戟为茜草科植物红大戟 *Knoxia valerianoides* Thorel et Pitard 的干燥块根，京大戟为大戟科植物大戟 *Euphorbia pekinensis* Rupr. 的干燥根。

本品首见于《神农本草经》，谓其"味苦，寒，有小毒。治蛊毒，十二水，腹满急痛，积聚，中风，皮肤疼痛，吐逆"。梁代陶弘景在《本草经集注》中注解本品时记载："味苦、甘，寒，大寒，有小毒。主治蛊毒，十二水，腹满急痛，积聚，中风，皮肤疼痛，吐逆。颈腋痈肿，头痛，发汗，利大小肠。一名邛钜。生常山。十二月采根，阴干。"宋代《本草图经》中有四种大戟配图，形态各异，并认为大戟是泽漆的根，泽漆是大戟的苗。这种认识有一定偏差，仲景在十枣汤中所用大戟有待进一步考证。

（郑军状）

71. 瓜蒂

【出处】

"瓜蒂散"方(355)

【探讨】

现行版药典未收录本品,全国中医药高等教育教材《中药学》(第7版)收录本品为葫芦科植物甜瓜 *Cucumis melo* L. 的果蒂。全国各地均产。夏季果熟时切取果蒂。阴干,生用或炒黄用。

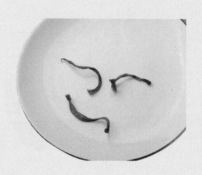

瓜蒂

本品最早见于《神农本草经》,书中记载:"瓜蒂味苦,寒,有毒。治大水身面四肢浮肿,下水,杀蛊毒,咳逆上气,及食诸果不消,病在胸腹中,皆吐下之。生平泽。"《本草经集注》扩大了本品的治疗范围:"去鼻中息肉,黄疸,其花:主心腹,咳逆。"唐代《新修本草》记载:"瓜蒂,味苦,寒,有毒。……去鼻中息肉,疗黄疸。"又曰:"瓜蒂多用早青蒂,此云七月七日采,便是甜瓜蒂也。人亦有用熟瓜蒂者,取吐乃无异,此止论其蒂所主耳。"《日华子本草》云:"无毒。治脑塞、热齆、眼昏、吐痰。"

宋代《本草图经》记载:"瓜蒂,即甜瓜蒂也。生嵩高平泽,今处处有之,亦园圃所莳,旧说瓜有青、白二种,入药当用青瓜蒂,七月采,阴干。方书所用,多入吹鼻及吐膈散中。茎亦主鼻中息肉、齆鼻等。"

仲景用瓜蒂与赤小豆为散,用香豉煎汁和服,共奏酸苦涌吐之效,又用瓜蒂锉末,水煎去渣顿服,治疗诸黄。

(郑军状)

72. 萎蕤

【出处】

"麻黄升麻汤"方（357）

【探讨】

在现行版药典中,本品为百合科植物玉竹 *Polygonatum odoratum*（MilL.）Druce 的干燥根茎。秋季采挖,除去须根,洗净,晒至柔软后,反复揉搓、晾晒至无硬心,晒干;或蒸透后,揉至半透明,晒干。

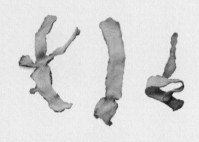

萎蕤

《神农本草经》无萎蕤之名,载女萎:"味甘,平,无毒。治中风暴热,不能动摇,胅筋结肉,诸不足。久服去面黑皯,好颜色,润泽,轻身不老。"

梁代陶弘景《本草经集注》记载:"萎蕤,味甘,平,无毒。主治中风暴热,不能动摇,跌筋结肉,诸不足。心腹结气,虚热、湿毒,腰痛,茎中寒,及目痛眦烂泪出。久服去面黑皯,好颜色,润泽,轻身,不老。一名荧,一名地节,一名玉竹,一名马薰。生太山山谷及丘陵。立春后采,阴干。"并说:"《本经》有女萎无萎蕤。《别录》无女萎有萎蕤,而为用正同。疑女萎即萎蕤也,惟名异尔。今处处有,其根似黄精而小异。"

宋代《本草图经》配图有滁州萎蕤、舒州萎蕤,形态有差异,认为萎蕤与女萎非同一物,且性味不同。仲景仅于麻黄升麻汤用到萎蕤,取养阴润燥之功。

（郑军状）

73. 白头翁

 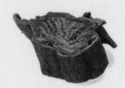

白头翁

【出处】

"白头翁汤"方（371）

"白头翁加甘草阿胶汤"方（第二十一）

【探讨】

在现行版药典中，本品以毛茛科植物白头翁 *Pulsatilla chinensis*（Bge.）Regel 的干燥根入药。主产于吉林、黑龙江、辽宁、河北等地，春秋二季采挖，除叶及残留花茎和须根，保留根头白绒毛，生用。

本品首见于《神农本草经》，被列为下品，曰其"治温疟，狂易，寒热，癥瘕积聚，瘿气，逐血，止痛，治金疮。"《本草经集注》记载："味苦，温，有毒。主治温疟，狂易寒热，癥瘕积聚，瘿气，逐血，止痛，治金疮，鼻衄。一名野丈人，一名胡王使者，一名奈何草。生高山山谷及田野，四月采。"

市场上白头翁饮片伪品较多，多用委陵菜、翻白草、野棉花等冒充。白头翁饮片正品有几个要点请一定牢记：①皮部有环状裂隙，多松垮，可剥离；②木部呈网状裂纹状；③味微苦。不符合这些特征的一律退货。伪品委陵菜为蔷薇科属委陵菜的带根全草，断面呈红棕色，有放射状花纹，味微苦而涩；翻白草属于蔷薇科，断面为黄白色，有明显的焦臭气；野棉花其根顶端有叶基和茎基残留，也有白色绵毛，但断面见空髓，木质化明显，无明显网状裂纹。

（郑军状）

74. 秦皮

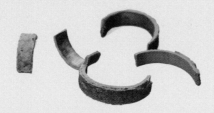

秦皮

【出处】

"白头翁汤"方（371）

"白头翁加甘草阿胶汤"方（第二十一）

【探讨】

在现行版药典中,本品以木犀科植物苦枥白蜡树 *Fraxinus rhynchophylla* Hance、白蜡树 *Fraxinus chinensis* Roxb.、尖叶白蜡树 *F. szaboana* Lingelsh. 或宿柱白蜡树 *F. stylosa* Lingelsh. 的干燥枝皮干皮入药。产于吉林、辽宁、河南等地。春、秋二季剥取,晒干。生用。

本品首见于《神农本草经》,被其列为中品,书中记载:"秦皮味苦,微寒,无毒。治风寒湿痹,洒洒寒气,除热,目中青翳,白膜。久服头不白,轻身。生川谷。"

梁代陶弘景在《本草经集注》中注解本品时记载:"味苦,微寒(大寒),无毒。主治风寒湿痹,洗洗寒气,除热,目中青翳白膜。治男子少精,妇人带下,小儿痫,身热。可作洗目汤。久服头不白,轻身,皮肤光泽,肥大有子。一名岑皮,一名石檀。生庐江川谷及宛朐。二月、八月采皮,阴干。"该书扩大了《神农本草经》对白头翁功效的认识。

五代《日华子本草》对本品的应用和功效有进一步的研究,其曰:"洗肝

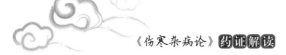

益精明目,小儿热惊,皮肤风痹,退热。一名岑桂。"宋代《本草图经》仅对其产地、采收季节等做了描述:"生庐江川谷及冤句,今陕西州郡及河阳亦有之,其木大都似檀,枝干皆青绿色,叶如匙头许大而不光,并无花实,根似槐根,二月、八月采皮,阴干。"对于其功效并未述及。

由上述文献可见,其产地与现代有区别,功效主治范围亦较为广泛,而对于这味药的临床应用,有较为广阔的应用前景。仲景于白头翁汤、白头翁加甘草阿胶汤两方中用秦皮,一治热利下重,一治疗产后下利虚极,取秦皮清热解毒,苦涩止利。其应用范围不局限于清热解毒,更具有益精、清肝明目、止带等功效。然其味极苦,脾胃虚寒者用之需注意。

(郑军状)

75. 茵陈蒿

【出处】

"茵陈蒿汤"方（236）

【探讨】

在现行版药典中，本品为菊科植物滨蒿 *Artemisia scoparia* Waldst. et Kit. 或茵陈蒿 *Artemisia capillaris* Thunb. 的干燥地上部分。春季幼苗高6～10cm 时采收或秋季花蕾长成至花初开时采割，除去杂质和老茎，晒干。春季采收的习称"绵茵陈"，秋季采割的称"花茵陈"。全国大部分地区均产。

本品首见于《神农本草经》，被其列为上品。该书记载："茵陈味苦，平，无毒。治风湿寒热邪气，热结、黄疸。久服轻身，益气，耐老，生丘陵、坡岸上。"梁代陶弘景在《本草经集注》中注解本品时记载："味苦，平、微寒，无毒。主治风湿寒热邪气，热结黄疸。通身发黄，小便不利，除头热，去伏瘕。久服轻身，益气，耐老，面白悦长年。白兔食之，仙。生太山及丘陵坡岸上。五月及立秋采，阴干。今处处有，似蓬蒿而叶紧细。茎，冬不死，春又生。惟入治黄疸用。"《本草经集注》对于茵陈治疗黄疸的功效记载与《神农本草经》一致。

宋代《本草图经》对本品的来源做了更具体的描述，并附有江宁府茵陈蒿、绛州茵陈蒿的配图，然而在所配图片中江宁府茵陈的形态与绛州茵陈蒿区别甚大。该书中记载："茵陈蒿，生泰山及丘陵坡岸上，今近道皆有之，而不及泰山者佳。"此外，该书对几种茵陈类似药物做了介绍，如山茵陈、龙脑薄荷、白蒿、艾蒿、石香菜等。

值得注意的是，《本草经集注》所载以"茵陈蒿"为名，且采收时间为"五月及立秋采"，《本草图经》亦云"五月、七月采茎叶阴干"，均说明茵陈蒿的采收时间与绵茵陈不同，而药用部位"茎叶"与绵茵陈药用的"幼苗"不同。且茵陈蒿性味苦寒，茵陈性味甘平。茵陈除药用外，亦作为一种菜蔬食用，《本草纲目》谓："茵陈，昔人多莳为蔬……今淮扬人二月二日犹采野茵陈苗，和

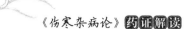

粉面做茵陈饼食之。"因此,茵陈蒿汤中的茵陈并非今之绵茵陈。《伤寒论》中茵陈蒿汤治疗瘀热发黄,《金匮要略》以其治疗谷疸,病机皆为邪热入里,与脾湿相合,湿热壅滞中焦所致。茵陈蒿汤中茵陈蒿配栀子、大黄通利三焦湿热契合病机特点,其功非绵茵陈所能担当。黄疸成因各异,后世医家见黄疸皆用茵陈,细考仲景治疗黄疸诸方及从历代本草药性功效论,有无泛滥之嫌?

(郑军状)

76. 苦酒

【出处】

"苦酒汤"方（312）

"乌梅丸"方（338）

"黄芪芍药桂枝苦酒汤"方（第十四）

【探讨】

本品在现行版药典中未见收载。一般认为仲景时期使用的苦酒，接近于现代的食醋。醋在古代称"酢"（zuò），酢（zuò）字出现在周代以前，周王室中已有了"酢人"（zuò rén），专管王室中酢的供应。

酢酒，陶弘景在《本草经集注》中注解本品时记载："酢酒，味酸，温，无毒，主消痈肿，散水气，杀邪毒。酢酒为用，无所不入，逾久逾良，亦谓之醯。以有苦味，世呼苦酒。"酢酒即苦酒。北魏时期贾思勰《齐民要术·作酢法》曰："乌梅苦酒法：乌梅去核，一升许肉，以五升苦酒渍数日，曝乾，捣作屑。欲食，辄投水中，即成醋尔。"《新修本草》云："酢有数种，此言米酢，若蜜酢、麦酢、曲酢、桃酢，葡萄、大枣等诸杂果酢及糠糟等酢，会意者亦极酸烈，止可啖之，不可入药用也。"

醋的制作工艺与酒基本上一致，最主要区别是温度与发酵时间的控制，其基质来源包括糯米、高粱、大米、玉米、小麦等。从《新修本草》的描述看，醋的基源历来比较丰富。目前醋按生产方法可分为酿造醋和人工合成醋。前者以粮食、糖、乙醇为原料，通过微生物发酵酿造而成。后者以食用醋酸，添加水、酸味剂、调味料、香辛料、食色素勾兑而成。

（郑军状）

77. 麻仁（麻子仁）

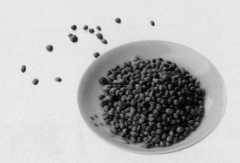

麻仁

【出处】

"炙甘草汤"方（177）

"麻子仁丸"方（247）

【探讨】

仲景方中记麻仁或麻子仁，《神农本草经》中无此名称，只有"麻子"。历代医家对麻仁基源的认识有两种观点：①认为本品为桑科植物大麻 *Cannabis sativa* L. 的干燥成熟果实，俗称"火麻仁"，有润肠通便的功效，常用于血虚津亏，肠燥便秘的治疗。②本品为脂麻科植物脂麻 *Sesamum indicum* L. 的干燥成熟种子，俗称"胡麻仁"，也就是今天常见的黑芝麻，有补肝肾，益精血，润肠燥的功效。两者皆有道理。

临床上应该如何选用呢？笔者认为，在实际应用中，如果以"滋阴润燥"为主要治疗目的，使用黑芝麻，尤其是炒黑芝麻，比火麻仁更为合适；如果患者便秘严重，或者使用麻仁的目的是润下，那选用火麻仁比黑芝麻更合适，因为火麻仁润肠燥的作用更强一些，但它并没有很强的泻下作用。

芝麻是外来物种，它是人类最早利用的油料作物之一，在印度河谷（即今日的巴基斯坦）考古遗址中就发现过 5000 年前的芝麻籽（已经炭化），在芝麻传入中国之前，中原地区的人类食用的油脂主要来源是动物，如猪、羊等，一直到汉代以后随着植物油的广泛应用，"油"才逐渐成为可食用和使用油类的通称。

东汉时期，芝麻就由印度随着佛教的传入而进入中原地区，当时叫"胡麻"。《齐民要术》中就已经有比较详细的种植方法和品种的记录。《神农本草经》中"麻子"条下记"味甘，平，无毒。主补中益气。久服肥健，不老"，这里描述的"麻子"应该是芝麻，说明当时的人们已经发现芝麻的补益作用，当然更多的是拿它作为祭祀的香料（本来芝麻就是因为祭祀需要而进来的）。

在诸文献中，偶尔还能看到一种"小胡麻"的记载，此物不是小的芝麻，更不是火麻仁，而是唇形科植物益母草 *Leonurus artemisia* (Lour.) S. Y. Hu (*Leonurus heterophyllus* Sweet) 的干燥成熟果实，在现行版药典中，本品收录的名称为"茺蔚子"，有活血调经、清肝明目的作用，常用于治疗月经不调，经闭，痛经，目赤翳障，头晕胀痛等。三者切不可混淆。

（张宇静）

78. 蜜

【出处】

"蜜煎导"方（233）

"大陷胸丸"方（131）

"乌梅丸"方（338）

【探讨】

在现行版药典中,本品为蜜蜂科昆虫中华蜜蜂 *Apis cerana* Fabricius 或意大利蜜蜂 *Apis mellifera* Linnaeus 所酿成的蜜。全国大部分地区均产。春至秋季采收,过滤后供用。

本品首见于《神农本草经》:"石蜜,味甘,平,无毒。治心腹邪气……安五脏,诸不足,益气补中,止痛,解毒,除众病,和百药。久服强志,轻身,不饥不老。一名石饴。生山谷及诸山石中。"梁代陶弘景在《本草经集注》中注解本品时记载:"味甘,平,微温,无毒。主治心腹邪气,诸惊痫痉,安五藏,诸不足,益气,补中,止痛,解毒,除众病,和百药。养脾气,除心烦,食饮不下,止肠澼,肌中疼痛,口疮,明耳目。久服强志,轻身,不饥,不老,延年神仙。一名石饴。生武都山谷、河源山谷及诸山石中,色白如膏者良。"首次提出蜂蜜的优良特征,然而对于本品分类未做进一步探讨。

宋代《本草图经》曰:"生武都山谷、河源山谷及诸山中,今川蜀江南岭南皆有之。"对于其生长环境来源作了描述:"石蜜即崖蜜也,其蜂黑色,似虻,作房于岩崖高峻处,或石窟中,人不可到,但以长竿刺令蜜出,以物承之,多者至三、四石,味酸,色绿,入药胜于它蜜。"于分类又谓:"蜜有两种:一种在山林木上作房,一种人家作窠槛收养,其蜜甚小而微黄,蜜皆浓浓而味美。"

由上述文献可见,从先秦时期至宋代,医家对蜂蜜基源的认识是基本一致的,传统蜂蜜为中华蜜蜂蜂种所酿造,是中国特有品种,多在山区饲养,亦有野生者,采蜜周期长,产量低;意大利蜂适应能力不及中华蜜蜂,多在平原

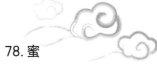

流动放养,但蜂蜜产量大。市售蜂蜜多有掺假。仲景书中有食蜜(蜜煎导方)、白蜜(大陷胸丸)、蜜(乌梅丸)等不同称谓,都属于本草所载石蜜,而对于这味药的临床应用,是逐步发展、扩大的。现今药典所载蜂蜜与仲景时代略有差异。

（郑军状）

79. 连轺

【出处】

"麻黄连轺赤小豆汤"方（262）

【探讨】

现行版药典中无"连轺"亦无"连翘根"收载，最接近的是"连翘"条，其以木犀科落叶灌木连翘 *Forsythia suspensa*（Thunb.）Vahl. 的干燥果实入药。主产于山西阳城、沁县，河南辉县、嵩县，陕西宜川、黄龙等地，野生与栽培均有。带绿色者为"青翘"，果实熟透者为"老翘"或"黄翘"。

本品首见于《神农本草经》，被列为下品，谓其"味苦，平，无毒。治寒热，鼠瘘，瘰疬，痈肿，恶疮，瘿瘤，结热，蛊毒"，未阐述药用部位。至《本草经集注》记载本品为："味苦，平，无毒。主治寒热，鼠瘘，瘰疬，痈肿，恶疮，瘿瘤，结热，蛊毒，去白虫。一名异翘，一名兰花，一名折根，一名轵，一名三廉。生太山山谷。二月采，阴干。处处有，今用茎连花实也。"请注意，此时使用的连翘药用部位，为花期或果期的花枝或果枝。

唐代《新修本草》认为："此物有两种：大翘，小翘。大翘叶峡长如水苏，花黄可爱，生下湿地，著子似椿实之未开者，作房，翘出众草。其小翘生岗原之上，叶花实皆似大翘而小细，山南入并用之。今京下惟大翘子，不用茎花也。"山南为秦岭以南地区，小翘的产地和形态描述接近于贯叶连翘。《本草图经》云："今南中医家说云：连翘盖有两种，一种似椿实之未开者，壳小坚而外完，无跗萼，剖之则中解，气甚芬馥，一种乃如菡萏，壳柔，外有跗萼抱之，无解脉，亦无香气，干之虽久，着茎不脱，此甚相异也。今如菡萏者，江南下泽间极多。"前者与现"青翘"特征符合，后者为湖南连翘特征。

从《本草图经》中五幅配图来看，鼎州连翘形态与湖南连翘相似，湖南连翘部分功效并入鳢肠，逐渐分化出木犀科的木本植物连翘（大翘）和金丝桃科的草本连翘（小翘），木犀科植物连翘开始逐渐取代湖南连翘。因此，可以认为,宋代以前,连翘为金丝桃科植物湖南连翘及同科属植物地耳草,自宋元时期至今所用之连翘,则为木犀科植物连翘干燥果实,两者完全不是一回事。现行版药典认为"连翘,性微寒",《中药学》认为其"味苦,微寒"。与《神农本草经》记载亦有差异。对于《伤寒论》中连轺药用部位,仲景于麻黄连轺赤小豆汤方后注:"连轺(连翘根是)二两",可见并非现今所习用木犀科植物连翘之果实,当为湖南连翘的根。

（郑军状　张宇静）

80. 商陆根

【出处】

"牡蛎泽泻散"方（395）

【探讨】

在现行版药典中,本品为商陆科植物

商陆 *Phytolacca acinosa* Roxb. 或垂序商

陆 *Phytolacca americana* L. 的干燥根。主

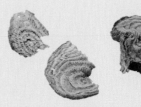

商陆

产于河南、湖北、安徽等地,秋季至次春采挖,生用或醋制用。

本品首见于《神农本草经》,被列为下品,言其"治水胀,疝瘕,痹,熨除痈肿"。《本草经集注》云:"味辛、酸,平,有毒。主治水胀疝瘕痹,熨除痈肿,杀鬼精物。治胸中邪气,水肿,痿痹,腹满洪直,疏五脏,散水气。如人形者,有神。一名葛根,一名夜呼。生咸阳川谷。近道处处有,方家不甚干用,治水肿,切生根杂生鲤鱼煮作汤。"《名医别录》:"主治胸中邪气,水肿,痿痹,腹满洪直,疏五脏,散水气。"

商陆有毒,古今本草专著均注重其炮制,《五十二病方》就有醋渍治疗痈疽的记载,后世炮制方法众多,其中沿袭至今的有醋煮法和醋炙法,其目的是降低商陆的毒性,醋炙法亦被现行版药典采用。

本品因形态极似马齿苋科的栌兰(俗称土高丽参或土人参)而被各地误当作土人参栽种,时有中毒报道。另外,值得注意的是,在现行版药典中本品基源之一垂序商陆 *Phytolacca americana* L.为非中国本土物种,原产于美洲,20世纪50年代才在中国大陆有广泛分布。

（郑军状）

81. 海藻

【出处】

"牡蛎泽泻散"方（395）

【探讨】

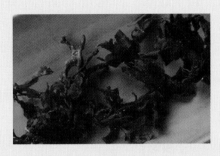

海藻

现行版药典以马尾藻科植物海蒿子 *Sargassum pallidum*（Turn.）C. Ag. 或羊栖菜 *Sargassum fusiforme*（Harv.）Setch. 的干燥藻体入药。前者为"大叶海藻"，后者为"小叶海藻"。主产于辽宁、山东、福建、浙江等沿海地区，夏秋二季采捞，除杂质，洗净，晒干，切断用。

本品首见于《神农本草经》，被列为中品，谓其"治瘿瘤气，颈下核，破散结气，痈肿，癥瘕，坚气，腹中上下鸣，下十二水肿"。《本草经集注》认为海藻："味苦、咸，寒，无毒。主治瘿瘤气，颈下核，破散结气、痈肿、癥瘕，坚气，腹中上下鸣，下十二水肿。治皮间积聚暴溃，留气热结，利小便。一名落首，一名薄。生东海池泽。"《名医别录》曰："主治皮间积聚，暴癥，留气，热结，利小便。"《药性论》云："治气痰结满，疗疝气下坠，疼痛核肿，去腹中雷鸣，幽幽作声。"《海药本草》记载："主宿食不消，五膈痰壅，水气浮肿，脚气，奔豚气。"

牡蛎泽泻散中用海藻是取其利水之功，后世多取其软坚散结，与昆布同用治疗瘰疬、痰核、瘿瘤等外科疾病，与仲景时代略异。

（郑军状）

82. 薯蓣

【出处】

"崔氏八味丸"方（第五）

"薯蓣丸"方（第六）

"栝楼瞿麦丸"方（第十三）

"肾气丸"方（第二十二）

【探讨】

在现行版药典中，本品为薯蓣科植物薯蓣 *Dioscorea opposita* Thunb. 的干燥根茎。冬季茎叶枯萎后采挖，切去根头，洗净，除去外皮和须根，干燥，习称"毛山药片"；或除去外皮，趁鲜切厚片，干燥，称为"山药片"；也有选择肥大顺直的干燥山药，置清水中，浸至无干心，闷透，切齐两端，用木板搓成圆柱状，晒干，打光，习称"光山药"。

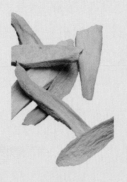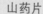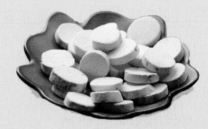

山药片　　　　　　　　　　　光山药片

本品首载于《神农本草经》，被列为上品，又名"山芋"，谓其"味甘，温，无毒。治伤中，补虚羸，除寒热邪气，补中，益气力，长肌肉。久服耳目聪明，轻身、不饥，延年。生山谷"，提出其性味、功效、别名及生长环境。至《本草经集注》，根据地域又有玉延、土薯之名，并指出采摘时间和使用方法，谓之"平，

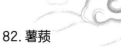

无毒。主头面游风,风头目眩,下气,止腰痛,补虚劳羸瘦,充五脏,除烦热,强阴。秦楚名玉延,郑越名土薯。嵩山。二月、八月采根,曝干"。同时,陶弘景认为本品可以食用,云"东山、南江皆多掘取食之以充粮。南康间最大而美,服食亦用之"。

唐宋以后,关于本品的认识尤有发展。《新修本草·草部上品》谓:"此有两种:一者白而且佳;一者青黑,味亦不美。蜀道者尤良",认为薯蓣有白、青黑二种,药效不同,更以蜀道一带为佳。《本草图经·草部上品》对其植物形态进行了描述,曰:"春生苗,蔓延篱援;茎紫,叶青有三尖角,似牵牛,更厚而光泽;夏开细白花,大类枣花;秋生实于叶间,状如铃。"同时附有眉州薯蓣、滁州薯蓣、永康军薯蓣、明州薯蓣图。宋代后期出现了山药之名。明代李时珍在总结前人认识基础上又有"五、六月开花成穗,淡红色。结荚成簇,荚凡三棱合成,坚而无仁"的描述(《本草纲目·菜部》)。

南北朝《雷公炮炙论》首次提出了炮制方法,其云:"凡使,勿用平田生二、三纪内者,要经十纪者,山中生,皮赤,四面有须者为妙。若采得,以铜刀削去上赤皮,洗去涎,蒸用。"唐宋以后,本品炮制方法非常广泛,如《本草图经·草部上品》记载:"法取粗根,刮去黄皮,以水浸,末白矾少许糁水中,经宿取净,洗去涎,焙干。"又如《本草纲目·菜部》载有"以矾水煮过、白茯苓等分,为末"。目前矾制、醋制、姜制、蜜制等方法已失传。目前本品多生用,或麸炒。

本品在《金匮要略》中共出现4方次,所治疾病分别为"脚气上入,少腹不仁""虚劳诸不足,风气百疾",以及水气内停、转胞等病,基本符合《神农本草经》用药规律。后世通过对本品形态的描述以明确其基源,并采用不同的炮制方法扩大治疗范围。

(唐可伟)

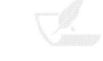

83. 薏苡

【出处】

"麻黄杏仁薏苡甘草汤"方(第二)

"薏苡附子散"方(第九)

"薏苡附子败酱散"方(第十八)

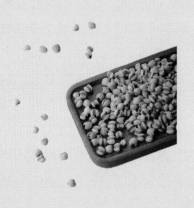

薏苡仁

【探讨】

　　本品首见于《神农本草经》,被列为上品,名为"薏苡",别名"解蠡",谓其"味甘,微寒,无毒。主筋急拘挛,不可屈伸,风湿痹,下气"。薏苡在《金匮要略》中出现3次,仲景用其治疗风湿、痹痛、肺痿、肠痈等杂病。

　　历代本草文献对其性味、归经、功效认识基本无大的出入,而对其是否有毒,是否为孕妇禁用则存在争议。《神农本草经》将薏苡列为上品,其解说为"无毒,久服轻身益气,其根下三虫"。《本草经集注》谓其"无毒……除筋骨

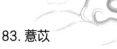

邪气不仁,利肠胃,消水肿,令人能食"。《汤液本草》亦认为其"气微寒,味甘,无毒"。《本草蒙筌》《雷公炮制药性解》《本草经解》等均持有此观点。与此相反的是《本草纲目拾遗》则认为本品"煞蛔虫,根煮服堕胎"。《本草经疏》中亦有"妊娠禁用",以及"煮薏苡仁根服之,可堕胎"等记载。《本草求真》云"及有孕妇女,不宜妄用,以性专下泄也"。《经史证类大观本草》《经史证类备急本草》两书中亦均有可堕胎之记载。《中国药学大辞典》中引用清代闻立升著《本草选旨论》曰:"妇人妊娠者悉宜忌之。"《中药大辞典》(1977,江苏新医学院编)中"薏苡仁"条下注"主筋急拘挛屈伸不得者",作为"宜忌"则有"脾约便难及妊娠慎服"等。因此,纵观历代本草文献不难发现,普遍的观点认为薏苡本身并无毒性,对于薏苡根则认为其有杀蛔堕胎之功。现代药理学研究发现薏苡仁油对动物离体肠管及子宫平滑肌低浓度呈兴奋作用,高浓度呈抑制作用,故现行版药典亦载有孕妇慎用。耐人寻味的是在古代传说中薏苡有"食之宜子"的功效。如王充在《论衡·奇怪》中记载:"禹母吞薏苡而生禹。"《吴越春秋》载有:"鲧娶有莘氏之女曰女嬉,年壮未孳。嬉于砥山得薏苡而吞之,意若为人所感而妊孕。"所以笔者认为这些充分体现了《素问·六元正纪大论》之"有故无殒,亦无殒也"的精神,也就是说在临床工作中只要遵循辨证施治的精髓,审证求因,即使用峻药(毒药)治疗亦不致坠胎,相反则更易使人受孕。

(孙国铭)

84. 生梓白皮

【出处】
"麻黄连轺赤小豆汤"方（262）

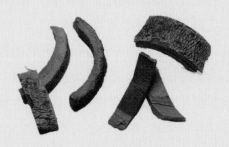

梓白皮

【探讨】

现行版药典未收录本品。

本品首见于《神农本草经》，谓其"味苦，寒，无毒。治热，去三虫，花、叶捣敷猪疮，饲猪，肥大三倍。生山谷"。可见当时梓白皮亦是一种很好的猪饲料。根据《中华本草》考证，梓白皮来源为紫葳科植物梓树的根皮或树皮的韧皮部。作为现今各地仍有广泛种植的药源植物，梓白皮却未现身在各大药房，亦未收录于现行版药典中。历经2000多年，梓白皮虽然也曾出现在《肘后方》《太平圣惠方》等本草文献中，但也仅仅是作为单味药出现，而且总的来说使用频率并不高，逐渐为诸如桑白皮、茵陈等药所替代。梓白皮既非像巴豆、铅丹、芫花、大戟等因大毒而少用，亦非如马粪、人粪汁、鸡屎白、牛洞稀粪等因污秽而弃用，那么梓白皮被弃用的原因何在？个中原因主要在于两个方面：首先，梓白皮入药效果平平，干脆弃而不用，或换他药代替；其次，该药临床应用较少，使用量非常有限，药农种植积极性不高，故药材市场上难觅踪影。那么问题来了，为何现今以梓树根皮入药效果欠佳呢？这不得不从训诂学、植物学的角度来剖析。在《伤寒论》成书的东汉时代（公元200年左右时期），人们对树木的分类认识还不够到位，树种之间的差异还不能准确区分出来。东汉许慎著《说文解字》云"梓，楸也"，从中可以看出梓树、楸树当时为同物不分，均作梓树。从植物学的角度来讲，梓树和楸树同属紫葳科梓属，梓树的叶片为宽卵形或圆卵形，楸树的叶片为三角状卵形；梓树花淡黄色，楸树的化白色，内有紫斑；梓树为圆锥花序，楸树为总状花序。至于仲景当时所用梓白皮究竟是梓树皮还是楸树皮，他自己也未作说明，至今仍是一个谜。至五代时期《日华子本草》云："梓树皮有数般，唯楸梓佳。"明代《普济方》云："梓白皮（即楸），尔雅云椅梓。"后世历经千年的临床总结，认定梓白皮的植物来源当为楸树皮。然实际临床中，无论梓白皮还是楸树皮都已弃用，一般选茵陈或者桑白皮来代用。纵观《伤寒论》，仲景以发汗、利小便为根本大法来治黄疸。麻黄连轺赤小豆汤以麻黄、生姜开鬼门，发腠理，汗外泄而排湿热，连轺、赤小豆、生梓白皮内清湿热，使湿热之邪从汗从下而排，生梓白皮的作用与具有清热利湿作用的茵陈类似。

（孙国铭）

85. 苦参

【出处】

"苦参汤"方（第三）

"当归贝母苦参丸"方（第二十）

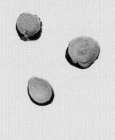

苦参

【探讨】

本品首见于《神农本草经》，列为中品。而《本草图经》所载四幅苦参图，除西京苦参、邵州苦参之外，其余两图均与现代苦参相近，说明苦参的基源发生过扩充。而清《植物名实图考》中对苦参的描述与目前所使用的豆科植物苦参 *Sophora flavescens* Ait. 的根基本一致。因此苦参从基源上来讲古今一致。需要注意的是，《唐本草》中最早提出了苦参子（苦参的种子）亦可作药用，此物与《中国中药资源植物志》中提到的"苦参子"并非一物，后者是苦木科植物鸦胆子 *Brucea javanica*（L.）Merr. 的干燥成熟果实，切不可混淆。

《神农本草经》谓其"治心腹结气，癥瘕积聚，黄疸，溺有余沥。逐水，除痈肿，补中，明目，止泪"。概括起来其作用有如下几点：①散结消癥；②清热燥湿退黄；③解毒疗疮；④利尿；⑤补益。后世本草学家皆以此来展开论述。

现代药理学研究发现,作为苦参有效成分之一的苦参碱能通过调节细胞周期进程、促进细胞凋亡、抑制肿瘤的侵袭和转移、诱导肿瘤细胞发生自噬等作用来发挥抗癌活性;同时研究发现,苦参碱可加快胆汁流速,加强胆红素的摄取、结合与排泄,对实验鼠的肝损害有明显的保护作用,能降低血清转氨酶,再生活跃肝细胞,并可使肝细胞坏死和炎症明显减轻,因此苦参的"散结消癥"和"清热燥湿退黄"功效在现代实验研究中已得到验证。而"利尿"和"解毒疗疮"则有文献支持,如仲景以苦参汤外洗来治疗狐惑病,在当归贝母苦参丸中仲景以苦参治疗妇人"妊娠小便难"者,皆是依据。至于"补益"一说,《神农本草经》《名医别录》均有记载,然本品味苦,服之使人欲呕,不败胃气已属万幸,妄奢其补益之效?因此临床上对其补益一说多已摒弃。

(孙国铭)

86. 石韦

【出处】

"鳖甲煎丸"方（第四）

【探讨】

石韦以叶入药。现行版药典共收录3种水龙骨科植物即庐山石韦 *Pyrrosia sheareri*（Bak.）Ching、石韦 *Pyrrosia lingua*（Thunb.）Farwell 及有柄石韦 *Pyrrosia petiolosa*（Christ）Ching 的干燥叶为药用石韦。

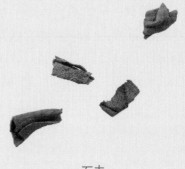

石韦

本品最早记载于《神农本草经》，书中言其性味为"苦，平"，功效为"治劳热邪气，五癃，闭不通，利小便水道"。至《本草经集注》称石韦"一名石皮，用之去黄毛"，陶弘景称其"蔓延石上，生叶如皮，故名石韦，今处处有……出建平者，叶长大而厚"。通过陶氏对石韦的形态、分布的描述，我们不难发现其叶背有黄毛，质地较厚，生长于石上，与今之水龙骨科石韦属植物 *Pyrrosia* 相同。但是由于古代对植物学知识的局限性，致使石韦属多个品种使用，同名异物及同物异名较为普遍。在清代《植物名实图考》中记载有："石韦，种类殊多，今以面绿，背有黄毛，柔软如韦者为石韦，余皆仍俗名以别之。"可见在当时石韦品种混乱。在民间石韦还有其他代用品，如《新修本草》中"石韦"条下，记录有一种叫"瓦韦"的植物，其功效与石韦相似，笔者调查发现在今甘肃省陇南地区仍将瓦韦作石韦用，可以认为是古代用药习惯在现代的延续。

（孙国铭）

87. 瞿麦

【出处】

"栝蒌瞿麦丸"方（第十三）

【探讨】

本品现行版药典为石竹科石竹属植物
瞿麦 *Dianthus superbus* L. 或石竹 *Dianthus*
chinensis L. 的干燥地上部分。

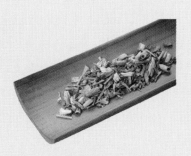

瞿麦

本品作为药用始载于《神农本草经》，谓其"苦，寒，无毒，治关格，诸癃结，小便不通。出刺，决痈肿，明目，去翳，破胎堕子，下闭血，生川谷"。至梁代《本草经集注》首次描述了瞿麦的原植物形态，陶弘景云："一茎生细叶，花红紫赤可爱，合子叶刈取之，子颇似麦，故名瞿麦，此类乃有两种，一种微大，花边有叉桠，未知何者是？今市人皆用小者。复一种叶广相似而有毛，花晚而甚赤。"从中不难发现本品应包括"微大"和"小者"两种类型。其中微大者"花边有叉桠"，即细裂成流苏状，似瞿麦 *Dianthus superbus* L.，而"小者"则为当时"市人皆用"的类型，植株略小，形如瞿麦，与同属植物石竹 *Dianthus chinensis* L. 相似。此后历代本草文献如宋代《本草图经》和明代《救荒本草》《本草纲目》等对本品均有详细的描述和附图，其原植物形态均与现世的石竹形态一致。

因此可以这么说，自梁代开始，市人以石竹作为瞿麦的主要来源，而植物瞿麦在本草中却相对较少记载，成为了次要来源。

对于瞿麦药用部位的记载最早出现在《神农本草经》中，即以立秋采实为主，而不用茎叶及根，而在雷敩之《雷公炮炙论》中记载："凡使，只用蕊壳，不用茎叶。若一时使，即空心，令人气咽，小便不禁。凡欲用，先须以堇竹沥浸一伏时，漉出，晒干用。"雷氏指出凡使用瞿麦作为药用只可选用蕊壳不可选用茎叶，但考证其他本草中本品相关记载，药用部位以除去根的地上部分（包括茎、叶、实）为主流。

（孙国铭）

88. 紫葳

【出处】

"鳖甲煎丸"方（第四）

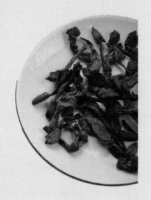

紫葳

【探讨】

在《唐本草》中，"紫葳"条下记录："……此即陵霄也，花及茎叶俱用。"历代医家多据此认为紫葳即凌霄花。现行版药典保留了"凌霄花"之名，以紫葳科植物凌霄 *Campsis grandiflora*（Thunb.）K. Schum. 或美洲凌霄 *Campsis radicans*（L.）Seem. 的干燥花及根入药。夏、秋二季花盛开时采收，干燥。根春秋采，洗净，切片晒干。据《中国植物志》记载，我国现存凌霄和美洲凌霄两种凌霄属植物，美洲凌霄是近代由原产地北美洲引进的栽培品种，仲景在《伤寒论》中使用的紫葳当为野生的紫葳科植物凌霄 *Campsis grandiflora*（Thunb.）K. Schum。

紫葳首见于《神农本草经》，言其"味酸，微寒。无毒。治妇人产乳余疾，崩中，癥瘕，血闭，寒热，羸瘦，养胎"。仲景在鳖甲煎丸中用紫葳活血消癥散结，以散疟母，此物必非安胎之品。

（孙国铭）

89. 紫菀

【出处】

"射干麻黄汤"方（第七）

【探讨】

紫菀首载于《神农本草经》，被列为中品，谓其"味苦，温，无毒。治咳逆上气，胸中寒热结气，去蛊毒、痿厥，安五脏"。至南北朝时期，《本草经集注》描述了其形态："紫菀，近道处

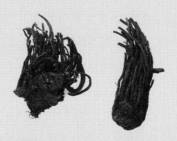

紫菀

处有，生布地，花亦紫，本有白毛，根甚柔细。"现行版药典记载本品为菊科植物紫菀 *Aster tataricus* L. f. 的干燥根及根茎。《中国植物志》记载："紫菀，多年生草本，根状茎斜升，茎直立……常有不定根，有棱及沟，被疏粗毛……舌片蓝紫色……花期 7～9 月。"

古今本草所载对比，紫菀的原植物特征为：花紫色，根呈须状柔软，茎有棱，且有白毛。但笔者进行市场调研时发现，我国部分地区流通的紫菀药材并非来源于药典所记载的菊科植物紫菀，而是将菊科橐吾属植物的根及根茎作紫菀使用，即山紫菀。而山紫菀入药最早可追溯到宋代的《本草图经》。其中记载："紫菀生房陵山谷，及真定邯郸……三月内布地生苗叶，其叶三、四相连，五月、六月内开黄紫白花，结黑子，本有白毛，根甚柔细，二月、三月内取根，阴干用。"可见紫菀并非只开紫花一种，亦有开黄花者，可以说从宋代开始已经有将山紫菀作为紫菀入药的例子。现代药理研究发现，部分山紫菀类药材含有一种叫做吡咯里西啶生物碱（pyrrolizidine alkaloids，PAs）的物质，这类生物碱对肝脏、肺及肾脏具有明显的毒性，甚至还具有致突变、致癌及致畸胎作用，当然绝大部分橐吾属的山紫菀具有与《中国药典》所收载紫菀相同的镇咳祛痰药理活性，且不含有 PAs。

（孙国铭）

90. 款冬花

【出处】

"射干麻黄汤" 方（第七）

【探讨】

款冬之名最早出现在《楚辞》中,曰:"款冬而生兮 ,凋彼叶柯。"明代《本草纲目》对此做了解释,曰:"按《述征记》云:洛水至岁末凝厉时,款冬生于草冰之中,则颗冻之,名以此而得。后人讹为款冬,乃款冻尔。款者至也,至冬而花也。"洛河位于今陕西省东南部及河南省西北部。

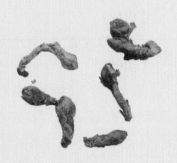

款冬花

款冬花入药始载于《神农本草经》,将其列为中品,云其"治咳逆上气,善喘,喉痹,诸惊痫,寒热邪气,生山谷及水傍"。《神农本草经》仅描述了款冬花的药用功效和生长环境,未对其原植物形态和药材性状加以记载,因此从中无法判定其植物的基源。

宋代《本草图经》首次记载了款冬花的植物形态:"根紫色,茎青紫,叶似萆;十二月开黄花,青紫萼,去土一二寸,初出如菊花萼,通直而肥,实无子。"可见款冬花的形态特点为紫色根,青紫色茎,叶同蓖麻(萆)的叶相似。在十二月盛开黄色的花,花萼呈青紫色,高出地面一二寸,刚开始像菊花的花萼,笔直不弯曲,没有种子。这些特点与现代菊科植物款冬 *Tussilago farfara* L.特征相符合。

值得注意的是款冬花的入药部位为花蕾,宋代《本草衍义》云:"款冬花,入药须微见花者良。如已芬芳,则都无力也。"清代《本草崇原》则记载:"款冬花十二月采蕊阴干,其色红白相兼,至灯节后,则毛萼大开,不堪入药。"综上可见古人亦认为当用花蕾,完全开放的花不堪入药。

（孙国铭）

91. 豆黄卷

【出处】

"薯蓣丸"方（第六）

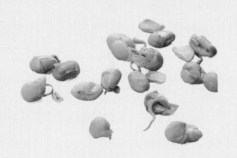

大豆黄卷

【探讨】

在现行版药典中，本品为豆科植物大豆 *Glycine max*（L.）Merr. 的成熟种子经发芽干燥的炮制加工品。取净大豆，用水浸泡至膨胀，放去水，用湿布覆盖，每日淋水二次，待芽长至 0.5～1cm 时，取出，干燥。

本品首载于《神农本草经》，被列为中品，称之为大豆黄卷，谓其"味甘，平，无毒。治湿痹，筋挛，膝痛"。其后，《本草经集注》认为本品兼有补益五脏之用，谓其"无毒。五脏，胃气结积，益气，止毒，去黑野，润泽皮毛"。仲景用之治疗"虚劳诸不足，风气百疾"是符合当时用药规律的。

唐宋时期，本品常用于妇科疾病的治疗。《食疗本草》之大豆条下谓其"破妇人恶血，良"。《本草图经·米部》则有"今蓐妇药中用之"之语，并认为"黄卷是以生豆为蘖，待其芽出，便曝干取用，方书名黄卷皮"。

明代本草著作中本品基本沿用前朝功效。《本草纲目·谷部》新添"除胃中积热，消水病胀满"等功效，《本草汇言·谷部》对其药用机制则作了进一步

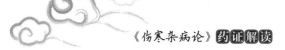
描述,认为:"缪氏曰:豆,肾之谷也。有容物之量也。体质坚脆,而性滑利,非米谷之柔韧壅滞之比。今水发为芽,启开通透发之机,所有陈故潜藏之气,以此沛然发露。若瘀血,若水胀,毋容负固而强恃矣。故蓐妇药中多用之,有行瘀血之妙也。水肿方中多用之,有行水之功也。"此时,制法也有不同描述。《本草蒙筌·谷部》生大豆条下谓之"以水渍生芽蘖,大豆黄卷立名"。《本草汇言·谷部》则谓"取黄黑大豆,以井华水浸三日,取出箩内,不时以水洒之,俟生蘖芽,生长四五寸,晒干用"。《本草纲目·谷部》又谓"壬癸日以井华水浸大豆,候生芽,取皮,阴干用"。

　　由上述文献所见,我国古代大豆黄卷制法各异,取其补益五脏,宣痹祛湿,利水消满,化瘀通滞之功,与现代清解表邪,分利湿热之效不同。

(唐可伟)

92. 白蔹

【出处】

"薯蓣丸"方（第六）

【探讨】

本品作为药用,首见于《神农本草经》,书中记载其"味苦,平,无毒。治痈肿,疽,疮,散结气,止痛,除热,目中赤,小儿惊痫,温疟,女子阴中肿痛。生山谷"。但缺其基源相关记录,故白蔹基源一直是一个谜。

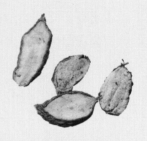

白蔹

直到三国时期陆矶开始指出了白蔹的具体形态,其云:"蔹似栝楼,叶盛而细,其子正黑。"而梁代陶弘景认为"白蔹近道处处有之。作藤生,根如白芷。"从其漫野遍生的生态特点及性状描述可以看出此处白蔹很有可能指的是葡萄科植物乌蔹莓 *Cayratia japonica*（Thunb.）Gagnep。乌蔹莓为多年生蔓生草本植物,其浆果呈倒圆卵形,成熟时黑色,而其根为白色,大者如指,长一二尺,确实有相符之处。

唐代《新修本草》对白蔹的记载为:"此根,似天门冬,一株下有十许根,皮赤黑,肉白,如芍药"。苏敬在此所载之白蔹与陶弘景所言白蔹并非同一种植物,而与现行版药典收录的葡萄科植物白蔹 *Ampelopsis japonica*（Thunb.）Makino 比较接近。

宋代《本草图经》记载:"濠州有一种赤蔹,功用与白蔹同,花、实亦相类,但表里俱赤耳。"此赤蔹根表里均为赤色,花实同白蔹,其原植物为葡萄科白蔹近缘植物葡萄科三裂叶蛇葡萄 *Ampelopsis delavayana* (Franch.) Planch.。1977 年版《中国药典》中收录其为"玉葡萄根",实际临床中在部分地区常将其作野葡萄根使用。

（孙国铭）

93.菊花

【出处】

"侯氏黑散"方（第五）

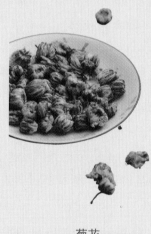

菊花

【探讨】

关于菊花,《神农本草经》记载:"治风头头眩,肿痛,目欲脱,泪出,皮肤死肌,恶风,湿痹。"梁代《本草经集注》记载:"菊有两种,一种茎紫气香而味甘,叶可作羹食者,为真;一种青茎而大,作蒿艾气。味苦不堪食者,名苦薏,非真;其叶正相似,惟以甘苦别之尔……又有白菊,茎叶都相似,唯花白。"可见陶弘景将药用菊花分为真菊和苦薏两类。

随着栽培技术的提高,如人工驯化、有性繁殖和无性繁殖的广泛应用,并且通过人为选择,菊花品种在宋代明显增多。从东晋陶渊明最早开始记载"家菊",到世界上第一部艺菊专著刘蒙所著《刘氏菊谱》问世(公元1104年),间隔约700年,菊花的品种数仅为36个;仅仅隔了一个多世纪,史铸的《百菊集谱》(公元1242年)中记载的菊花品种多达160个。如此众多的菊花品

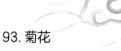

种充分反映了菊花由野生逐渐转为家种的过程。

在宋代范成大《范村菊谱》中收载了栽培药菊"邓州白"和"邓州黄"品种。明代李时珍云："大抵惟以单叶味苦者入药，菊谱所载甘菊、邓州黄、邓州白者是矣。"邓州白、邓州黄很有可能就是我国古代较早选育出来的药用栽培菊。它们的成功栽培，为以后发展怀菊、亳菊、滁菊、贡菊、杭菊和川菊等，提供了优良的种质资源。

从《本草纲目》所附菊图来看，古代药用菊花的形态与现今栽培菊花形态相似，原植物均为菊科植物菊 *Chrysanthemum morifolium* Ramat. 或其栽培变种及变型。因此从基源上来讲药用菊花古今一致，只是因为产地、栽培方法、加工方法和商品规格不同，而区分为杭菊、亳菊、滁菊、贡菊、怀菊、济菊、川菊、祁菊等不同种类。

（孙国铭）

94. 紫参

【出处】

"泽漆汤" 方（第七）

"紫参汤" 方（第十七）

【探讨】

紫参虽历代本草均有记载，但对于其原植物的确定却十分混乱。紫参始出《神农本草经》，被列为中品，谓其"味苦，寒，无毒。治心腹积聚，寒热邪气。通九窍，利大小便"。《名医别录》云紫参"微寒，无毒，主治肠胃大热，唾血，衄血，肠中聚血，痈肿诸疮，止渴，益精。一名众戎，一名童肠，一名马行。生河西及宛朐，三月采根，火炙使紫色"。秦汉时期的本草文献虽对其功效做出了描述，但是未对其形态品种有所描述。直到唐代《新修本草》中首次对紫参形态有了描述："紫参，叶似羊蹄，紫花青穗，皮紫黑，肉红白，肉浅皮深。"据此紫参形态特征描述，其很有可能是蓼科中的蓼 *Polygonum* L.。宋代《本草图经》中记载"紫参，茎青而细，叶亦青，似槐叶，也有似羊蹄者"，并附上当时各地所用的四种紫参原植物图。与此同时，此书中首次记载了拳参这味药，其云："拳参生淄州田野，叶如羊蹄，根似海虾，黑色，五月采。"可见在唐代《新修本草》中紫参的原植物形态与宋代《本草图经》中的淄州拳参极为相似。淄州即山东中部地区，亦与《名医别录》中所载紫参生于宛朐山谷（山东南部地区）相符合。综上所述，通过对紫参原植物形态学、产地及功效的本草考证，《金匮要略》中紫参的基源是蓼科植物拳参 *Polygonum bistorta* L. 的说法，并不是毫无根据的。

值得一提的是，在江浙一带，人们习惯将石见穿当作紫参使用。"石见穿"一物，在 1977 年版《中国药典》《浙江民间中草药手册》《中国植物志》《全国中草药汇编》等多本现代本草文献中，均将唇形科植物华鼠尾草 *Salvia chinensis* Benth 的地上部分作为石见穿的原植物。石见穿为一年生草本，全草入药,根为须根,无粗壮的根状茎。从本草学习惯来讲,通常将以粗壮肥厚的根或根状茎入药者称为参。此外,石见穿的功效主治也与《神农本草经》中的紫参不能匹配。故石见穿不适宜作为古之紫参的代用品。

（孙国铭）

95. 泽漆

【出处】

"泽漆汤"方（第七）

【探讨】

本品首载于《神农本草经》，曰："泽漆，味苦，微寒，无毒。治皮肤热，大腹水气，四肢面目浮肿，丈夫阴气不足。"但对其原植物则语焉不详。《名医别录》云："一名漆茎，大戟苗也。生太山。"《本草经集注》记载："是大戟苗，生时摘叶有白汁，故名泽漆。"五代《日华子本草》曰：

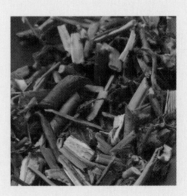

泽漆

"此即大戟花，川泽中有，茎梗小，有叶，花黄，叶似嫩菜，四、五月采之。"可见早期本草文献均将大戟科植物大戟 *Euphorbia pekinensis* Rupr. 的苗当作泽漆使用。无独有偶，宋代《本草图经》中附有冀州泽漆图，图中泽漆根较粗大，叶为卵状披针形，中脉明显，花序既有顶枝发出，又在侧枝上发出。这些特征与今之大戟特征完全相符，而与泽漆不符。可见明代以前泽漆与大戟存在着明显的使用混淆现象，直到明代李时珍才将上述文献中的错误观点纠正过来，其曰："《别录》、陶氏皆言泽漆是大戟苗，《日华子》又言是大戟花，其苗可食。然大戟苗泄人，不可为菜。今考《土宿本草》及《宝藏论》诸书，并云泽漆是猫儿眼睛草，一名绿叶绿花草，一名五凤草。江湖原泽平陆多有之。"虽然《本草纲目》中所绘之泽漆图较为粗糙，但是其花序"初伞梗五条，次级伞梗二三条"的特点皆与今之泽漆相符。至清代《植物名实图考》所附泽漆图则与今之泽漆完全一致。

泽漆汤证之"脉沉者，泽漆汤主之"是承上方"咳而脉浮者"而来，故本方证实为咳而脉沉，沉为在里之象，脉沉者里气不和，肺气不降，故治节不行而水道不通，水饮上逆为咳。本方病机可概括为水饮上逆，咳而上气。泽漆汤中用泽漆，取其泻肺降气、行水去热之功。

（孙国铭）

96. 白前

【出处】

"泽漆汤"方（第七）

【探讨】

虽在《金匮要略》中已开始使用白
前，但在本草文献中展开相应论述，则
首载于梁代《本草经集注》，书中记载：
"此药出近道。似细辛而大，色白易折"，

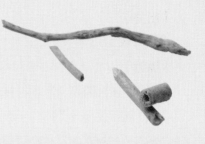

白前

"主治胸胁逆气，咳嗽上气。"唐代《新修本草》记载："白前，叶似柳，或似芫
花，苗高尺许，生洲渚沙碛之上。根白，长于细辛，味甘。俗以酒渍服，主上
气。不生近道。今用蔓生者，味苦，非真也。"可见从其"叶似柳，或似芫花"
的植物形态以及生长于江州边上的生态习性来讲，白前与萝藦科植物柳叶白
前 Cynanchum stauntonii (Decne.) Schltr. ex Levl. 或芫花叶白前 Cynanchum
glaucescens (Decne.) Hand.-Mazz. 非常吻合。而宋代《开宝本草》对白前的
描述为："二月、八月采根，暴干。根似白薇。"

从中不难发现白前与其同科不同属的萝藦科牛皮消属植物白薇
Cynanchum atratum Bge. 或蔓生白薇 Cynanchum versicolor Bge. 极易混淆，
但两药功效却大不相同。两者最简易的鉴别方法为看折断面，中空者为白前，
俗称"鹅管白前"；折断面实心者为白薇，俗称"实白薇"。当然从生长习性上
讲，白前多生长于江边溪滩多砂石处，而白薇多生长于山上，几乎不生长于水
边，两者迥然不同，不可不识。

（孙国铭）

97. 蒲灰

【出处】

"蒲灰散"方(第十三、十四)

【探讨】

蒲灰散方仅蒲灰、滑石二味,为治"小便
不利"或"厥而皮水者"而设。历代医家对方
中的"蒲灰"一物的基源有不同的看法,主要
有以下5种观点:

1. 蒲灰为香蒲之灰

清代尤怡在其所著《金匮要略心典》所

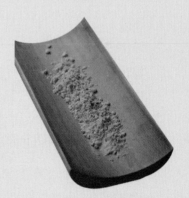

蒲灰

提出:"蒲,香蒲也。宁原云:香蒲去湿热,利小便,合滑石为清利小便之正法
也。"《中药大辞典》选方中引《金匮要略》蒲灰散,谓蒲灰即香蒲研末或烧成
之灰。香蒲最早见于《本草经集注》,曰:"味甘,平,无毒。主治五脏心下邪气,
口中烂臭,坚齿,明目,聪耳。"其功效中并未言及能利小便,治疗小便不利。
香蒲自古入药并不多,蒲灰即香蒲研末或烧灰之说,似乎说服力不够。

2. 蒲灰为蒲蒻灰

"蒲蒻"即香蒲的根。路彭年在其所著之《金匮要略今释》中指出:"蒲灰
尤氏以为香蒲之灰,香蒲即蒲黄之茎叶,又名蒲蒻,殆即魏氏家藏方之箬灰
矣。"《魏氏家藏方》记载:"箬灰散治淋如神。箬叶一两烧灰存性,滑石半两
别研,右为细末,入麻油数点蜡茶汤调下,不拘时候。"从《随息居饮食谱》的
记载来看,蒲蒻甘、凉。能清热凉血,消痈,明目,利咽喉,通二便。如果蒲蒻
烧灰,会不会影响到其利小便的作用呢? 有待进一步临床及实验观察。

3. 蒲灰为菖蒲灰

提出此观点者为民国时期的曹颖甫,他在《金匮发微》中指出:"世皆论
蒲灰为蒲黄,其实不然。蒲灰,即溪涧中大叶菖蒲,味咸能降,辛能开。"菖蒲

辛、温，无毒。考《神农本草经》《本草经集注》《药性论》《日华子本草》《本草纲目》等书，未发现石菖蒲能利小便或治小便不利的相应记载，《本草经集注》载其"止小便利"，《日华子本草》中有石菖蒲"涩小便"的论述，所以若将生石菖蒲烧成灰，应当更具有收涩之性方合常理，而不是利小便。

4. 蒲灰为蒲席灰

李时珍在《本草纲目》"蒲席"附方中引《金匮要略》蒲灰散，曰："小便不利，蒲席灰七分，滑石三分为散，饮服方寸匕，日三。"其虽提到蒲席灰，但在论其主治时仅说它主治筋溢、恶疮，未言及治小便不利，此观点与《本草经集注》《证类本草》中记录一致。所以蒲灰即蒲席烧灰之说，缺乏理论支撑。

5. 蒲灰为蒲黄灰

在清代邹澍所著《本经疏证》"蒲黄"条下记载："病本在外，非可用温，又属皮水，无从发散，计惟解心腹、膀胱之寒热，使小便得利。以是知其为蒲黄无疑也。"《神农本草经》《本草经集注》《药性论》《日华子本草》等书"蒲黄"条下也都记载了有利小便、止血、消瘀血的功效，因此"蒲灰散"中的蒲灰用蒲黄之花粉，有理论支撑，也经得起临床验证。

目前蒲黄的品规，包括生用、清炒和炒炭，散瘀止痛宜生用，止血须清炒或炒炭后使用，当根据临床实际需要灵活运用。本方则一般选用生品来凉血散瘀、利尿，配滑石清利湿热。

（张宇静）

98. 柏叶

【出处】

"柏叶汤"方(第十六)

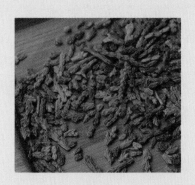

侧柏叶

【探讨】

在现行版药典中,本品为柏科植物侧柏 *Platyclatus orientalis*(L.)Franco 的干燥枝梢和叶,多在夏、秋二季采收,阴干。

本品在《金匮要略》中名"柏叶",仲景将其用于治疗吐血,谓"吐血不止者,柏叶汤主之",方中组成为柏叶、干姜、艾。其后,《本草经集注》记载本品"味苦,微温,无毒。主吐血,衄血,利血,崩中,赤白,轻身,益气,令人耐寒暑,去湿痹,止饥,四时各依方面采,阴干",首次描述了柏叶的性味、采摘时间及使用方法,并将止血范围扩大至衄血、痢血、崩中等。

唐宋时期,《新修本草》基本沿用《名医别录》的学术观点。宋代《本草图经·木部上品》柏实条下提出"性寒"的观点,并认为本品可"止痛""治大人及小儿汤火烧""灭瘢"。元代《汤液本草·木部》继续沿用本品味苦、微温之说。

明清时期,本草著作较多,基本认同柏叶性寒观点,功效也以止血为主,开始认识到本品对脱发、乌发有特殊作用。《本草纲目·木部》谓之治"头发不生",《雷公炮制药性解·木部》柏子仁条下谓其可"乌须黑发",《景岳全书·本草正下·竹木部》更认为其"烧汁涂发,可润而使黑"。

南北朝时期,《雷公炮炙论》首次提出了炮制方法,其曰:"凡使柏叶,并揉去两畔并心枝了,用糯泔浸七日,以酒拌蒸一伏时,每一斤,用黄精自然汁十二两浸、焙,又浸又焙,待干用之。"在《证类本草·木部上品》中的柏实条卜提出了"九蒸九曝"。明清时期,关于侧柏叶的炮制有"酒炙法""烧法""矾炙法""盐炙法"等记载,内容非常丰富。可惜的是,除了"炒(煅)炭法",其他炮制方法已经失传。

由上述文献可见,柏叶自汉代以来,功效上基本以止血为主,明清时期开发了其增发、乌发之效能。对其药性之认识,经历了由温转寒的过程,并增加了诸多炮制方法。目前使用时本品需与柏木叶相区别,不可混淆。

（唐可伟）

99. 艾（艾叶）

【出处】

"柏叶汤"方（第十六）

"芎归胶艾汤"方（第二十）

【探讨】

在现行版药典中，本品为菊科植物艾
Artemisia argyi levl. et Vant. 的干燥叶。夏季
花未开时采摘，除去杂质，晒干。

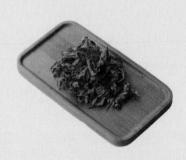

艾

本品在《神农本草经》中没有相关记载。
《本草经集注》确立艾叶之名，另有"冰台""医草"之称，言其"味苦，微温，无
毒。主灸百病，可作煎，止下利、吐血、下部蜃疮、妇人漏血，利阴气，生肌肉，辟风
寒，使人有子。一名冰台，一名医草。生田野，三月三日采，暴干，作煎勿令见风"。

唐宋时期，对本品认识有了进一步发展。唐代孟诜在《食疗本草》中最早介
绍了艾叶的食疗方法及作用，指出"若患冷气，取熟艾面裹作馄饨，可大如弹子
许"，"春初采，为干饼子，入生姜煎服，止泻痢"。宋代《本草图经·草部中品》更
是对艾叶植物形态和道地之说进行了描述，其云："艾叶，旧不着所出州土，但云
生田野，今处处有之，以复道者为佳。云此种灸百病尤胜。"书中并附有明州艾
叶图。同时，对采摘时间也有说明，认为"三月三日""五月五日"均优良。

明代李时珍在《本草纲目·草部》中对本品道地产地作了详细描述，曰："艾
叶，本草不著土产，但云生田野。宋时以汤阴复道者为佳，四明者图形。近代惟
汤阴者谓之北艾，四明者谓之海艾。自成化以来，则以蕲州者为胜，用充方物，
天下重之，谓之蕲艾。相传他处艾灸酒坛不能透，蕲艾一灸则直透彻，为异也。"

艾叶在《金匮要略》中共出现 2 方次，主要治疗吐血及漏下、妊娠下血、半产后
因续下血都不绝等。后世药食同用，内服、外治均可，取其散寒止痛、温经止血之功。

（唐可伟）

100. 诃梨勒

【出处】

"诃梨勒散" 方（第十七）

【探讨】

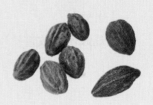

诃梨勒

在现行版药典中,本品为使君子科植物诃子 *Terminalia chebula* Retz. 或绒毛诃子 *Terminalia chebula* Retz. var. *tomentella* Kurt. 干燥成熟果实。秋、冬两季果实成熟时采收,除去杂质,晒干。

诃梨勒原名为诃子,始见于《南方草木状》,原产于波斯,东汉时期即已传入,从南北朝时期开始大量传入中原,至唐宋时期被称为"药中王",以诃梨勒为组方的内、外、儿等各科的临床实践在敦煌遗书中多有记载。其基源略有变迁,早期多从波斯进口,宋《本草图经》云:"诃梨勒,生交、爱州,今岭南皆有,而广州最盛。"现主产于云南、广东、广西等地。野生多,也有栽培。

最早出现的诃梨勒炮制法为"酒蒸",并未提出"去核",唐代出现"去核",但对"去核"的目的未有论述,历代以煨法炮制诃子最为普遍,且多数提倡"去核",亦被现行版药典所采用。古代炮制诃子的方法有十余种,目前多承袭前人净制、切制、煨制、炒制等,如诃子(不去核生用)、诃子肉(去核)、炒诃子肉(去核)、煨诃子(煨)。煨法中以麸煨最佳。

诃梨勒功效为涩肠止泻、敛肺开音。诃梨勒散方证条文简略,难以窥仲景方证之奥;以方测证,虚寒性肠滑泻下是诃梨勒散主治证之一。仲景于方后云:"为散,粥饮和,顿饭。"为顾护胃气调养法,如《本草思辨录》谓:"以粥饮和服,安其中气,是诃梨勒散之泄,亦有功无过矣。"本品亦入汤剂、丸剂。

（郑军状）

101. 败酱

【出处】
"薏苡附子败酱散"方（第十八）

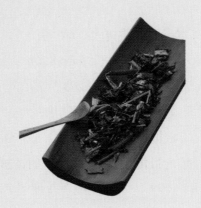

败酱

【探讨】

本品首载于《神农本草经》，被列为中品，又名"鹿肠"，谓其："味苦，平，无毒。治暴热，火疮赤气，疥瘙，疽，痔，马鞍热气。生川谷。"《本草经集注》言其"咸，微寒，无毒。除痈肿、浮肿、结热，风痹不足，产后腹痛。一名鹿首，一名马草，一名泽败。江夏，八月采根，曝干"。又曰："出近道，叶似豨莶，根形似茈胡，气如败豆酱，故以为名。"二书均提到了药味、功效、别名，生长环境，后者更提到了采摘时间、加工方法，以及药物形态特征。

唐宋时期，《新修本草·草部中品》对其色泽、叶之形态有了更多的阐述，认为："此药不出近道，多生岗岭间。叶似水茛及薇衔，丛生，花黄，根紫，作陈酱色，其叶殊不似豨莶也。"宋代《本草图经·草部中品》基本认同前朝观点，其云："叶似水茛及薇衔，丛生；花黄，根紫色，似柴胡，作陈败豆酱气，故以为名。"明代李时珍《本草纲目·草部》谓之"苦菜"，并对本品认识更加完善，其曰："处处原野有之,俗名苦菜,野人食之,江东人每采收储焉,春初生苗,深冬始凋,初时叶布地生,似菘菜而狭长,有锯齿,绿色,面深背浅,夏秋茎高二三尺而柔软,数寸一节,节间生叶,四散如伞。颠顶开白花成簇,如芹花、蛇床子花状。结小实,其根白紫,颇似柴胡。"又曰："南人采嫩者曝蒸作菜食,味微苦,而有陈酱气,故又名苦菜,与苦荬、龙葵同名,亦名苦蘵,与酸浆同名,苗形则不同也。"

由上述文献所见,从魏晋南北朝至明代,对本品形态特征的记录虽有不断完善,但其认识尚有出入,以至后世对其基源认识未能统一。目前一般认为白花败酱、黄花败酱均可作为败酱使用,十字花科植物菥蓂的地上部分(苏败酱)、菊科植物苣荬菜的带根全草(北败酱)则为伪品,不得使用。

(唐可伟)

102. 瓜子

【出处】

"**大黄牡丹汤**"方（第十八）

【探讨】

现行版药典未对其进行收录。

《金匮要略·疮痈肠痈浸淫病脉证并治》云："肠痈者，少腹肿痞，按之即痛如淋，小便自调，时时发热，自汗出，复恶寒，其脉迟紧者，脓未成，可下之，当有血。脉洪数者，脓已成，不可下也，大黄牡丹汤主之。"仲景认为瓜子功善排脓疗痈。在《神农本草经》中，本品名为瓜子，又名水芝，谓其"味甘，平，无毒。主令人悦泽，好颜色，益气，不饥。久服轻身，耐老。生平泽"。《本草经集注》名其为冬瓜仁，谓之："寒，无毒。主除烦满不乐，久服寒中。可作面脂，令悦泽。一名白瓜子。嵩高。冬瓜仁也，八月采之。"二书均认为本品具补益、滋养之功，与《金匮要略》之记述有所不同，说明当时对于瓜子功效的认识是有疑义的。

唐宋时期，出现了白瓜子与甘瓜子关系的争论。《新修本草·菜部》认为白瓜子即甘瓜子，其中记载："《经》云：冬瓜仁也，八月采之。已下为冬瓜仁说。《尔雅》云：水芝瓜也，非谓冬瓜别名。据《经》及下条瓜蒂，并生嵩高平泽，此即一物，但以甘字似白字，后人误以为白也。若其不是甘瓜，何因一名白瓜？此即是甘瓜不惑。且朱书论甘瓜之效，墨书说冬瓜之功，功异条同，陶为深误矣。案《广雅》：冬瓜一名地芝，与甘瓜全别，墨书宜附冬瓜科下。瓜蒂与甘瓜共条。《别录》云：甘瓜子主腹内结聚，破溃脓血，最为肠胃脾内痈要药。本草以为冬瓜，但用蒂，不云子也。今肠痈汤中用之。俗人或用冬瓜子，非也。又案诸本草单云瓜子或云甘瓜子，今此本误作白字，当改从甘也。"《蜀本草·菜上》则从瓜子的色泽不同指出白瓜子与甘瓜子的区别，其云："白瓜子，苏云是甘瓜子也。《图经》云：别有胡瓜，黄赤，无味。今据此两说，俱不可凭矣。苏注盖以冬瓜色青,乃云是甘瓜者。且甘瓜自有青、白二种,只合云白甘瓜也。今据《神农本草经》云:白瓜子即冬瓜仁无疑也。按冬瓜虽色青,而其中子甚白,谓如白瓜子者,犹如虫部有白龙骨焉,人但看骨之白而不知龙之色也。若以甘瓜子为之,则甘瓜青、白二种,其子并黄色,而《千金》面药方,只用冬瓜仁,信苏注为妄,《图经》难凭矣!"

明代李时珍《本草纲目》对冬瓜、甜瓜形态做了描述,认为:"冬瓜三月生苗,引蔓,大叶团而有尖,茎叶皆有刺毛,六月开黄花,结实大如斗而更长,皮厚而有毛,初生正青绿,经霜则白粉。""甜瓜,二三月下种,延蔓而生,叶大数寸,五六月花开黄色,六、七月瓜熟。"可见冬瓜、甜瓜不同,冬瓜子、甘瓜子非一物矣。

目前,《中药大辞典》中收录了冬瓜子,谓其具有润肺、化痰、消痈、利水之功,其功用与《金匮要略》基本相同。

(唐可伟)

103. 王不留行

【出处】

"王不留行散"方（第十八）

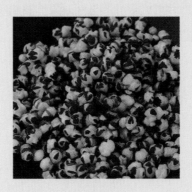

王不留行

【探讨】

在现行版药典中,本品为石竹科植物麦蓝菜 *Vaccaria segetalis*（Neck.）Garcke 的干燥成熟种子。夏季果实成熟、果皮尚未开裂时采割植株,晒干,打下种子,除去杂质,再晒干。

本品首载于《神农本草经》,对其描述为:"味苦,平,无毒。治金疮,止血,逐痛,出刺,除风痹,内寒。久服轻身,耐老,增寿。生山谷。"其后,《本草经集注》谓其"味苦、甘,平,无毒。止心烦,鼻衄,痈疽,恶疮,瘘乳,妇人难产。太山,二月、八月采",并云:"人言是蓼子,亦不尔。叶似酸浆,子似菘子。而多入痈瘘方用之。"二书对其药味、功效、生长环境有了详细记述,后者更是对其植物形态有了初步认识。

唐宋时期,本品功效基本沿用前朝。此时,对植物形态研究更为细致。《本草图经·草部上品》记载:"苗茎俱青,高七、八寸以来;根黄色如荠根;叶尖如小匙头,亦有似槐叶者;四月开花,黄紫色,随茎而生,如松子状,又似猪蓝花。

五月内采苗茎,晒干用。俗间亦谓之剪金草。"并对其产地进行了记录,其云"生泰山山谷,今江浙及并河近处皆有之","河北生者,叶圆花红,与此小别"。同时附有成德军(河北正定)王不留行、河中府(山西永济)王不留行、江宁府(江苏南京)王不留行三幅图。

明清时期,邹澍在其《本经疏证》中指出:"王不留行多生麦地,且其成实适与麦熟同时,故每杂于麦中,凡麦中有此则面不能纯白,故须检去之。检之之法,垫漆几令敧侧,倾麦其上,以手抚之,则纷纷自下,以其形浑圆也。凡物之浑圆者,皆转旋极速而不滞,王不留行名义大率亦不外此。"

需要注意的是,两广地区亦将桑科植物薜荔的干燥花序托作王不留行使用,又称薜荔果、凉粉果、广东王不留行,两者完全不同,不可代之。

(唐可伟)

104. 蒴藋细叶

【出处】

"王不留行散"方（第十八）

【探讨】

现行版药典未收录本品。《神农本草经》收录"陆英"一条，曰其"味苦，寒，无毒。治骨间诸痹，四肢拘挛、疼酸，膝寒痛，阴痿，短气不足，脚肿。生川谷"。梁代《本草经集注》取"蒴藋"一条，谓之"味酸，温，有毒。主治风瘙瘾疹，身痒，湿痹。可作浴汤，一名堇草，一名芨。生田野，春夏采叶，秋冬采茎、根"。同时补充陆英为"无毒，（生）熊耳（川谷）及冤句，立秋采"。

至唐宋时期，对于陆英、蒴藋关系认识说法不一。唐代《新修本草·草部下品》认为陆英即蒴藋，其谓："此即蒴藋是也。后人不识，浪出蒴藋条。此叶似芹及接骨花，亦一类，故芹名水英，此名陆英，接骨树名木英，此三英也。花叶并相似。"宋代《本草图经·草部下品》认为陆英、蒴藋原为一物，前者为花，后者为叶、根、茎，其云："蒴藋条云用叶、根、茎，盖一物而所用别，故性味不同。"又云："又按《尔雅》云：华荂也，华荂荣也。木谓之华，草谓之荣，不荣而实者为之秀，荣而不实者谓之英。然则此物既有英名，当是其花耳。故《神农本草经》云：陆英立秋采。立秋正是其花时也。又葛氏方有用蒴藋者，有用蒴藋根者，有用叶者，三用名别，正与经载三时所采者相会，谓陆英为花无疑也。"宋代唐慎微《证类本草·草部下品之下》认为两者性味不同，非为一物，其有"蒴藋条，唐本编在狼跋子之后，而与陆英条注解并云剩出一条。今详：陆英，味苦，寒，无毒。蒴藋，味酸，温，有毒。既此不同，难谓一种，盖其类尔。今但移附陆英之下"之说。

明清时期，陆英、蒴藋关系仍未统一。李时珍在《本草纲目·草部》中同意《本草图经》将陆英、蒴藋"仍当是一物，分根茎花叶用"的观点，邹澍《本经疏证》中则模棱两可，其云："蒴藋，或谓即是《本经》陆英，或云非是。濒湖氏亦不能主持其说，今疏《本经》陆英如上，而附以《别录》蒴藋条，既不能的指其物，世又并无用者，姑从阙疑。"清代关于蒴藋之主治范围似有发展，提出其有活血化瘀之效。如清代黄元御《长沙药解》谓其"行血通经，消瘀化凝"。"其诸主治，疗水肿，逐湿痹，下癥块，破瘀血，洗隐疹风瘙，傅脚膝肿痛。"

综合上述文献，笔者认为，陆英、蒴藋应为一物之可能性较大，可惜本品临床使用较少，缺乏有说服力的资料，有待进一步研究、探讨。

（唐可伟）

105. 桑东南根

【出处】

"王不留行散"方（第十八）

【探讨】

在现行版药典中,本品为桑科植物桑 *Morus alba* L. 的干燥根皮。秋末叶落时至次春发芽前采挖根部,刮去黄棕色粗皮,纵向剖开,剥取根皮,晒干。

本品首载于《神农本草经》,被列为中品,名为桑根白皮,谓其"味甘,寒,无毒。治伤中,五劳,六极,羸瘦,崩中,脉绝,补虚益气。叶主除寒热,出汗"。至梁代《名医别录》谓其"无毒。主去肺中水气,止唾血,热渴,水肿,腹满,胪胀,利水道,去寸白,可以缝金疮,采无时",提出采摘时间。然二书对植物形态、基源及产地没有描述,也没有对仲景书中为何取东南根入药,进行过说明。

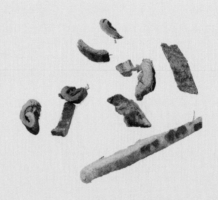

桑根皮

其实,关于桑的分类早在《尔雅》就有记载,其云:"桑,辨有葚,栀。女桑,
桋桑……檿桑,山桑。"唐宋时期方有对其药物形态、基源的描述。宋代苏颂
《本草图经·木部中品》曰:"其实,椹。有白、黑二种,曝干,皆主变白发,皮上
白藓。花,亦名桑花,状似地钱,刀削取,炒干,以止衄、吐血等。"

明清时期,医家对于桑的认识更为全面。明代朱橚《救荒本草·木部》之
桑椹树条下记载:"桑椹,有黑白二种……叶桠者名鸡桑,最堪入药。"基本同
意陈藏器的观点。明代刘文泰等所著的《本草品汇精要·木部中品之上》则
谓:"【名】栀,女桑、山桑、家桑、鸡桑、桑耳、桑菌、木麦、桑黄、桑巨","【苗】
(图经曰)木高一二丈,春生叶,至夏结实,生青绿熟紫黑,根皮黄白色,如虎
斑",提出家桑之名,并对树苗形态进行了描述。明代陈嘉谟《本草蒙筌·木
部》更对山桑、家桑进行比较,其云:"山桑质坚,木堪作檐。家桑气厚,叶可
饲蚕。凡入剂中,须觅家者。"同时期的李时珍《本草纲目·木部》提出白桑、
子桑之名,且对不同品种桑的叶子进行了描写,其谓:"桑有数种,有白桑,叶
大如掌而厚;鸡桑,叶花而薄;子桑,先椹而后叶;山桑,叶尖而长……椹有乌、
白二种。"清代张志聪《本草崇原·本经上品》则对白桑形态描述颇详,其云:
"桑名白桑,落叶后望之,枝干皆白,根皮作纸,洁白而绵,蚕食桑精,叶丝如
银,盖得阳明金精之气。"同时期的吴其濬《植物名实图考·木类》又对女桑产
地进行介绍,其有"今吴中桑矮而叶肥,尽即女桑"之谓。

由上述文献发现,古代桑的种类繁多,却没有明确桑白皮的原植物究为
一种或是几种。目前《中国药典》规定桑白皮为桑科植物桑 *Morus alba* L. 的
干燥根皮,但是鸡桑、蒙桑、华桑等同样作为桑白皮的原植物在广泛使用。

(唐可伟)

106. 葵子

"葵子茯苓散" 方（第二十）

【探讨】

《金匮要略·妇人妊娠病脉证并治》云："妊娠有水气，身重，小便不利，洒淅恶寒，起则头眩，葵子茯苓散主之。"文中葵子究为何物，后世争论不断。

现行版药典收录冬葵果，别名冬葵子，即锦葵科植物冬葵 *Malva verticillata* L. 的干燥成熟果实，具有清热利尿，消肿之效，为蒙古族习用药材。有人据此提出冬葵果和葵子为一物，葵子就是冬葵果。查历代本草，《神农本草经》《名医别录》《新修本草》《本草图经》《证类本草》等，葵子均以葵的种子入药，而无果实入药的记载；虽然《本草纲目》认为入药部位有子、叶、根，亦未提到冬葵果之名，所以，笔者认为葵子即冬葵果之说缺乏说服力。

天葵子即毛茛科植物天葵 *Semiaquilegia adoxoides*（DC.）Makino 的干燥块根，具有清热解毒，消肿散结之效。为地方习用药材，其功用与仲景之用差距较大。

《神农本草经》中载有"冬葵子"，将其列为上品，谓之："味甘，寒，无毒。治五脏六腑寒热，羸瘦，五癃，利小便。久服坚骨，长肌肉，轻身，延年。"其利小便之功颇合葵子茯苓散治子肿之意。部分省市收"苘麻子"作"冬葵子"使用，此物即锦葵科植物苘麻 *Abutilon theophrasti* Medic 的成熟种子。两者从功效作用上来对比，确实有接近之处。

有些学者提出"葵子"当为向日葵籽，然现今可查最早记载"向日葵"的文献为明代王象晋所著之《群芳谱·菊（附）·丈菊》，植物学界亦认为向日葵为明代自北美洲引入中国。中国在先秦两汉时期是否就有本土向日葵品种，缺乏文献支持。

（唐可伟　张宇静）

107. 防风

【出处】

"桂枝芍药知母汤"方（第五）

"侯氏黑散"方（第五）

"防己地黄汤"方（第五）

"薯蓣丸"方（第六）

"竹叶汤"方（第二十一）

防风

【探讨】

在现行版药典中，本品为伞形科植物防风 *Saposhnikovia divaricate* (Turez.) Schischk. 的干燥根。春、秋二季采挖未抽花茎植株的根，除去须根和泥沙，晒干。

本品首载于《神农本草经》，被列为上品，又名"铜芸"，书中对本品描述为："味甘，温，无毒。治大风，头眩痛，恶风，风邪，目盲无所见，风行周身，骨节痛痹，烦满。久服轻身。生川泽。"《本草经集注》提出茴草、百枝、屏风、简根、百蜚之名，谓其"辛，无毒。胁痛，胁风，头面去来，四肢挛急，字乳，金疮，内痉。叶，主中风，热汗出。一名茴草，一名百枝，一名屏风，一名简根，一名百蜚。沙苑及邯郸、琅玡、上蔡。二月、十月采根，暴干"，对于其产地、采摘时间、收藏方法描述甚详，并认为其叶也可入药，可主汗出中风。

唐宋时期对于本品的认识更为完善。唐代甄权《药性论》提出其花可入

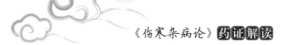

药,《证类本草·草部上品之下》引用其观点云:"花主心腹痛,四肢拘急,行履不得,经脉虚羸,主骨节间疼痛。"同时期的《新修本草·草部上品之下》认为其子"疗风更优。"《日华子本草·草部上品之下》谓其主"治三十六般风,男子一切劳羸,补中,益神,风赤眼,止泪,及瘫缓,通利五脏、关脉,五劳七伤,羸损,盗汗,心烦体重,能安神定志,匀气脉",首次提出其具有调畅气机、安神定志之功,认为本品不仅可治外风,也可内调脏腑。宋代苏颂《本草图经·草部上品之下》对于本品的形态描述甚详,其曰:"根土黄色,与蜀葵根相类。茎叶俱青绿色,茎深而叶淡,似青蒿而短小,初时嫩紫,作菜茹,极爽口。五月开细白花,中心攒聚,作大房,似莳萝花。实似胡荽而大。"同时附有解州(山西解县)防风、齐州(山东济南)防风、同州(陕西大荔)防风、河中府(山西永济)防风四幅图。

明清时期,对于本品功用之描述更加广泛。如《本草纲目·草部》用其治自汗不止,睡中盗汗,老人大肠秘涩,偏正头风,破伤中风,小儿解颅,妇人崩中,更可解乌头、芫花、野菌等中毒,在解药毒方面有所发明。《长沙药解》谓其"行经络,逐湿淫,通关节,止疼痛,舒筋脉,伸急挛,活肢节,起瘫痪,清赤眼,收冷泪,敛自汗盗汗,断漏下崩中",基本总结出了前人的用药经验。

从上述文献所知,秦汉、唐宋时期,本品叶、花、子均可入药,后世反取其根部入药,减少了使用部位,其作用似乎也相应减少。根据古人经验,本品既可疗肌肤、经络之外风,也可治疗内科诸多杂病,尚有补益之功。

(唐可伟)

108. 土瓜根

【出处】

"土瓜根"方（233）

"土瓜根散"方（第二十二）

【探讨】

现行版药典未收录本品。

本品首载于《神农本草经》，将其列为中品，谓其"味苦，寒，无毒。治消渴，内痹，瘀血，月闭，寒热，酸疼，益气，愈聋"。所以，仲景使用的土瓜根实为王瓜根。233 条中见阳明病，津液内竭，大便虽硬而不可攻之者，取其捣汁，以筒吹入肛门取便，说明本品具有润肠通便之功；《金匮要略·妇人杂病脉证并治》将其用于"带下，经水不利，少腹满痛，经一月再见者"，说明本品又有通利经水之效。仲景之用与《神农本草经》之旨基本相吻合。

唐宋时期，除对本品形态特征有了更深入认识外，又有藜菇、钩菇之名。苏颂《本草图经·草部中品之下》记载："《月令》：四月王瓜生，即此也。……均房间人，呼为老鸦瓜，亦曰菟瓜。谨按《尔雅》曰：黄，菟瓜。郭璞注云：似土瓜。而土瓜自谓之藜菇，又名钩菇，盖菟瓜别是一种也。又云：芴菲，亦谓之土瓜，自别是一物，《诗》所谓采葑采菲者，非此土瓜也。大凡物有异类同名甚多，不可不辨也。"当然，本品也需与老鸦爪（菟瓜）、芴菲鉴别，不可混用。同时，又有赤雹子一名。寇宗奭《本草衍义》谓其"体如栝楼，其壳径寸。一种长二寸许，上微圆，下尖长，七八月间熟，红赤色。壳中子如螳螂头者，今人又谓之赤雹子。其根即土瓜根也。于细根上又生淡黄根，三五相连，如大指许。根与子两用，红子同白土子，治头风"。

清代邹澍《本经疏证》将其与栝蒌进行了比较，认为："王瓜与栝蒌种种颇同，故其性情亦多相近者，特栝蒌实中结蒌，子攒蒌上，故为启脾阴以奉极高之心肺；王瓜蔓上多须，根根叠接，三五相连，故为行脾精以输经络隧道。

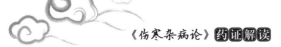

又栝蒌之蔓光滑,王瓜之蔓粗涩;栝蒌之子酸,王瓜之子酸苦。是其性有纯、驳之分,纯者主益,驳者主行,故栝蒌功用多在滋养,王瓜则专事通行,似适相反,然亦有相并而不相背者。"从形态、味道、功用上对照可知,两者有异。

由上述文献所见,本品一名土瓜,又名藈菇、钩菇、赤雹子,当为葫芦科植物王瓜的果实,与今天的旋花科植物土瓜的块根不同,也与栝蒌有异,不可替代使用。

(唐可伟)

109. 蛇床子仁

【出处】

"蛇床子散" 方（第二十二）

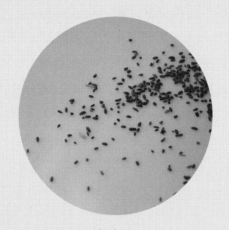

蛇床子

【探讨】

在现行版药典中，本品为伞形科植物蛇床 *Cnidium monnieri*（L.）Cuss. 的干燥成熟果实。夏、秋二季果实成熟时采收，除去杂质，晒干。

本品首见于《神农本草经》，将其列为上品，又名"蛇粟"，或名"蛇米"，谓其"味苦，平，无毒。治妇人阴中肿痛，男子阴痿，湿痒，除痹气，利关节，癫痫，恶疮。久服轻身。生川谷及田野"。《本草经集注》更有虺状、思益、绳毒、枣棘、墙蘼之名，谓之"味辛、甘，（平），无毒……温中下气，令妇人子藏热，男子强阴。好颜色、令人有子。一名虺状，一名思益，一名绳毒，一名枣棘，一名墙蘼。（生）临淄（川谷及田野），五月采实，阴干"。二书对本品功效论述颇详，并归纳性味为辛、甘、平，无毒。

雷敩《雷公炮炙论》首次提出了本品的炮制方法。《雷公炮制药性解·草部上》记载："雷公云:凡使,须用浓兰汁、并百部草根自然汁二味,同浸三伏时,滤出,日干。却,用生地黄汁相拌蒸,从午至亥,日干用。此药只令阳气盛数,号曰鬼老也。"

唐宋时期,对于本品认识,基本沿续前代文献。《日华子本草·草部上品之下》提出新的炮制方法,曰:"凡合药服食,即挼去皮壳,取仁微炒杀毒,即不辣。作汤洗病,则生使。"

明清时期,本草著述较多,医家认识也无太大差异。《雷公炮制药性解·草部上》认为本品有小毒。明代陈嘉谟《本草蒙筌·草部中》认为本品"近秋收采,背日荫干"。至于其炮制方法,《本草蒙筌·草部中》记载:"入药取仁炒用,浴汤带壳生煎。"《雷公炮制药性解·草部上》则曰:"酒浸一宿,地黄汁拌蒸,焙干用。"关于其主治方面,《本草崇原·本经上品》言其"主治男子阴痿湿痒,妇人阴中肿痛,禀火气而下济其阴寒也。除痹气,利关节,禀火气而外通其经脉也。心气虚而寒邪盛,则癫痫。心气虚而热邪盛,则生恶疮。蛇床味苦性温,能助心气,故治癫痫恶疮。久服则火土相生,故轻身。心气充盛,故好颜色"。《本草纲目·草部》则记载:"蛇床乃右肾命门、少阳三焦气分之药,神农列之上品,不独辅助男子,而又有益妇人,世人舍此而求补药于远域,岂非贱目贵耳乎?"《本草纲目》《本草蒙筌》均提到本品恶丹皮、贝母、巴豆。

由上述文献所见,历代医家对于本品分布、采收加工、性味、主治功效、注意事项等认识基本一致。对于炮制方法,自《雷公炮炙论》以降,则有相应发挥。

(唐可伟)

110. 干漆

【出处】

"大黄䗪虫丸"方（第六）

【探讨】

《金匮要略·血痹虚劳病脉证并治》云："五劳虚极羸瘦，腹满不能饮食，食伤、忧伤、饮伤、房室伤、饥伤、劳伤，经络营卫气伤，内有干血，肌肤甲错，两目黯黑。缓中补虚，大黄䗪虫丸主之。"方中使用干漆一两。由于干漆现在使用较少，其为何物，具有何种功效，大家认识比较模糊。

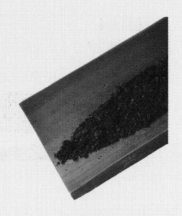

干漆

本品首载于《神农本草经》，谓其"味辛，温，有毒。治绝伤，补中，续筋骨，填髓脑，安五脏，五缓，六急，风寒湿痹。生漆，去长虫。久服轻身、耐老。生川谷"，对其性味、功效及生长环境进行了描述。文中"五缓六急"为使用大黄䗪虫丸的一个要点。梁代《本草经集注》则谓干漆："有毒。治咳嗽，消瘀血、痞结腰痛，女子疝瘕，利小肠，去蛔虫。汉中，夏至后采，干之。"不仅认为本品有毒，更提出了"瘀血、痞结"的观点，其为使用大黄䗪虫丸的另一个要点。所以，笔者认为，仲景使用干漆是符合当时用药规律的。

自《神农本草经》至今，均认为其具有毒性，因此不可滥用。如陶弘景谓其"半夏为之使。畏鸡子"。《本草从新·木部·乔木类》则云："虚人及惯生大疮者戒之。"《本草求原·乔木部》也有"胃虚人忌之"之语。

在现行版药典中，本品为漆树科植物漆树 *Toxicodendron vernicifluum*（Stokes）F.A.Barkl. 的树脂经加工后的干燥品。一般收集盛漆器具底留下的漆渣，干燥。切不可用化学合成之漆渣充当干漆使用。

（唐可伟）

111. 甘李根白皮

【出处】

"奔豚汤"方（第八）

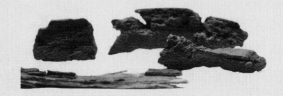

甘李根白皮

【探讨】

现行版药典未收录本品。

李根皮，又名李根白皮、甘李根白皮，为李树根皮刮去粗皮留下的韧皮。本品首见于《金匮要略》，仲景将其用于治疗奔豚病。在唐朝王焘《外台秘要》中，它成了治疗奔豚气的专品。清代黄元御《长沙药解》谓其"下肝气之奔冲，清风木之郁热"，更是一语道出了奔豚气产生的机缘及使用李根皮治疗的方法。

对于本品性味的认识，后世则有疑惑。李时珍《本草纲目》认为李根皮有甘、苦二种，均可入药，其云："李根皮取东行者，刮去皱皮，炙黄入药用。别录不言用何等李根，亦不言其味。但药性论云：入药用苦李根皮，味咸。而张仲景治奔豚气，奔豚汤中用甘李根白皮。则甘、苦二种皆可用欤？"张璐《本经逢原·果部》则认为甘为李之甘，苦为根之苦，两者同为一物，其云："《药性论》云，入药用苦李根皮，而仲景治奔豚气奔豚丸用甘李根白皮，时珍疑为二种，不知仲景言甘，是言李之甘，《药性》言苦，是言根之苦。"笔者同意后者观点。

　　由于李根皮药肆基本缺货,故多以椿白皮或桑白皮代之,笔者认为缺乏理论依据。首先,《中国药典》认为椿白皮为苦木科植物臭椿 *Ailanthus altissima* (Mill.) Swingle 的干燥根皮或干皮,桑白皮为桑科植物桑 *Morus alba* L. 的干燥根皮,两者与李根皮基源不同。其次,椿白皮苦、涩,寒。归大肠、胃、肝经。具清热燥湿,收涩止带,止泻,止血之效,可用于治疗赤白带下,湿热泻痢,久泻久痢,便血,崩漏;桑白皮甘,寒。归肺经。具泻肺平喘,利水消肿之效,可用于肺热喘咳,水肿胀满尿少,面目肌肤浮肿。两者皆无"下肝气之奔冲,清风木之郁热"之效,故治疗奔豚气逆无效。

(唐可伟)

112. 白酒、清酒

【出处】

"栝楼薤白白酒汤"方（第九）

"炙甘草汤"方后附（177）

【探讨】

水为酒之骨，曲为酒之魂。中国的酒文化，可以上溯至殷商时期。中国的酒，是从谷物发酵酒起源的，不是果物发酵酒。从目前殷墟出土的酿酒遗址，商代的青铜器之"滔器"，《礼记》中对古代酿酒技术的概括，可以充分说明，当时的中国人就已经掌握了制曲的方法，已经能够非常成熟地大规模酿酒了。汉至唐时期，酿酒技术与工艺达到了巅峰。

但是仲景在"栝楼薤白白酒汤"里入药使用的白酒，指的是"浊酒"，和今日的米酒有点类似，绝不会是今日所指的蒸馏酒，因为汉代的酒都是压榨酒，酒的度数并不高，也就10°左右，和现在的黄酒差不多；汉代至宋元时期，确实有蒸馏器的出现，但一般都是为炼丹使用，"元代引入蒸馏酒"是目前最为学术界认同的观点，明代李时珍《本草纲目·谷·烧酒》中对元代"烧酒工艺"展开了详尽的描述，因此可以说至少从元代开始，酿酒师就掌握了蒸馏酿酒技术。

仲景书中还多次提到"清酒"的使用，"清酒"指的是一种酿造精细、色泽明亮、发酵充分的酒。早在《大雅·韩弈》中就已经有"清酒"的记载，中国是清酒的起源地，在本书中多作为溶媒剂使用，如炙甘草汤等。清酒相对高档，多作为祭祀使用；浊酒由于杂质未去干净，相对廉价，多为百姓平常饮用。两者加工方法基本相同，但原料不一样，浊酒多使用的是黍和稻，而清酒使用的多是粟。

酒除了通血脉的作用外，还有增强药物整体作用的能力，类似引经药的作用。但是它总归是湿热之品，不宜多用、久用。

（张宇静）

113. 椒目

【出处】

"己椒苈黄丸"方（第十二）

【探讨】

本品即芸香科植物青椒 *Zanthoxylum schinifolium* Sieb. et Zucc. 或花椒 *Zanthoxylum bungeanum* Maxim. 的干燥成熟种子。根据历代文献总结,本品为除水肿胀满、痰饮喘逆之佳品。首载于《金匮要略》,而非《神农本草

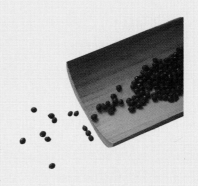

椒目

经》。仲景认为椒目辛以散之,可除心腹留饮,并能使水津上承,故可治"腹满,口舌干燥"之症。

陶弘景《本草经集注》谓椒目"冷利去水,则入药不得相杂尔",首次提出其有利水之功。唐宋时期,《新修本草·木部下品》蜀椒条下更是对其性味、道地药材进行介绍,言其"味苦,寒,无毒。主水腹胀满,利小便。今椒出金州西域者,最善。"

明清时期,《本草纲目·果部》认为"椒目下达,能行渗道,不行谷道,所以能下水燥湿、定喘消蛊也"。《本草衍义》亦谓之可治盗汗、水蛊,其于"蜀椒"条下云"子谓之椒目,治盗汗尤功",又云椒目"能行水,又治水蛊"。在《本草蒙筌·木部》蜀椒条下更指出其可定痰喘,云:"椒目味苦兼辛,行水而治水蛊。定痰喘劫药,敛盗汗捷方。并宜炒之,研末调服。"这些学术经验值得引起重视。

（唐可伟）

114. 葱白

【出处】

"白通汤" 方（314）

"旋覆花汤" 方（第二十二）

【探讨】

葱是大家最为熟悉的调味食材之一，葱白指的是靠近根部的白色鳞茎部分。白通汤证是阴寒内生，格阳于外，葱白在这里是用来升阴、通达阳气的，几千年来这个观点从无异议。

其实葱并不是一个单一的品种，一般可分为大葱和小葱两大类，大葱即包括分葱、胡葱、楼葱之类，小葱包括香葱、四季葱、木葱等。葱不是舶来品，早在《神农本草经》中即有收录，名为"葱实"，味辛，温，主"明目，补中不足。"一物分三，葱白主治伤寒寒热，葱根主伤寒头痛，葱汁主溺血，解藜芦毒。西汉《说文解字》中记载"葱，菜也"，可惜未描述当时它是哪一个品种。在北魏著名农书《齐民要术·种葱第二十一》中记载："《广志》曰：葱有冬春二种，有胡葱、木葱、山葱。三月别小葱，六月别大葱，七月可种大小葱（夏葱曰小，冬葱曰大）。"

仲景书中葱白是用"茎"作为计量单位，大葱辣味轻，小葱辣味浓郁，不同品种的葱白重量相差悬殊，而从现有文献中很难判断出东汉时期民众所用的是哪一种，所以这味药使用时，建议读者就地取材。需要注意的是，切不可将葱与薤、洋葱、韭、蒜混为一谈。

（张宇静）

115. 藜芦

【出处】

"藜芦甘草汤"方（第十九）

【探讨】

在《伤寒杂病论》中，"藜芦甘草汤"有方名而没有出方，或为漏简所致，历代医家少有使用藜芦的记录，对本方往往直接跳过不注解。由于藜芦属于强烈涌吐药，治疗量和中毒量接近，用量很难控制，使用不当还可能导致中毒死亡，很多中医从未见过藜芦长啥样，更不要说使用了，非专业人士切不可孟浪试药。

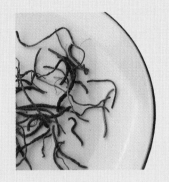

藜芦

藜芦为百合科藜芦属植物藜芦 *Veratrum nigrum* L. 的根或带根全草，有吐风痰、杀虫的功效，能治疗中风、癫痫、喉症见痰涎涌盛者，外用能治疗疥癣秃疮。《神农本草经》《名医别录》《本草图经》中对藜芦有详尽的功效、生长特性的记载。

《金匮要略·跌蹶手指臂肿转筋阴狐疝蛔虫病脉证治》曰："病人常以手指臂肿动，此人身体胴胴者，藜芦甘草汤主之。"这个患者的症状特点是手指关节、臂部出现肿胀，伴有震颤，全身肌肉颤动。这些手指臂肿、肌肉颤动、手足麻木不仁、筋脉拘急或疼痛都是风痰证的表现，风夹痰而内结于膈，浸淫筋脉，肆虐经气脉络，则手指臂肿动，或手足麻木不仁，或筋脉拘急或疼痛；风痰走窜肌肉，则肌肉颤动；风痰肆虐于面，则口眼㖞斜。这么描述似与帕金森病综合征的表现有点类似。方中藜芦涌吐风痰，使其膈部之邪，悉从上而出，甘草和合药性，两者相互为用，以建其功。

藜芦内服一般都入丸、散，成人剂量为 0.3～0.6g。外用适量，研末后油或水调涂。全株有大毒，引起中毒的主要成分是天目藜芦碱、绿藜芦碱等生物碱。其机制与乌头碱类似，主要作用于延髓的迷走神经，引起各种心律失常，使运动神经、感觉神经、中枢神经及横纹肌先兴奋后麻痹。小剂量反射性地抑制呼吸中枢，大剂量直接抑制呼吸中枢，本品对局部有强烈的刺激作用，如局部用药剂量过大，可引起上腹部灼痛，口服对胃肠有较强的刺激作用。藜芦中毒后的解救方法如下：①用 1 ： 5000 高锰酸钾或 1% 鞣酸溶液洗胃，用硫酸镁或硫酸钠导泻，用 2%～3% 药用炭混悬液，减少毒物在胃中的吸收。②复方碘溶液 10～30 滴，加入水中服下。③静脉输入 5% 葡萄糖氯化钠注射液，补充有效循环血量，同时加速毒物排出。如出现低血钾，可适当补充钾盐。④出现心脏抑制反应时，可给予毒毛花苷 K0.25mg 肌内注射，也可用麻黄碱类，但禁用肾上腺素类。皮下注射硫酸阿托品 0.5～1mg，3～4 次 /d，以加强心率，症状严重者可每隔 15～30 分钟注射 1 次，直至心率增加、血压上升为止。

（张宇静）

116. 白薇

【出处】

"竹皮大丸"方(第二十一)

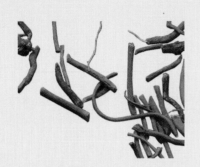

白薇

【探讨】

"白薇"首见于《神农本草经》。在现行版药典中,本品为萝摩科植物白薇 *Cynanchum atratum* Bge. 或蔓生白薇 *Cynanchum versicolor* Bge. 的干燥根及根茎。广东部分地区有用"广东白薇"即菊科植物毛大丁草 *Gerbera piloselloides* (L.) Cass. 的干燥带根全草作为"白薇"入药的习惯,"白薇"与"广东白薇"科属不同,药用部位"白薇"用根及根茎,而"广东白薇"为全草,两者性味、归经、化学成分与效用完全不同,两药应区别使用,不能混淆使用。跨省商品流通尤须注意。

"竹皮大丸"方后注"有热者,倍白薇",白薇味苦咸,性寒,入肺、胃、肾经,长于轻清虚火,透泄血热;经蜜炙后其性偏润,以退虚热为好。其实白薇蜜炙是近代才开展起来的,历代文献中还有很多白薇其他的炮制方法资料,如南北朝刘宋时代《雷公炮炙论》中的糯米泔浸一宿再蒸法;宋代《圣济总录》中的炒法,《卫生家宝产科备要》中的锉、焙制法;清代又增加了酒洗后糯米泔浸,再蒸晒及酒洗用等炮制方法等,都值得研究。

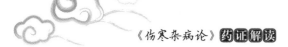
很多人服用白薇后会出现恶心、呕吐,这是因为白薇中的白薇苷能使心肌收缩作用增强,心率变慢,如果不注意使用剂量,易引起强心苷样中毒反应,可出现心悸、恶心、呕吐、头晕,头痛,腹泻、流涎等中毒症状,中毒量为30～45g,临床用药应予以注意。药典参考用量为5～10g。

白薇的根和根茎都可以入药,不局限于根,这是符合传统业内习惯的。本品虽然属于冷背药材,但却是伪品聚集的重灾区,最常见的伪品为白前、徐长卿、竹灵消等。由于都是萝藦科属植物,性状非常接近,个子亦不容易分辨,切成饮片后单凭传统鉴定法非常难分辨,必须结合显微鉴定及薄层色谱等方法予以区分。

（张宇静）

117. 狼牙

【出处】

"狼牙汤"方（第二十二）

【探讨】

仲景书中使用狼牙仅两次，一次出现在胸痹心痛篇中的"九痛丸"中，另一次为妇人篇中为治疗"阴中蚀疮烂者"而设，狼牙一味煎浓汁后，直接纳入阴道溃疡处外敷。

"狼牙"究为何物？在现行版药典中无"狼牙"条收录。很多医家认为狼牙指的是仙鹤草，因为仙鹤草还有一个类似俗称叫"龙芽草"。查《神农本草经》中"牙子"条下记载："一名狼牙。味苦，寒，有毒。治邪气，热气，疥瘙，恶疡，疮，痔，去白虫。生川谷。"陶弘景在《本草经集注》中对"狼牙"的植物习性首次进行了描述："生淮方川谷及宛朐，八月采根，曝干……近道处处有，其根牙亦似兽之牙齿也"。《证类本草》"牙子"条下引《唐本草》注云："此草一茎，茎头四叶，叶隙著白花，好生山谷阴虚软地，根似细辛而黑，有毒。"结合以上文献资料，可以推翻"狼牙"为"仙鹤草"的推论。

近代有部分本草研究者提出"狼牙"为豆科木蓝属植物马棘 *Indigofera pseudotinctoria* Mats 的根，结合其植物形态特征和药物功效（马棘有清热解毒、散结的功效）与传统本草文献对比，确实非常接近，此研究结论值得参考。

（张宇静）

118. 苏叶

【出处】

"半夏厚朴汤"方（第二十二）

【探讨】

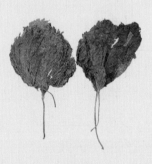

苏叶

"苏"在中国种植历史非常悠久,地域广泛。最早将其纳入药用并流传下来的文献,是《金匮要略》,而不是《神农本草经》。书中仲景使用干苏叶仅一次,用在治疗妇人"咽中如有炙脔"的半夏厚朴汤中。苏叶辛散之性,善破凝寒,扩胸腹,消胀满,故能治咽中郁结之证。

苏有很多品种,最常见的是白苏和紫苏。在历代民间生产、生活过程中,主要用于香料和食用方面,其叶(苏叶)、梗(苏梗)、果(苏子)均可食用,可生食、作汤,还可以腌渍果脯。直至梁代陶弘景在他的《本草经集注》中,才提出药用苏叶当选"紫苏叶",他认为"叶下紫色而气甚香,其无紫色、不香、似荏者,名野苏,不任用"。宋代《本草图经》对这个观点展开了更详细的描述:"紫苏,叶下紫色,而气甚香,夏采茎叶,秋采实。苏有数种,有水苏、白苏、鱼苏、山鱼苏,皆是荏类。白苏方茎圆叶,不紫,亦甚香,实亦入药。鱼苏似茵陈,大叶而香,吴人以煮鱼者,一名鱼舒。生山石间着名山鱼苏,主休息痢,大小溪频数,干末米饮调服之,效。"此后各代本草均将紫苏作为药用苏的正品。

近些年来,紫苏因其特有的黄酮类及挥发油成分,成为一种倍受世界关注的多用途植物,俄罗斯、日本、韩国、美国、加拿大等国对紫苏属植物进行了大量的商业性栽种,开发出了包括食用油、药品、腌渍品、化妆品在内几十种紫苏产品,证明紫苏在保健食品方面的潜在能力巨大。

（张宇静）

119. 酸枣仁

【出处】
"酸枣仁汤"方（第六）

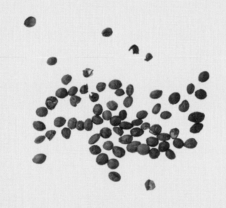

酸枣仁

【探讨】

　　"酸枣"首载于《神农本草经》，而仲景之"酸枣仁汤"方中使用的并不是酸枣，而是其种仁；最早对酸枣仁展开论述的是梁代的《名医别录》，其提出酸枣仁主治"烦心不得眠……补中，益肝气，坚筋骨"的论点，独有见地。可惜的是，在相当长的一段时间里，医学家对大枣和酸枣的基源混淆不清，两者经常相替使用，直至《证类本草》中才对两者的性状展开了区分性描述，其曰："酸枣此乃棘实，更非他物，若谓是大枣味酸者，全非也。酸枣小而圆，其核中仁微扁，大枣仁大而长，不类也。"此段中植物形态特征描述与现今之酸枣是一致的。

　　酸枣长于走表，多用于治疗肢体酸胀、痹痛；而酸枣仁长于收敛，尤善于收敛心肝之气，（与龙骨类似），应用指征比较窄，切不可一见"失眠多梦"或"多寐"就用此物，常罔效。

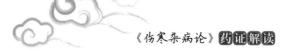

　　传统经验认为,酸枣仁以粒大,饱满,外皮色紫红为上品,因其价格昂贵,收货中经常可见酸枣仁中有混淆品种"滇枣仁"掺于其中,两者性状上有明显区别,其实不难区分,请参看拙作《寻觅本草》中"酸枣仁"一节中有详细讲解。酸枣树目前仍多野生,多棘刺,故果实采收不易,原多等其果实自然成熟掉落下来后拾取加工,但这种果实剖出来的种仁颜色偏黯,明显不如未成熟果实之种仁鲜艳好看,且容易碎裂,卖相较差,导致目前酸枣仁抢青现象非常严重,这也是目前酸枣仁检测斯皮诺素含量经常不合格的重要原因之一(产地与加工方式也是重要因素)。另外,由于酸枣仁富有油性,若保管不当,非常容易走油和霉变,导致黄曲霉素非常容易超标。因此酸枣仁必须放置于干燥通风处,或入恒温湿库保存。

(张宇静)

120. 粳米

【出处】

"竹叶石膏汤"方（397）

"白虎汤"方（176）

"桃花汤"方（306）

"附子粳米汤"方（第十）

"麦门冬汤"方（第七）

【探讨】

　　粳米为一种水稻的加工品。肯定有读者疑惑，张仲景是河南南阳人氏，其当时的社会、经济中心亦是在长江以北的中原地带，不都是以麦为主食，怎么会对"粳米"这一个江南之物如此熟悉呢？

　　秦岭－淮河是我国地理南北分界线，往北属北方，往南则属于南方，南北两侧呈显著变化，而淮河以南、长江以北为过渡区域。例如，就目前行政概念中的河南省而言，绝大部分人民确实以麦面为主食，但是位于河南省南端的信阳市，却是以水稻稻米为主食。其实稻米大类可以分两种，即"糯"与"秔"，如《字林》记载："糯，黏稻也。秔，稻不黏者。"所谓的"糯"指的就是今日之糯米，"秔"指的就是今日之粳米。当然如果细分绝不这么简单。在先秦时期文献中的"稻米"二字指的是"糯"，当时的产量不大，非常珍贵，所以《论语·阳货》记孔子曰："食夫稻，衣夫锦，于女安呼？"但到了汉代，水稻已经广泛种植，也有一定的流通，从洛阳考古发现的陶仓中，就有"稻""白米"的文字，西安出土的陶罐上还标出了"粳米"二字，说明汉时北方吃稻米已经不是稀罕事了，而且粳米和稻（糯米）分开标识、使用了。

　　本品《神农本草经》未予收录，至梁代《本草经集注》中谓其："主益气，止烦，止泄。"仲景使用粳米一共有六方，其煎法非常讲究。第一种，粳米随其他药物一同投入，待米熟汤成即出锅，使用这种方法的是白虎汤、白虎加人参

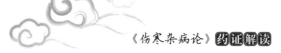

汤、麦门冬汤、附子粳米汤;第二种是先熬米汁,然后将其他药物投入熬出的米汁中再进行煎煮,如桃花汤;第三种就是先煎煮其他药物,粳米是待药汤即成时投入(类似于现在的后下),如竹叶石膏汤。其实其中之义不难理解,竹叶石膏汤用粳米是取其"益气",故用半升粳米后下,独取其气而不取其味;米汁浓熬则浆汁净出,此时取其味能"止泄",用于桃花汤中与其他温涩之品合用就非常合适,此时粳米的使用量可以大一些;若要治"烦"或"胸胁逆满",则与他药同煎、米熟汤成即可(一般仅需 8～12 分钟),急则气味厚,主取其气兼取其味,此时粳米使用的量不宜太大。

(张宇静)

121. 大麦、小麦

【出处】

大麦

"硝石矾石散" 方后记（第十五）

"白术散" 方后记（第二十）

小麦

"甘麦大枣汤" 方（第二十二）

【探讨】

大麦是远古时期就被人类发掘并驯化的旱地物种，作为粮食作物使用。仲景用大麦粥来下"白术散"，治疗妊娠病之渴；而在治疗女劳疸时取矾石、硝石为散，以大麦粥汁和服方寸匕，都是取其"和胃气"之义。

小麦的发展与推广明显晚于大麦，更不及黍、粟等原生作物，这与其在种植上对土壤、水分的要求比黍、粟等要高有直接关系。《中国农学史》作者曾雄生先生研究发现，汉武帝时期小麦得到广泛种植推广，与当时其大力兴修水利是离不开的。

《伤寒论》中有"索饼"的记载（332），其"饼"并非今日之面饼，而是一种很粗糙的麦粒饼。战国晚期，粮食收获后就已经有了完整的去秕、脱壳、粉碎等加工过程。《易·系辞》中所记"掘地为臼"中的"臼"就是一种古老的脱壳工具，其中石臼保留至今；脚踏式脱壳工具——"碓"直至民国时期仍在普遍使用。陕西临潼出土的旋转式石磨，可以证明早在秦代就已经使用石磨进行粮食加工，但是当时的石磨磨芯较小，深度浅，所以加工出来的麦粒非常粗糙，接近于碎粒麦屑，当时的百姓将这些碎麦粒蒸煮后使用，此即"饼"，又称为"麦饭"，以与当时主食相区别。对中国面食史有兴趣的读者可翻阅《汉书·百官公卿表上》《宋史》等相关文献，在此不再赘述。

（张宇静）

122. 香豉(豉)

【出处】

"栀子豉汤"方等(76)

"栀子大黄汤"方(第十五)

【探讨】

豆豉,在中国是一种历史非常悠久的豆制品,制造原料为大豆。据吉林出土的炭化大豆考古资料表明,东周时期就已经大规模种植大豆。从

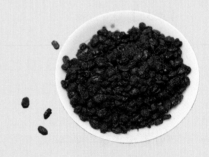

豆豉

《史记》《汉书》等资料不难发现,春秋时期大豆就已经成为重要的粮食作物,与粟并列。

大豆有黑、白二种,黑者入药,白者入食,加工成豆豉亦有咸、淡两种,淡者入药,咸者作菜,历来不相混淆。其药用功效虽至《名医别录》才展开系统整理,但实际应用方面,仲景所在的东汉时期早就有明确记载了。

目前淡豆豉的货源问题很严峻。药市上常见的淡豆豉,或表面大部分白色,难以刮掉(放到显微镜下发现不是菌丝);或质地坚硬,难以掰断;没有发酵物的特有香气,而是酸臭气、石灰气;断面不是棕黑色而是棕黄色。现行版药典对其性状有比较准确的描述:"本品呈椭圆形,略扁,长 0.6～1cm,直径 0.5～0.7cm。**表面黑色**,皱缩不平,**质柔软,断面黑棕色,气香**,味微甘。"根据笔者自制淡豆豉的经验,此类淡豆豉基本没有发酵或发酵透,表面白色粉末是根据很多客户"想当然"的要求而加上去的,对比现行版药典,此类淡豆豉均当判为性状不符,不得入药用;有部分样品性状符合,但微生物检测又难以通过,淡豆豉经常断档在所难免,此问题希望引起诸位重视。

(张宇静)

123. 百合

【出处】

"百合病" 篇方（第三）

【探讨】

"百合病"为仲景所创,其认为虽然本
病"诸药不能治",但他发现百合似乎能起
一点效果,所以把它作为百合病治疗中的
必用药,百合甘寒,能"祛邪气,利小便",

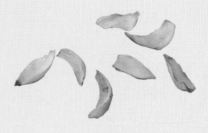

百合

说明本病的根本当有阴虚内热,而且这个病机是贯穿整个疾病过程的。

百合为一药食两用的药材,虽然现行版药典把百合科植物卷丹 *Lilium lancifolium* Thunb.、百合 *Lilium brownii* F.E. Brown var. *viridulum* Baker 或细叶百合 *Lilium pumilum* DC. 的干燥肉质鳞叶都当做百合使用,三者同时纳入百合药用品种始于 1963 年版《中国药典》,而且卷丹由于资源丰富是目前百合的主流交易品种。但读者必须了解的是,古代药用百合一直以野百合 *Lilium brownii* F.E.Br. et Miellez var. *viridulum* Baker 作为主流品种,卷丹与细叶百合均不入正品使用,至少查考本草文献至《本草图经》时是如此结论,混乱始于北宋《本草衍义》,至明代《本草纲目》中再次予以明确区分。

仲景使用的百合为鲜百合与炒百合,其长于清心安神,蜜炙百合则是近年开发的炮制品种。百合在产地采收后,必须沸水烫片,能够杀死百合中的酶(促褐变),减少腐烂,改变饮片外观。经与产地药工交流,其经验认为烫片时间控制在 11 分钟左右为宜,既能保证百合多糖含量,也能控制百合中总磷脂含量,而且片子色泽光亮好看。传统习惯中,中、外片优于芯子货。目前卷丹与细叶百合的野生品由于产量少、味苦,市场上已经很少见到,商品流通中的几乎都是栽培品。目前百合的日常使用,已经远远超过药用。从药用角度来看,不管是何处产地(江苏、浙江、湖南)的百合,仍是以肉厚、色白、质坚、味苦为佳。

（张宇静）

124. 橘皮

【出处】

"橘皮汤"方（第十七）

"橘枳姜汤"方（第九）

【探讨】

有关橘的典故，大部分读者最
熟悉的一段就是出自《晏子春秋·内
篇》，原文为："橘生淮南则为橘，生于

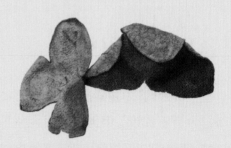

橘皮

淮北则为枳，叶徒相似，其实味不同。所以然者何？水土异也。"

中国自秦汉以来的典籍中，橙、柑、橘的描述、分类不够清晰、准确，这是
不争的事实；但从植物学角度来看，橘与枳根本是同科、不同属种的植物，
必须严格区分，不能混为一谈。橘指的是芸香科植物橘 *Citrus reticulata*
Blanco，这是没有疑义的，现取其干燥成熟果皮入药，即"橘皮"。枳为何
物？从"叶徒相似"一句来分析，"枳"当指枳实，即芸香科植物酸橙 *Citrus
aurantium* L.，其未成熟果实与成熟果实均可入药（参枳实条），这两种植物
确实叶子形态很相似，果实也很接近；但历代文学家讲解此段时都强调橘
"又甜又大"而枳"又酸又小"，如此此"枳"指的是芸香科植物枳 *Poncirus
trifoliata* (L.) Raf. 即植物"枸橘"，但是此"枸橘"原植物浑身有刺，叶小稀疏，
一般作为橘之嫁接根基之用，与"橘"之植物形态（包括叶）完全不相似，"叶
徒相似"这句就解释不通了，历代文学家之注解是错误的。

秦岭 - 淮河是我国地理南北分界线，淮北指淮河以北地区，大致指淮河
流域北部包含河南信阳、驻马店、周口、商丘、永城的部分地区以及江苏的徐
州、连云港、宿迁等地，而酸橙及其嫁接品种甜橙主要栽种于中国秦岭南坡
以南各地，西北限约在陕西西南部、甘肃东南部、陕西城固、洋县一带，西南
至西藏东南部墨脱一带约海拔 1500m 以下地方也有分布，淮河以北之水土

气候条件确实不适合橙的生长,晏子之论所言非虚,但其"移橘为枳"之说是错误的。可以这么认为,晏子原意中的"枳"不可能指的是芸香科植物枳 *Poncirus trifoliata*（L.）Raf.,而应该是芸香科植物酸橙 *Citrus aurantium* L.。所谓的橘移植淮北会"又酸又小"当为主观臆想,不符常识,需要纠正过来。

仲景使用橘皮不多,"橘皮汤"中橘皮与生姜同用,治疗"干呕""哕""手足厥";"橘枳姜汤"治疗的是"胸中气塞,短气",橘皮与枳实、生姜同用;"当归生姜羊肉汤"加减法中,"痛多而呕"加橘皮、白术,不难看出,仲景使用橘皮主要是用其能理气,兼取其降逆止呕。

张仲景从来没有提过橘皮需陈用。最早提出橘皮亦需陈用的是梁代陶弘景,其曰:"橘皮疗气大胜,以陈久者良。"陈皮由新到陈、燥性逐渐改善的现象,称为陈皮"陈化",而它在陈化过程中,极易发生霉变虫蛀,说明与陈化环境密切相关,这个"陈化"到底发生了哪些变化呢? 有很多学者对此展开了研究,发现陈皮在陈化过程中,外观性状发生了较大的变化,经历了橘红色 - 红棕色 - 黄棕色 - 棕褐色变化,气味也由最初的浓郁逐渐变淡;质地明显受到仓库内温湿度影响,在温湿度较高的 8～10 月,质地偏软,会出现了轻微的霉变,这些真菌主要受湿度、水分活度、总黄酮、多糖的影响,可引起药效物质的改变;通过各种现代化检测手段进行药效物质基础变化研究,发现陈皮陈化过程中不仅化合物峰面积增大且产生了新的化学成分。说明陈皮宜"陈化"使用是有意义的,但也须把握尺度,不可太过。

（张宇静）

·动物类·

125. 鼠妇

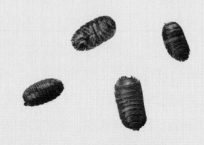

鼠妇

【出处】

"鳖甲煎丸"方（第四）

【探讨】

本品在现行版药典中未见收载，首见于《神农本草经》虫兽部，谓其"味酸，温，无毒。治气癃不得小便，妇人月闭，血瘕，痫，痓，寒热，利水道"。

《本草图经》中首次配以插图的形式记录本品，提出本品"多在下湿处瓮器底及土坎中，家无人则生"，并指出当名为"鼠负"。此图与甲壳纲（Crustacea）等足目（Isopoda）潮虫亚目（Oniscoidea）潮虫科（Oniscidae）鼠妇属（*Porcellio*）动物特征接近，可以同一性认定。一般多在 4～9 月捕捉。

从《神农本草经》对本品的论述可以看出，鼠妇有利水、破血脉之功。仲景在治疗疟母的"鳖甲煎丸"方用到了鼠妇三分，熬（即放在瓦上烤焦）后入药。本品属冷背药材，近代学者研究发现本品在治疗肝癌、脾肿大、中重度癌痛中有一定作用。

（张宇静）

126. 䗪虫

【出处】

"大黄䗪虫丸"方（第六）

"鳖甲煎丸"方（第四）

"土瓜根散"方（第二十二）

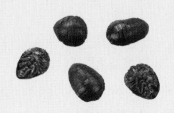

䗪虫

【探讨】

本品为鳖蠊科昆虫地鳖 *Eupolyphaga sinensis* Walker 或冀地鳖 *Steleophaga plancyi*（Boleny）的干燥雌虫体,现行版药典收录本品名为"土鳖虫"。《神农本草经》中首次记载本品,言其"味咸,寒,有毒。治心腹寒热洒洒,血积,癥瘕,破坚,下血闭,生子大良"。说明当时的医家已经观察到此物在"破坚下血"方面有很强的作用,之后基本延续此说。仲景用它治疗干血、疟及妇科疾病。

土鳖虫并不罕见,经常和鼠妇一同出现,常在旧式土质墙根的土内活动,生活于阴暗、潮湿、腐殖质丰富的松土中,怕阳光,白天潜伏,夜晚活动。随着自然环境的破坏以及大量的城镇化建设,老式房子越来越少,野生土鳖虫已经远远不能满足市场的需求,目前人工饲养土鳖虫技术已经非常成熟,品种一般都是地鳖品种,也就是俗称的"苏土元",冀地鳖相对已少见。

请注意,土鳖虫雌虫入药,雄虫不入药,两者区别比较明显。雄虫虫体颜色鲜红,有翅膀,体形稍小,身材修长,胸背部第二、三条横纹弯弧较大,腹部六条纹路到底,爬行时六足竖起,腹尾纹与横纹相连;雌虫虫体颜色黯红,没翅膀,体形较大,身材椭圆,胸背部第二、三条横纹近似直线,腹部四条纹路不到底,爬行时六足伏地,腹尾纹与横纹相离。

土鳖虫以整齐、不碎、油润光泽、干净无泥土者为佳。目前商品流通中最大的问题是掺假与增重。正常的土鳖虫腹部平坦(非鼓起),腹内有少量浅棕色(非白色)物质。建议验收时抽样掰开腹部仔细检查。由于其气腥臭,一般都炒制后入药使用。

（张宇静）

127. 虻虫

【出处】

"抵当汤"方（124，第二十二）

"抵当丸"方（126）

"大黄䗪虫丸"方（第六）

【探讨】

　　现行版药典中无本品收载。虻虫为虻科昆虫复带虻 *Tabanus bivittatus* Matsumura 的雌性全虫体，又名"牛虻"。苦，微寒，有小毒，入血分，专入肝经，善于破下焦积聚之恶血。

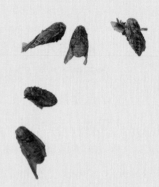

虻虫

　　《神农本草经》中谓虻虫"主逐瘀血，破下血积，坚痞癥瘕，寒热，通利血脉及九窍"。仲景使用虻虫，从来没有单用的例子，如果使用则必与水蛭同用。虻虫攻血之力峻猛，水蛭破血之力迟缓，二药合用有很强的破血逐瘀功效。在抵当汤中，或表现为"发狂，小便自利"，或为妇人"经水不利下"，或为男子"膀胱满急"，皆因恶血瘀积下焦所致，所以虻虫合水蛭同用入汤剂；而在抵当丸中，虻虫、水蛭仍同用，但减少了用量，加大了桃仁的用量，将汤剂改成丸剂，因此其攻逐瘀积恶血、泄热的作用较抵当汤明显缓和；而在治疗干血痨之大黄䗪虫丸中，虻虫与干漆、䗪虫、水蛭和蛴螬等各种活血化瘀之物同用，破血结之力更大，但投以丸料，取以徐徐图之。虻虫使用不当，会出现非常严重的腹泻，所以仲景脚注"去翅足，熬"，就是为了缓和它的药性。总之这类虫类药服用时间不宜过长，必须中病即止，体弱及孕妇不得轻易使用。

　　查阅近年来国内外文献，研究热点主要集中于对虻虫化学成分与药理作用的研究，虻虫中主要含有蛋白质、多肽、多糖、脂肪酸以及多种微量元素，具有抗血小板聚集、影响血液流变性、抗炎镇痛、抗肿瘤等功效，对多种疾病具有重要的药理作用。

（张宇静）

128. 蜘蛛

【出处】

"**蜘蛛散**"方(第十九)

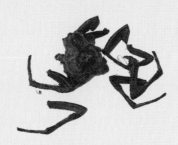

蜘蛛,已碎裂

【探讨】

仲景的名方非常多,它们中的大部分至今仍广泛地应用于临床,其实还有一些不怎么出名的小方剂,也是非常有用的,今天我们讲的"蜘蛛散"就是其中之一。

"蜘蛛散"是用来治疗"阴狐疝气"的,为什么叫"阴狐"？因为这种疝气偏有大小(站立时会增大,平卧后会变小或消失),时时上下(有时上有时下),像狐狸一样变化多端。其实从西医学角度看,这就是一种可复性疝,还没有发生嵌顿或绞窄。

中医传统认为,疝的成因,是由于寒湿凝滞肝脉或气机下逆结于阴囊所致,所以用苦寒有小毒之蜘蛛来泄下焦结气,用辛温之肉桂散肝寒。其实这张方的剂量根据证属阴阳的偏重程度,完全是可以灵活变化的,这里的关键问题是,这张蜘蛛散到底能不能经受临床验证呢？我们查阅文献后发现,黄元御、唐宗海、曹颖甫等中医大家,竟然都对此方表示肯定,但也有不少医家提供了失败的病例,认为本方纯属胡扯。笔者认为,这可能和当时医生使用

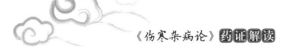

的蜘蛛有关,因为蜘蛛的品种并不是单一的,这个选用恰当的品种可能是决定本方疗效的关键所在。有学者提出应当选用土蜘蛛或大腹圆网蛛,还提出蜘蛛除可用于治疗疝气外,还可以用于脱肛、瘰疬、毒虫咬伤等治疗。这些内容是否可行,读者完全可以在临床逐一试验,不必人云亦云。

蜘蛛虽然个头不小,但是烤干后分量非常轻,原方一料用蜘蛛 14 个也就 5g 左右,加上桂枝还不到 13g。每服八分一匕,一钱匕约合今日 2g,所以每次服用的量也就 0.25g,量是非常非常小的。本方仲景还强调"饮和服",主要还是从蜘蛛毒性来考虑的。这么小的剂量,如有不适或其他反应,完全可以随时纠正;非绞窄性疝手术本就是择期手术,如果用本方后效果不显,再改用手术也为时不晚。

（张宇静）

129. 文蛤

【出处】
"文蛤散"方(141)

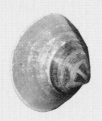 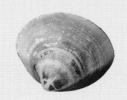

文蛤

【探讨】

现行版药典对本品未予收录。

本品首见于《神农本草经》,名海蛤,又名魁蛤,载其"味苦,平,无毒。治咳逆上气,喘息,烦满,胸痛,寒热"。至梁代陶弘景在《本草经集注》载文蛤、海蛤,认为:"文蛤味咸,平,无毒。主治恶疮,蚀五痔。咳逆胸痹,腰痛胁急,鼠瘘大孔出血,崩中漏下。生东海,表有文,取无时。""海蛤至润泽,云从雁屎中得之,二三十过方为良,今人多取相磢令磨荡似之尔;文蛤小大而有紫斑,此既异类而同条,若别之,则数多,今以为附见,而在副品限也。凡有四物如此。"首次提出文蛤、海蛤同出一种。

五代《日华子本草》对本品的应用和功效有进一步的研究,其曰文蛤"治咳逆,阴瘘,胸胁胀急,腰痛,五痔,妇人崩中带下病,此即鲜蛤子。雁食后粪便中出,有文彩者为文蛤,无文彩者为海蛤。乡人又多将海岸边烂蛤壳,被风浪打磨莹滑者,伪作之"。宋代《本草图经》亦有类似描述,曰:"陈藏器以为海蛤是海中烂壳,久为分风波涛洗,自然圆净,此有大小而久远者为佳,不必雁腹中出也。文蛤是未烂时壳,犹有文理者,此乃新旧不同,正一物而二

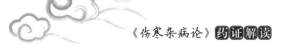

名也。"

　　唐代《新修本草》中对文蛤、海蛤有具体的描述，另有魁蛤记载，其云："魁蛤，味甘，平，无毒。主痿痹，泄痢便脓血。一名魁陆，一名活东。生东海，正圆两头空。""形似纺，小狭长，外有纵横文理，云是老蝙蝠化为，用之至少，而《本经》海蛤，一名魁蛤，与此为异也。"《本草图经》曰："魁蛤，形正圆，两头空，表无文，乃别是一种也。"亦认为文蛤、海蛤同出一种，而与魁蛤不同。宋代《证类本草》中，对文蛤、海蛤的来源有了更具体的描述，并附图。另有魁蛤描述，无附图。

　　由上述文献可见，从先秦时期至宋代，医家对文蛤的基源认识基本一致。文蛤散中应是文蛤、海蛤，非魁蛤。《医宗金鉴》谓文蛤应是五倍子，五倍子为汉以后才入药用，这种认识显然是错误的。

（郑军状）

130. 猪胆汁

【出处】

"猪胆汁"方（233）

"白通加猪胆汁汤"方（315）

"通脉四逆加猪胆汁汤"方（390）

【探讨】

在现行版药典中无本品收载。

《名医别录》谓本品"治伤寒热渴"。《证类本草》引陈藏器言猪胆汁"主小儿头疮,取胆汁敷之"。

仲景用猪胆汁有白通加猪胆汁汤、通脉四逆加猪胆汁汤、猪胆汁方等三首方剂。前两方为内服方,后一方为灌肠剂。前者取其寒性,反佐治疗寒热格拒之证,白通加猪胆汁汤中用猪胆汁一合(一合约合现代量器20ml),人尿五合,治疗少阴寒热格拒;而通脉四逆加猪胆汁汤中用猪胆汁半合,治疗"吐已下断,汗出而厥"之阳亡阴竭之证,少量猪胆汁均为引阳入阴(详参"生附子"条)。灌肠导泻方猪胆汁方用一枚猪胆汁,实测猪胆汁一枚约60ml。三方中猪胆汁用量不可不区分。

（郑军状）

131. 鸡子黄

【出处】

"黄连阿胶汤"方（303）

【探讨】

现行版药典对本品未予以收载。鸡子黄即雉科动物家鸡的蛋黄。鲜蛋去壳,去净蛋白,留蛋黄用。

中国是世界上最早养鸡的国家之一,也是最早发现鸡有多种药用价值的国家。在中国的传统文化中,龙和凤都是神化的动物,鸡却是一种身世不凡的灵禽,例如凤的形象来源于鸡。《太平御览》曰:"黄帝之时,以凤为鸡。"

本品首见于《神农本草经》"丹雄鸡"条下,其中记载:"鸡子主除热,火疮,痫痓,可作琥珀神物,鸡白蠹,能肥猪。生平泽。"至梁代陶弘景在《本草经集注》"黄雌鸡"条下记载:"鸡子,主除热火疮,治痫,可作虎魄神物……生朝鲜平泽。"在"发"一条中有记载:"合鸡子黄煎之,治小儿惊热,下痢。"

宋代《本草图经》记载鸡子黄外用法,引用刘禹锡《传信方》曰:"乱发鸡子膏,主孩子热疮。鸡子五枚,去白,取黄,乱发如鸡子许大,二味相和,于铁铫子中,炭火熬,初甚干,少顷即发焦,遂有液出,旋取,置一瓷碗中,以液尽为度,取涂热疮上,即以苦参末粉之。"宋代《证类本草》云:"鸡子,主除热火疮,痫痓,可作虎魄神物。"

黄连阿胶汤中鸡子黄的用法及功效值得注意,仲景原文为:"上五味,以水六升,先煮三物,取二升,去滓,内胶烊尽,小冷,内鸡子黄,搅令相得,温服七合,日三服。"鸡子黄是在其他药物煎好取汁冷却后再兑入,应当是生用。柯琴认为:"黄连阿胶汤乃少阴感寒入里,肾阴不足上济君火致心火亢盛。方以鸡子黄滋阴补血,交通心肾,鸡子黄禀南方之火色,入通于心,可补离宫之火,即为此意。"与本草文献所述之"主除热,可作虎魄神物"相近,这种认识被后世多数医家认同。

（郑军状）

132. 鳖甲

【出处】

"升麻鳖甲汤"方（第三）

"鳖甲煎丸"方（第四）

【探讨】

现行版药典记载本品来源

于鳖科动物鳖 *Trionyx sinensis*

Wiegmann 的背甲,其性咸,微

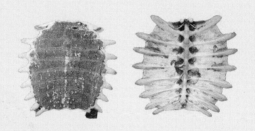

鳖甲

寒,归肝、肾经,具有滋阴潜阳,软坚散结,退热除蒸的功效。可用于治疗阴虚发热,劳热骨蒸,虚风内动,经闭,癥瘕,久疟疟母等。

鳖甲首载于《神农本草经》,被列为下品。其曰:"治心腹癥瘕坚积,寒热,去痞,息肉,阴蚀,痔,恶肉。"根据历代本草文献考证,其基源、功效并无太大出入,且普遍认为鳖甲炮制后效果更佳。张仲景很重视鳖甲的炮制方法,亦充分体现了其上承《黄帝内经》《神农本草经》,下启《雷公炮炙论》独特的中药炮制学思想。在《金匮要略·百合狐惑阴阳毒病脉证治》中升麻鳖甲汤的所用的鳖甲是炙鳖甲,而《金匮要略·疟病脉证并治》中鳖甲煎丸对于鳖甲炮制所使用的方法如下:"取煅灶下灰一斗,清酒一斛五斗,浸灰,候酒尽一半,着鳖甲于中,煮令泛烂如胶漆,绞取汁"。从中不难发现鳖甲煎丸中使用的鳖甲,其实应该是鳖甲胶,而后世常用醋炙鳖甲以代之,此处未能按仲景之法,疗效是否会打折扣呢? 这有待于我们进一步研究。

（孙国铭）

133. 蛴螬

【出处】
"大黄䗪虫丸"方（第六）

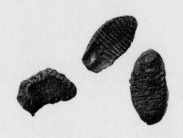

蛴螬

【探讨】

蛴螬作为药用首载于《神农本草经》，书中对其描述为："味咸，微温，有毒。治恶血，血瘀，痹气，破折，血在胁下坚满痛，月闭，目中淫肤，青翳，白膜。"《名医别录》曰："生河内及人家积粪草中，取无时，反行者良。"宋代《本草衍义》则记有"此虫诸腐木根下有之，构木津甘，故根下多有此虫"。至明代《本草纲目》记载："蛴螬，其状如蚕而大，身短节促，足长有毛，生树根及粪土中者，外黄内黑，生旧茅屋上者，外白内黯，皆湿热之气熏蒸而化，久则羽化而去。"可见蛴螬具有明显的腐食性及粪食性，同时具有翻行（反通翻）者为良品的特征。以上本草文献记载的蛴螬特征与现行版药典收录的金龟子科昆虫朝鲜黑金龟子 *Holotrichia diomphalia* Bates 的干燥幼虫基本一致。

《伤寒论》中大黄䗪虫丸是张仲景为治疗虚劳病而创制的名方，此方共有水蛭、虻虫、䗪虫和蛴螬等四味虫类药。一般治疗虚劳的药以补益药居多，而仲景在此方中大量使用活血破瘀药，充分体现了攻补兼施特点。尤怡认为"……干血不去，则足以留新血而渗灌不周，故去之不可不早也。此方润以濡其干,虫以动其瘀,通以去其闭,而仍以地黄、芍药、甘草和养其虚……"。尤氏认为该方以祛除干血为首务,而干血较之瘀血更难破除,蛴螬在本方中就是针对"两目黯黑"这一干血主症不可或缺的一味药,和其他三味虫类药相比,蛴螬是唯一性偏温的,它的功效不像水蛭、虻虫那样专注于逐瘀活血、通利血脉,也不像䗪虫能祛瘀化癥、续筋骨绝伤,但是它的功效范围也远超三者,不仅逐瘀活血、疗伤续折,还能明目退翳,散结通乳。

作为世界性的地下害虫,蛴螬生活于地表面以下 3～6cm 深的土壤内,喜食种子、根、块茎以及幼苗,而我国不少地区的农田又存在着长期使用农药、化肥以及除草剂的问题,农作物存在农药残留物和有害重金属含量超标的问题,因此作为食物链中的一部分,蛴螬也不可避免的存在同样问题,因此长期使用蛴螬易导致蓄积中毒,从而影响用药安全,临床中不可忽视。

(孙国铭)

134. 蜂窠

【出处】

"鳖甲煎丸"方（第四）

【探讨】

蜂窠今称之为"蜂房"，始见于《神农本草经》，谓其"生山谷"，但未明确指出其是何种蜂的巢。《证类本草》引雷公语中认为蜂房有四种："蜂房有四件，一名革蜂案，二名石蜂案，三名独蜂案，四名是草蜂窠也。

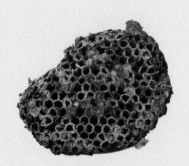

蜂房

入药以革蜂寅为胜。"《唐本草》认为："此蜂房用树上悬得风露者，其蜂黄黑色，长寸许，非人家屋下小小蜂房也。"宋代《本草衍义》认为露蜂房有两种，即"牛舌蜂和玄瓠蜂"。明代《本草纲目》认为："革蜂乃山中大黄蜂也，其房有重重如楼台者。"综上本草文献可见，曾供药用的蜂房不止一种，各种野蜂均有，其中以革蜂（大黄蜂）最佳。目前临床上胡蜂科昆虫果马蜂 *Polistes olivaceous*（DeGeer）、日本长脚胡蜂 *Polistes japonicus* Saussure 或异腹胡蜂 *Parapoly biavaria* Fabricius 的巢均作为蜂房使用。

本品的基源并不统一，目前认为胡蜂科昆虫大黄蜂的同属近缘昆虫的巢均可作蜂房入药，但是不同品种的蜂房所含有效成分应当是有差别的，药效亦有优劣之分。值得注意的是，蜂房内含有的蜂房油是一种含有毒成分的挥发油，为了使部分蜂房油挥发而降低毒性，同时能矫正其臭气，本品多炒制后使用。

（孙国铭）

135. 蜣螂

【出处】

"鳖甲煎丸"方（第四）

【探讨】

蜣螂首载于《神农本草经》，将其列为下品，谓其"味咸，寒，有毒。治小儿惊痫，瘛疭，腹胀，寒热，大人癫疾，狂易"，但未描述蜣螂的具体形态。直到晋代郭璞云其为："黑甲虫，啖粪土。"南北朝时期陶弘景对其描述为："其喜入人粪中，取屎丸而却推之，俗名为推丸。

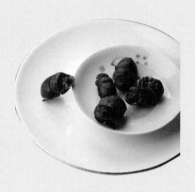

蜣螂

当取大者，其类有三、四种，以鼻头扁者为真"。从其"喜推粪球"及"背负黑甲"的特点来看，古人所用之蜣螂与现今所用金龟子科昆虫蜣螂 *Catharsius molossus*（Linnaeus）基本相符。

唐宋以后，本草诸家普遍认为蜣螂中以个大、鼻高、目深之"胡蜣螂"药效最佳。值得注意的是，蜣螂的炮制方法虽然历代本草所述不一，但是普遍认为其"勿置水中，令人吐。"现代药理学研究提示蜣螂其水提取制剂具有明显毒性，佐证了古籍所言。正因如此，自宋元以来，蜣螂一直被视作为峻厉之品，临床多局限于外用，而不敢轻易内服，这在一定程度上使蜣螂的临床应用受到了限制，其实只要炮制得法，完全可以做到减毒增效。

（孙国铭）

136. 鸡屎白

【出处】

"鸡屎白散"方（第十九）

【探讨】

《金匮要略·趺蹶手指臂肿转筋阴狐疝蛔虫病脉证治》云："转筋之为病，其人臂脚直，脉上下行，微弦，转筋入腹者，鸡屎白散主之。"鸡屎白为鸡粪便的白色部分。仲景用药中对排泄物的使用，并不少见，如猪胆汁、人尿之类。但本品首载于《素问·腹中论》，名其为鸡矢，书中记载："名为鼓胀……治之以鸡矢醴，一剂知，二剂已。"文中鼓胀，即今之腹水；矢，通"屎"；醴，酒的一种。说明我国春秋战国时期已有使用鸡屎白酒治疗鼓胀。同时期的《神农本草经》仅言其"治消渴，伤寒，寒热"，至《名医别录》方提出利小便、治转筋之功，谓其"微寒。破石淋及转筋，利小便，止遗溺，灭瘢痕"，与《黄帝内经》及仲景之学相吻合。

东晋时期，葛洪不仅将本品用于转筋，还用于治疗中风寒瘟、黄疸，甚至用于美白、疗疮。

唐宋时期，本品功效基本沿用前朝，《日华子本草·禽部》白雄鸡条下新添"朱雄鸡粪，治白虎风，并傅风痛"之功。《外台秘要·小儿大便不通方四首》用于小儿大便不通之功。

明清时期，本品功效仍沿前朝为主，但在解毒、破结消痈方面尤有新见。《本草品汇精要·禽部上品》认为："丹雄鸡屎白，傅蚰鳝咬，良。又烧研，水服方寸匕，疗食药中毒，发狂闷，吐下欲死。及疗妒乳并乳头破裂及痈肿。"《本草纲目·禽部》提出本品"能下气消积，通利大小便"，故治臌胀有殊功，"以水淋汁服，解金银毒。以醋和，涂蜈蚣、蚯蚓咬毒"。《长沙药解》则谓："其性神于泻水，一切淋痢黄疸之证皆医。兼能化瘀破结，善磨癥瘕而消痈肿，傅瘰疬而涂鼠瘘。"

由上述文献所见,本品功具利水、泄热、祛风、解毒之效,现代认为可治臌胀积聚,黄疸,淋病,风痹,破伤中风,筋脉挛急等病。与仲景时代相比,功效与应用大为扩展。

（唐可伟）

137. 羊肉

【出处】

"当归生姜羊肉汤"方（第十、第二十一）

【探讨】

羊肉在医籍中最早记于《金匮要略》，而不是《神农本草经》，仲景认为羊肉可治疗"寒疝腹中痛，及胁痛里急者""产后腹中疞痛"，因此其性温味厚，有补虚生血之能，由此可以发现，仲景不仅善于使用植物药，亦善于使用动物药。查《伤寒论》《金匮要略》中，就有诸如水蛭、虻虫、䗪虫、鼠妇、蜂窠、蜣螂、蛴螬、鳖甲、蜘蛛、龙骨、牡蛎、阿胶、羊肉、白蜜、猪胆汁、猪肤、猪膏、文蛤、乱发、白鱼、鸡子黄、鸡子白、鸡屎白、人尿、马通汁、獭肝等二十余种动物药。

《本草经集注》对本品描述为："味甘，大热，无毒。主缓中，字乳余疾，及头脑大风汗出，虚劳寒冷，补中益气，安心止惊。"提出其性为"大热"，说明东汉末年至五代十国时期的气候可能偏于寒凉，查全书用药，温药多，寒药少，也可佐证。而到了明清时期，气候明显较前温热，寒凉药的使用机会增加不少。

由于本品大热，故需注意服用禁忌。《本草经集注·服药忌食》记载："有半夏、菖蒲，勿食饴糖及羊肉。"《医学入门·兽部》谓羊肉"惟素有痰火者食之，骨蒸杀人……孕妇亦不可多食，皆以其热也"。这些都是符合临床实际的。

（唐可伟）

138. 猪肤、猪膏

【出处】

"猪肤汤"方（310）

"猪膏发煎"方（第十五、第二十二）

【探讨】

本品在现行版药典中未予收录。

猪在中国被驯化、饲养已有几千年的历史，最早将其纳入药用并流传下来的文献是《金匮要略》，而不是《神农本草经》，书中有猪胆汁、猪肤、猪膏的记载。

猪肤即猪的皮肤，《伤寒论》用于治疗"少阴病，下利、咽痛、胸满、心烦"。遍查仲景治病，下利者可涉及太阳、阳明、少阳、少阴、厥阴，胸闷者可涉及太阳、少阳、少阴，心烦者可涉及太阳、阳明、太阴、少阴，咽痛虽然只有少阴，但有甘草汤、桔梗汤、苦酒汤、半夏散及汤等法与此不同，但此条文中明确少阴病，且有下利、咽痛、胸满、心烦，笔者认为这是一种状态，为上热下虚，水火失济的状态，故而仅用猪肤汤有效。对于此点，《长沙药解》描述甚详，其云："（猪肤）利咽喉而消肿痛，清心肺而除烦满。《伤寒》猪肤汤，猪肤一斤，白蜜一斤，白粉五合。治少阴病，下利咽痛，胸满心烦者。以少阴寒水，侵侮脾胃，脾土下陷，肝脾不升，则为下利。胃土上逆，胆胃不降，相火刑金，则为咽痛……猪肤、白蜜，清金而止痛，润燥而除烦，白粉涩滑溏而收泄利也。肺金清凉而司皮毛，猪肤秉金气之凉肃，善于清肺。肺气清降，君相归根，则咽痛与烦满自平也。"

猪膏即猪的脂肪油，《金匮要略》用于治疗"诸黄""胃气下泄，阴吹而正喧"。此黄非茵陈蒿汤、麻黄连翘赤小豆汤、栀子柏皮汤、抵当汤、消石矾石散、栀子大黄汤、茵陈五苓散、大黄硝石汤等方可退，其为胃肠燥结，腑气不畅之故，故而仅用猪膏与乱发有效。至于阴吹因机之理，《金匮玉函经二注·妇人

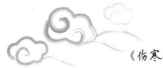

杂病脉证并治》更有详细描述,其云:"若阳明不能升发谷气上行,变为浊邪,反泄下利,子宫受抑,气不上通,故从阴户作声而吹出。猪脂补下焦,生血润腠理;乱发通关格。腠理开,关格通,则中焦各得升降而气归故道已。"所以,也是猪膏发煎有效。

(唐可伟)

·矿物类·

139. 盐

【出处】

"头风摩散"方（第五）

【探讨】

现行版药典未收录。

大盐,首见于《神农本草经》"卤咸"条下,曰其"寒,无毒。治胃肠结热,令人吐。生池泽"。池泽,即池沼湖泽之意,也就是大盐出自池沼湖泽。梁代陶弘景《本草经集注》则谓"令人吐,生邯郸及河东池泽"。河东,乃黄河流域地区。由此,读者多有疑惑,大盐产于何处?

对于大盐产地,清代《本经疏证》描述较为精当,其谓"成盐之法不一,大率海盐乘潮渍土,取土承卤,煎炼而成,此长芦、登莱、两浙、闽、广所同也;卤盐则刮土煎炼而成;池盐则引池水于卤地,恃南风吹结而成,此河北、山西所同也;井盐不经土,但取井水煎成,此滇、蜀所同也;两淮、海丰取卤与海盐同,惟不取煎炼,亦不恃风,以日晒而成;陕甘之间,盐生于崖,并不藉煎炼、风、日矣。数者皆食盐也。"大盐(食盐)可由海盐、卤盐、池盐、井盐、崖盐制成,各地地理环境不同,使用的盐的类型就有差异,但是功效大同小异,但必须注意的是,大盐(食盐)与戎盐(青盐)采取方式,功效作用不同,仍需区别。

我国目前使用大盐主要是海盐、池盐、井盐,以海盐居多。大盐入药,需要掌握剂量,不可滥用。一般内服 1～3g 即可,催吐需炒黄用,宜 10～20g。另外,少量炒热熨敷或水化点眼、洗疮。食盐过量可引发不少并发症,不可不知。

（唐可伟）

140. 铅丹

【出处】
"柴胡加龙骨牡蛎汤"方（107）

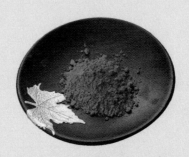

黄丹

【探讨】

现行版药典未见收载。

本品首见于《神农本草经》，其记录本品"味辛，微寒，治吐逆，胃反，惊痫，癫疾，除热下气，炼化还成九光，久服通神明"。据《新修本草》《证类本草》考证，本品即熬铅之黄丹。

本品体重而降，故能平胃中火气，镇心安神，热气自下则心肾相交，诸证自除。仲景在本方中加入黄丹一味，当是为解"烦惊、谵语"而设。本品在外科中应用较多，因其能散解热毒，祛瘀生肌，多作为膏药类硬膏之基质使用。而在内科中几乎未见有人使用（与本品为铅制剂有关），逐渐湮没，不为人知。

（张宇静）

141. 灶中黄土

【出处】
"黄土汤"方（第十六）

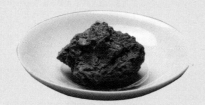

灶中黄土

【探讨】

很多人诟病中医，主要是中医所用的一些药物令他难以接受，今天探讨的这一味药——灶中黄土，即是一例。

灶中黄土还有个非常好听的名字，叫"伏龙肝"，此名最早见于《名医别录》，梁代陶弘景在其所著的《本草经集注》中对本品的论述为"味辛，微温。主治妇人崩中、吐下血，止咳逆，止血，消痈肿毒气。此灶中对釜月下黄土也"。结合仲景"黄土汤"方中组成及历代医家对本品之使用记录来分析，本品有温中止血、止呕、止泻的作用是符合实际的，其功效还没有他药可以代替。实际应用中，本品的验收极其重要：①必须选用柴火灶的灶心土块，不能用煤炭或其他物质当燃料使用的灶筒土块，现代烧烤炉子拆下来的土块切不可入药。②必须取中心红黄色部分入药，四周焦黑部分及其他杂质必须剔除，一般打碎包煎。

由于目前工业化的发展，柴火灶已经逐渐淡出人们的生活视线，目前在偏远山区还可能看到本品的踪影，不久的将来，这个药终会消失，由它作为辅料加工而成的各种土炒品亦终会绝迹。

（张宇静）

142.粉

【出处】

"甘草粉蜜汤"方（第十九）

"猪肤汤"方（310）

【探讨】

《金匮要略》第十九篇是非常有意思的一篇,书中记录的病非常奇特,出方用药也很冷僻,历代医家在作注时大都略过此篇不谈。

甘草粉蜜汤是治疗蛔虫病的,但它并不是首选方,而是在服用"毒药不止"后的备用方,甘草补气,蜜调和,因此这个方中的粉,当是一味猛药,能杀虫的。猪肤汤中用了这个白粉来治疗"下利,咽痛",说明这个粉是能治溃疡,止利的。其实这个粉,最有可能的应该是铅粉,为铅加工制成的碱式碳酸铅,在《神农本草经》中本品名为"粉锡",它"治伏尸,毒螫,杀三虫"。

铅粉,又名"胡粉",是仲景时代老百姓家中很常见的东西。早在商朝时期,用于敷面的铅粉就已经出现了,这是最普通的化妆方式。《御览》引《续汉书》曰:"大行在殡,固独胡粉饰貌。"可见铅粉在东汉时期已经成为时尚的化妆品了。古人化妆的第一步就是敷铅粉,和现在化妆必须打粉底类似,这样才能凸显出皮肤的细腻美白。铅粉和蚌粉相比,更加细腻,而且涂上以后不容易掉落,所以一直为古代女子所喜爱。但我们必须认识到本品的毒性,切不可持续使用（包括外用）,以防铅蓄积中毒。

（张宇静）

143. 赤石脂

【出处】

"风引汤"方（第五）

"桃花汤"方（第十七）

"乌头赤石脂丸"方（第九）

"赤石脂禹余粮汤"方（159）

【探讨】

现行版药典本品为硅酸盐类矿物多水高岭石族多水高岭石，主含四水硅酸铝〔$Al_4(Si_4O_{10})(OH)_8 \cdot$

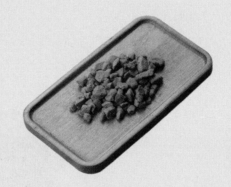

赤石脂

$4H_2O$〕。主产于福建、山东、河南等地。全年均可采挖。拣去杂石。研末水飞或火煅水飞用。

本品首见于《神农本草经》曰："味甘，平，无毒。主养心气，下利赤白……久服，补髓，益智，不饥，轻身延年。"至梁代陶弘景在《本草经集注》中注解本品时记载："味甘、酸、辛，大温，无毒。主养心气，明目，益精，治腹痛，泄澼，下痢赤白，小便利，及痈疽疮痔，女子崩中漏下，产难，胞衣不出。久服补髓，好颜色，益智，不饥，轻身，延年。生济南、射阳及太山之阴，采无时。"扩大了《神农本草经》对其功效的认识。唐代《新修本草》记载均与上述基本一致。

宋代《本草图经》对其功效未做拓展，云："以色鲜腻者为胜，采无时，古人亦有单服食者《乳石论》载服赤石脂，发则心痛，饮热酒不解，治之用葱豉棉裹，水煮饮之。"

仲景于诸多方中用赤石脂，其用量有别，多取其涩肠收敛之功效，风引汤中用六两，桃花汤中用一斤，乌头赤石脂丸中用一两，赤石脂禹余粮方中用一斤，各方中用量差异值得深入探讨。

（郑军状）

144. 太一禹余粮

【出处】

"**赤石脂禹余粮汤**"方（159）

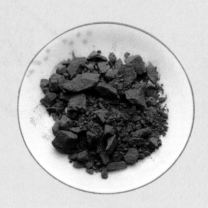

禹余粮

【探讨】

现行版药典收载"禹余粮"，本品为氢氧化物类矿物褐铁矿，采挖后，除去杂石，主含碱式氧化铁〔FeO（OH）〕。

本品首见于《神农本草经》，曰其"太一余粮一名石脑。味甘，平，无毒。治咳逆上气，癥瘕，血闭，漏下，除邪气。久服耐寒暑，不饥，轻身，飞行千里，神仙。生山谷。"另有禹余粮，"禹余粮一名白余粮。味甘，寒，无毒。治咳逆，寒热，烦满，下痢赤白，血闭，癥瘕，大热。炼饵服之，不饥，轻身，延年。生东海、池泽及山岛中。"两者功效主治病症较为相近。

至梁代陶弘景在《本草经集注》中注解本品时记载："味甘，平，无毒。主治咳逆上气，癥瘕，血闭，漏下，除邪气。肢节不利，大饱绝力身重。久服耐寒暑，不饥，轻身，飞行千里，神仙。一名石脑。生太山山谷。九月采。"扩大了《神农本草经》对其功效的认识。禹余粮："味甘，寒、平，无毒。主治咳逆，寒热,烦满,下利赤白,血闭,癥瘕,大热。治小腹痛结烦疼。练饵服之,不饥,轻身,延年。一名白余粮。生东海池泽,及山岛中或池泽中。"

宋代《本草图经》仅对其产地、品名等作了描述,认为太一禹与粮与禹余粮是同一物:"太一余粮与禹余粮,本一物,而以精粗为别,故一名太一禹余粮,其壳若瓮,初在壳中,未凝结者,犹是黄水,久凝乃有数色,或青或白,或赤或黄,年多渐变紫色,自赤及紫,俱名太一,其诸色通谓之余粮也。"。

仲景诸方中仅赤石脂禹余粮汤中采用了太一禹余粮(禹余粮丸未见其组成药味),取其收涩止泻之功,其功效主治范围有待进一步研究。目前市场上禹余粮伪品较多,用煌斑岩、硅质岩、粘上岩,质地、色泽有差异。真品者,为块状集合体,不规则,斜方块,呈红棕色、灰棕色、凹凸不平,富有黄色粉末,断面有棕色或浅黄分层纹,硬度不同,气微,味淡,嚼之无砂粒感。

(郑军状)

145. 代赭石

【出处】

"滑石代赭汤"方（第三）

"旋覆代赭汤"方（161）

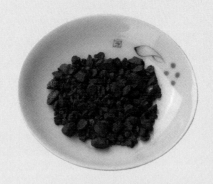

代赭石

【探讨】

现行版药典未收录本品。1988年版《全国中药炮制规范》、1995年版《药典》有收录，本品为三方晶系氧化物类矿物赤铁矿 Haematitum 的矿石。主产于山西、河北、河南、山东等地。开采后，除去杂石泥土，打碎生用或醋淬研粉用。

本品首见于《神农本草经》，曰其"味苦、寒，无毒。治鬼疰，贼风，蛊毒，杀精物恶鬼，腹中毒，邪气，女子赤沃漏下"。至梁代陶弘景在《本草经集注》中注解本品时记载主治病症："带下百病，产难，胞衣不出，堕胎，养血气，除五脏血脉中热、血痹、血瘀，大人小儿惊气入腹及阴痿不起。一名须丸（出姑幕者名须丸，出代郡者名代赭），一名血师。生齐国山谷，赤红青色，如鸡冠有泽，染爪甲不渝者良，采无时。旧说云是代郡城门下土。江东久绝，顷魏国所献，犹是彼间赤土耳，非复真物，此于世用乃疏，而为丹方之要，并与戎盐、卤咸皆

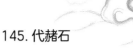

是急须。”对其品名与产地作了简要描述。宋代《本草图经》对其产地、鉴别等作了描述：“代赭，生齐国山谷，今河东京东山中亦有之，以赤红青色如鸡有泽，染爪甲不渝者良。”对于其功效并未述及。

由上述文献可见，其产地与现代有区别，功效主治范围亦较为广泛。旋覆代赭汤中代赭石为一两，注意其与生姜、旋覆花的比例，剂量应从小剂量开始。滑石代赭方治疗百合病，注意其煎药法是矿物类药和其他药物分丼，先煎而后合；另外，代赭石中含少量砷，不宜长期超量服用。1995 年版《中国药典》要求本品含铁（Fe）不得少于 45.0%。至今本品生用还是煅用有争论，相关研究表明煅制可减少代赭石中砷的含量，代赭石的炮制规范应以砷含量的高低作为一个重要指标，不合规的炮制更加容易引起砷中毒。

（郑军状）

146. 白石脂

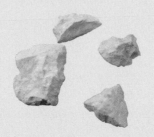

白石脂

【出处】

"风引汤"方（第五）

【探讨】

现行版药典未收录本品。

本品首见于《神农本草经》，其曰："白石脂味甘、平、无毒，主养肺气，补骨髓，排痈疽疮痔。久服不饥，轻身，长年。"至梁代陶弘景在《本草经集注》中注解本品时记载："白石脂，味甘、酸，平，无毒。主治养肺气，厚肠，补骨髓，治五脏惊悸不足，心下烦，止腹痛，下水，小肠澼热溏，便脓血，女子崩中，漏下，赤白沃，排痈疽疮痔。久服安心，不饥，轻身，长年。生太山之阴，采无时。得厚朴并米汁饮，止便脓。"扩大了《神农本草经》对其功效的认识。

宋代《本草图经》引苏恭云："出慈州诸山，泰山左侧不闻有之。今惟潞州有焉，潞与慈相近，此亦应可用，古断下方多用，而今医家亦稀使。"从上述文献看，石脂功效繁多，另有五色入五脏之论述，有待临床验证。

仲景于风引汤中与诸多矿物类药共用，清热息风，镇惊安神，治疗大人风引，少小惊痫瘛疭等。

（郑军状）

147. 紫石英

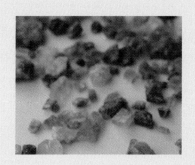

紫石英

【出处】

"风引汤"方（第五）

【探讨】

现行版药典本品为氟化物类矿物萤石族萤石,主要含有氟化钙(CaF_2)。药典记载的主要炮制方法为"煅法""明煅法",入药打碎,先煎。

紫石英是炼丹的重要原料。本品首见于《神农本草经》,谓其"治心腹咳逆、邪气,补不足,女子风寒在子宫,绝孕,十年无子,久服温中,轻身,延年"。《本草经集注》记载:"治上气心腹痛,寒热邪气结气,补心气不足,定惊悸,安魂魄,填下焦,止消渴,除胃中久寒,散痈肿,令人悦泽。"《证类本草》引唐代《药性论》曰:"虚而惊悸不安者,加而用之。"其功效的现代研究与以上观点比较接近。对于产地,《证类本草》引《吴氏本草》记载:"生泰山,或会稽,采无时,欲令如削,紫色达头如樗蒲者。"《本草经集注》曰:"今第一用太山石,色重澈,下有根。会稽诸暨石,形色如石榴子,先时并杂用,今丸散家采择,惟太山最胜,余处者,可做丸散酒饵。"其基源古时以山东泰山为佳,现代主产地浙江、江苏、甘肃、湖北等地。

目前市场流通的紫石英分为统货和选货,其规格按透明度进行划分,其

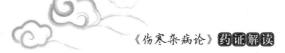

中半透明至透明部分萤石(氟化钙 CaF_2)含量高,质量较好,半透明至不透明颗粒,质量较差。因此市场根据半透明或透明部分比例进行等级的划分,即含半透明或透明部分越高,等级越高。古代紫石英所含成分不同,非目前市售品种,略有差异,当包括紫水晶。现行版药典对萤石含量有相应的要求,即不得少于85%。市场上常见有一类伪品,全为深紫色或灰色不透明颗粒,这类商品杂质含量高,不宜药用,氟化钙含量测定是主要鉴定手段,但其检测方法多样,各有优劣,可按药典中方法鉴别。

紫石英的炮制方法变革不大,唐代《千金翼方》有"七日研之";《日华子本草》曰"醋淬,捣为末"。宋代《太平惠民和剂局方》有醋淬水飞的记载:"凡使,并用火煅,醋淬七遍,捣碎飞令极细";《济生方》记载了其煅制方法:"火煅七次,研令极细";宋代以后多醋淬火煅。风引汤中用紫石英与诸多矿物类药配伍,取其镇静熄风。历代医籍所载"七日研末""醋淬,捣为末"、煅制等,要求特殊研细,目前药典则仅要求砸成碎块,此间差异值得医者进一步研究。

(郑军状)

148. 雄黄

【出处】

"**雄黄熏**"方（第三）

"**升麻鳖甲汤**"方（第三）

【探讨】

雄黄的主要成分目前学术界尚存争议。《药典》记载雄黄的主要成分为 As_2S_2，云其："辛，温；有毒。归肝、大肠经。具有

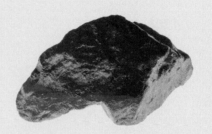

雄黄

解毒杀虫，燥湿祛痰，截疟之功效。用于痈肿疔虫咬伤，虫积腹痛，惊痫，疟疾。"

雄黄作为治疮杀毒的要药，临床应用广泛。《神农本草经》对雄黄描述为："味苦、平，有毒。主寒热，鼠瘘，恶创，疽，痔，死肌，杀精物、恶鬼，邪气，百虫毒肿，胜五兵。炼食之，轻身、神仙。生山谷，山之阳。"《新修本草》曰："出石门者名石黄，亦是雄黄，而通名黄食石。"湖南石门为现今雄黄的道地产区。根据历代本草文献考证，古今所用药用雄黄无论是药物特征、功效还是其主要产地，基本一致。目前雄黄伪品较多，多以黄丹冒充，单凭传统鉴定法极难区分，必须结合理化鉴定等。

雄黄既可解毒，本身又能导致中毒，药典规定用量仅为 0.05～0.1g。但是很多含有雄黄的中成药，诸如六神丸、牛黄解毒丸、安宫牛黄丸、至宝丹等却存在着超过药典规定的每日摄入量上限（0.1g）的现象。雄黄的毒性首先与其自身所含的可溶性砷有关，其次与雄黄共生的有毒矿物质如雌黄、铅石等有关，因此雄黄及含雄黄中成药的质量控制对临床安全合理使用矿物药雄黄具有重要的指导意义。当然通过合理的配伍及炮制可以减轻雄黄的毒副反应，但是在临床中还是需要严格把握好雄黄的适应证，控制好使用时间，防止蓄积中毒，做到"中病即止"或者"衰其大半而止"，更好地做到以毒攻毒。

（孙国铭）

149. 云母

【出处】

"蜀漆散"方(第四)

【探讨】

《神农本草经》谓本品"一名云珠,一名云华,一名云英,一名云液,一名云沙,一名磷石,味甘,平,无毒。治身皮死肌,中风,寒热,如在车船上,除邪气,安五脏,益子精,明目。久服轻身,延年。生山谷山石间"。至宋代《本草图经》曰:"云母生土石间,作片成层可析,明滑光白者为上,江南生者多青黑,不堪入药。损之曰:青、赤、黄、紫、白者,并堪服;白色轻薄通透者,为上;黑者,不任用,令人淋沥发疮。"由上可见云母以五色命名,以无色者效佳,黑色者最劣。

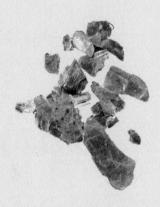

云母

从矿物学角度考证,古代本草所言"黄白晶晶"的云液与"皎然纯白明彻"的磷石实为现代的白云母,"色青黄多赤"的云珠为金云母,"色黄白多青者"的云英为锂云母,"色杂黑"的池涤为黑云母,而云砂为黑云母风化后的变种。一般常见白云母、金云母、黑云母。

白云母的化学组成为 $K\{Al_2[Si_3 AlO_{10}](OH)_2\}$,主要产于变质岩中,但也产于花岗岩等岩石中,除了作为药用,白云母亦是一种良好的电绝缘体和热绝缘体材料。

(孙国铭)

150. 矾石

【出处】

"矾石汤"方（第五）

"矾石丸"方（第二十二）

"消石矾石散"方（第十五）

"侯氏黑散"方（第五）

【探讨】

矾石在我国古代最早出现于炼丹术中,当然其除了作为金石类药物使用外,在印染业中也占有重要地位。

我国古代所用的多种矾石都有一个共同特点,即都是硫酸盐。若按化学式区分如下:

1. 白矾

又名明矾,化学式为 $KAl(SO_4)_2 \cdot 12H_2O$,白色结晶,系焙烧白矾石而得。白矾经缎烧便脱水成为白色粉末,称为枯矾。

2. 绿矾

又名青矾,因常作染黑剂用,所以也叫皂矾。化学式为 $FeSO_4 \cdot 7H_2O$,绿色结晶。既有天然产的,亦有通过焙烧黄铁矿石而得的。绿矾经大火焙烧,则生成赤褐色 $Fe_2O_3 \cdot 7H_2O$,称之为绛矾。

3. 黄矾

天然黄矾的化学组成为 $KFe(SO_4)_2(OH)_6$ 或 $Fe_2(SO_4)_3 \cdot 9H_2O$,呈黄色。

4. 胆矾

初名石胆,又名蓝矾,化学组成为 $CuSO_4 \cdot 5H_2O$,为蓝色结晶,由于它的颜色和苦味,因而得名"胆矾"。

古代医家对矾石究竟为何种矾众说纷纭,有人认为矾石为明矾,比如《本草经疏》《长沙药解》《医宗金鉴》等;有的认为矾石即皂矾,如《本经逢原》

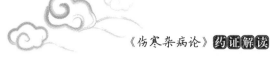

《本草纲目》等；有人说矾石就是胆矾，如《普济本事方》。目前大部分医家的观点认同矾石即为明矾。

　　早在公元前 5 世纪～公元前 3 世纪的战国时代人们已开始利用矾石作为染色剂。在《山海经·北山经》中就记载有："贲闻之山、孟门之山其下多黄垩、多涅石。"东汉人高诱注解认为涅石就是一种黑色的矾石。矾石作为药物最早记载于《神农本草经》，其云："矾石，味酸，寒，无毒。治寒热，泄利，白沃，阴蚀，恶疮，目痛，坚骨齿。炼饵服之，轻身，不老，增年。"《本草纲目》引郭璞注云："矾石也，楚人名涅石，秦人名为羽涅。"因此持矾石为皂矾观点者认为《神农本草经》之前和《神农本草经》时代的矾石是专指涅石而言。而持矾石为明矾观点者认为在《本草纲目》中，矾石附方，除个别标明矾石外，大多数都以明矾、白矾或枯矾之名书写，因此将矾石与明矾视为一物。

　　　　　　　　　　　　　　　　　　　　　　　　　　　　（孙国铭）

151. 寒水石

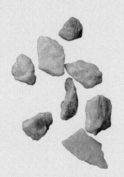

寒水石

【出处】

"**风引汤**"方（第五）

【探讨】

寒水石的基源一直以来存在巨大争议。《神农本草经》中收录"凝水石"条下记其别名为"寒水石"，谓其"味辛，寒，无毒。治身热，腹中积聚，邪气，皮中如火烧，烦满，水饮之，久服不饥"。

目前药材市场上供成方应用的寒水石主要有南、北寒水石两类。南寒水石为碳酸盐类矿物方解石族方解石，主含碳酸钙（$CaCO_3$）；北寒水石为硫酸盐类矿物硬石膏族红石膏，主含含水硫酸钙（$CaSO_4 \cdot 2H_2O$）。而方解石在古代本草学上另有记载，《本草经集注》记方解石"主治胸中留热、结气，黄疸，通血脉……一名黄石"。后世宋代医家马志释其名曰："敲破块块方解，故以为名。"因此，寒水石与方解石历来混用。而石膏的别名也为寒水石，李时珍云"石膏因其性大寒如水，故名寒水石，与凝水石同名异物。"可见石膏易误称为寒水石。

亦有观点认为寒水石是芒硝。但据明代李时珍《本草纲目》记载凝水石

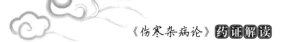

可"拆片投水中,与水同色,其水凝动,又可夏月研末煮汤入瓶,倒悬井底,即成凌冰,故有凝水、白水、寒水、凌水诸名"。可见凝水石可拆片投入水中。而芒硝在空气中尤其在干燥的空气中易风化为白色粉末状的无水芒硝(药学上称作风化硝),根本无法"拆片",因此将寒水石认为是芒硝亦欠妥当。

寒水石既非方解石、石膏,又非芒硝,那么究竟其为何物? 李时珍认为:"凝水即盐精石也,一名泥,昔人谓之盐枕,今人谓之盐根。生于卤地积盐之下,精液渗入土中,年久至泉,结而成石,大块有齿棱,如马牙硝,清莹如水精,亦有带青黑色者,皆至暑月回润,入水浸久亦化。盐枕作精块,有孔窍,若蜂巢,可缄封为礼赞者,皆此物也。唐宋诸医不识此石,而以石膏、方解石为注,误矣。"可见李时珍将寒水石称作盐枕头、盐根。从现代矿物学考证此盐根很有可能是一种镁盐、钠盐。

(孙国铭)

152. 戎盐

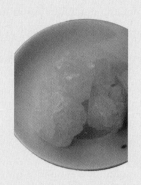

大青盐，采于青海湖湖底

【出处】

"茯苓戎盐汤"方（第十三）

【探讨】

在现行版药典中，本品名为"大青盐"，为卤化物类石盐族湖盐结晶体，主含氯化钠（NaCl）。自盐湖中采挖后，除去杂质，干燥。

本品首见于《神农本草经》，列为下品，谓其"主明目，目痛，益气，坚肌骨，去毒虫"。无性味及相关基源的描述。至《本草经集注》记载："味咸，寒，无毒。治心腹痛，溺血，吐血，齿舌血出。一名胡盐，生胡盐山及西羌北地，及酒泉、福禄城东南角，北海青，南海赤，十月采"，方对其性味、产地及采收时间进行描述，并有胡盐之名。

唐代《新修本草·玉石等部下品》对本品形态进行了描述，其谓："陶称卤咸，疑是黑盐，此是咸土，议如前说，其戎盐即胡盐。沙州名为秃登盐，廊州名为阴土盐，生河岸山坡之阴土石间，块大小不常，坚白似石，烧之不鸣炸者。"《日华子本草·玉石部下品》更有羌盐之称，曰："即西蕃所出，食者号戎盐，又名羌盐。"

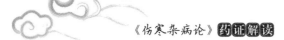

宋代《本草图经·玉石中品》名之青盐，其谓："医家治眼及补下药多用青盐，疑此即戎盐。"《太平圣惠方·补益方序》木瓜丸条首次使用本品来炮制药物，曰："木瓜七枚，大者，切头上一片为盖子，剜去瓤并皮子，入硫磺、青盐在内。"

清代邹澍《本经疏证》对其特征描述更详细，其云："戎盐藉水而结，嵌土石间，似目睛一；状如累棋，层叠包囊，似目睛二；卤水必浊，戎盐则莹，似目睛三；色惟青黑，似目睛四。"更与食盐进行比较，"其'坚肌骨'正与食盐同，而其所以异者，食盐则劫痰涎而使吐，戎盐则挽血液而使凝也。夫食盐未尝不能凝血，而终渗泄津液；戎盐未尝不渗泄津液，而终凝血者。"

从上述文献可知，戎盐由于地区差异，别名众多，但与食盐成因与功效不一致，不可混用。现代戎盐主要产于青海湖，故常称为"大青盐"。

（唐可伟）

• 其他类 •

153. 人尿

【出处】

"白通加猪胆汁"方（315）

【探讨】

本品在现行版药典中未见收载。

药用者取童便良，因小儿稚阴稚阳之体，气血冲和，本品首见于《五十二病方》，载："乾瘙，煮溺二斗，令二升，豕膏一升，治藜芦二升，同傅之。"主要用于治疗外科疾病。曰其"味辛，温。主大风，寒湿痹，历节痛，拘挛缓急，破积聚邪气，金疮，强筋骨，轻身健行。"至梁代《本草经集注》云："治寒热，头痛，温气，童男者尤良。"

唐代《新修本草》载："主卒血攻心，被打内有瘀血；又主癥积腹满，诸药不瘥者，服之皆下血片肉块；亦主久嗽上气失声。"《证类本草》引陈藏器曰："主明目益声，润肌肤，利大肠，推陈致新，去咳嗽肺痿，鬼气瞷病。"五代《日华子本草》对本品的应用和功效有进一步的研究，其曰："小便，凉。止劳渴嗽，润心肺，疗血闷，热狂，扑损瘀血晕绝及困乏，揩洒皮肤，治皲裂，能润泽人。蛇、犬等咬，以热尿淋患处。难产及胞衣不下，即取一升，用姜、葱各一分，煎三、两沸，乘热饮，便下。吐血，鼻洪，和生姜一分绞汁，并壮健丈夫小便一升，乘热顿饮差。"

从以上文献看，人尿应用范围较为广泛，涉及内、外、妇各科。仲景用人尿，见于白通加猪胆汁方中，人尿五合（一合约 20ml）合猪胆汁一合，取其咸苦寒，引阳入阴，反佐用之，治疗阴阳格拒之证。现今人尿、人中白、人中黄等品种临床应用较少，浙江等地民间尚有于立夏用童便煮鸡蛋者，取其滋阴降火，符合江浙一带湿热重易于伤阴之体质特点。

（郑军状）

154. 乱发

【出处】

"滑石白鱼散"方（第十三）

"猪膏发煎"方（第十五）

【探讨】

本品最早的记载见于两千多年前的《五十二病方》。在内经时代已有以"左角之发"治疗尸厥的描述。《素问·缪刺论》中记载："以竹管吹其两耳，剃其左角之发方一寸燔治，饮以美酒一杯，不能饮者灌之，立已。"《神农本草经》对其描述为："发髲，味苦，温，无毒。治五癃，关格不通。利小便水道。疗小儿痫，大人痉。"《本草经集注》言其"主治咳嗽，五淋，大小便不通，小儿惊痫。止血，鼻衄，烧之吹内立已"。《本草纲目》中记载："发乃血余，故能治血病，补阴，疗惊痫，去心窍之血。"综上，乱发具有消瘀通窍，通利水道之功效。

本品基源较为明确，即人科健康人之头发，通常将其收集后除去杂质，用碱水洗净污垢后制成炭化物血余炭 *Crinis Carbonisatus* 入药用。

实际上各个历史时期包括乱发在内的人部药使用的广泛程度各不相同。现存最早的医药书籍成书于先秦时期的《五十二病方》共记载了9种人部药，包括人发、精液、童尿、人尿、头脂、死人头（颅骨）、死人胻骨（胫骨、腓骨的统称）、人泥（人身汗垢）、乳汁等。到了明代，李时珍所著的《本草纲目》是"人部药"著作的集大成者，共收录了37种"人部药"。而目前在临床上仍应用的"人部药"有紫河车、血余、人中黄、人中白、人尿、人乳汁等。出于对传染性疾病的防治，以及对伦理学角度的考虑，2015年版《中国药典》仅收录了血余炭这一味"人部药"。

然而随着人类居住环境的日益恶化，不同程度的环境污染，以及饮食结构的改变和染发等原因，人类毛发的质量下降，作为药物的安全性受到威胁，尤其是重金属超标问题应该引起重视。有学者研究发现人发中铅、铜、砷等重金属含量均有明显超标的现象，应引起足够重视。

（孙国铭）

155. 裈

【出处】

"烧裈散"方（392）

【探讨】

关于《伤寒论》书中最有争议的条文，笔者认为应该是 392 条。"阴阳易"这个病源于"病后房劳复"，历代医家几乎没有异议，全都支持。从条文内容来分析，这个病的特点有三：①"头痛不欲举"，即头抬起很困难；②少腹拘挛疼痛，伴外阴拘挛；③全身沉重倦怠乏力。但此病对应西医学疾病谱中的何病种呢？有些学者认为本病可能是慢性盆腔淤血综合征，有人认为应当是当时一种极特殊的主要通过性接触传播的疾病，也有人提出可能是 Reiter 综合征，这些解释有合理之处，但都缺乏强的说服力；而且仲景既然写出来，那就应该（至少在当时）是比较常见的情况，不然仲景惜字如金，何必如此详细的记录这样一条，确实令人费解。

仲景在此所用的这张"烧裈散"，用的是裈近阴处烧灰入药，男病取女，女病取男。如果本病真是通过性接触传染的疾病，取衣物外穿似乎还说得过去，但这里不是外用，而是烧灰内服，所以更让人感到不可思议。汉代纺织品的原料主要是丝和麻，丝织品主要为帝王及高等贵族享用，普通百姓制衣使用的布，指的就是平纹的大麻或苎麻纺织品，以十缕布为常制，即《汉书·王莽传》中"自公卿以下，一月之禄十缕布二匹"所指，这些已由马王堆 1 号墓出土的 N29-2 号文物"大麻布"得到证实。

汉代人贴身着裈，从目前现存的沂南画像石中描绘的图像来看，当时人们穿的裈有两种。一种没有裤管，就是一幅布将下体包一下后缠于腰部，与《史记·司马相如列传》中记录的"犊鼻裈以三尺布作，形如犊鼻"非常接近；另一种就有明显的裆和裤管，与现代男士长裤有点类似。因此，"烧裈散"其实就是苎麻丝烧成的炭灰，有点接近当今的"苎麻炭"，假如这个"烧裈散"确

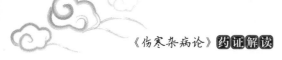

实有作用,那现代的苎麻丝烧成的炭灰,是不是能有原方的作用呢? 可惜有关"烧裈散"治验的资料实在是太少,所以这些都只能存疑待考了。

（张宇静）

主要参考文献

[1] 俞励平,梁晓亮,曾永长,等.麻黄"上沫"成分的热分析 TG-DTG-DSC 及热解 -GC-MS 研究 [J]. 中山大学学报:自然科学版,2011,(50):94-97.

[2] 柴田承二.正倉院薬物調査研究蒲遺 I "人参"について.值物研究雑誌 [J].1991,(66):1-6.

[3] 曾雄生.中国农学史 [M].福州:福建人民出版社,2008.

[4] 中国药材公司.中药保管技术 [M]. 北京:中国商业出版社,1984.

[5] 程学华.西安市东郊汉墓中发现的带字陶仓 [J].考古,1963,(4):17.

[6] 张炳鑫.中药炮制品古今演变评述 [M].北京:人民卫生出版社,2011.

[7] 孙机.汉代物质文化资料图说 [M].上海:上海古籍出版社,2011.

[8] 张仲景.伤寒论 [M].钱超尘,郝万山,整理.北京:人民卫生出版社,2005.

[9] 张仲景.新辑宋本伤寒论 [M].重庆市中医学会,编注.重庆:重庆人民出版社,1955.

[10] 张仲景.金匮要略 [M].何任,何若苹,整理.北京:人民卫生出版社,2005.

[11] 黄帝内经素问 (影印本)[M].北京:人民卫生出版社,2015.

[12] 黄帝内经灵枢(影印本)[M].北京:人民卫生出版社,2015.

[13] 陶弘景.本草经集注 [M].尚志钧,辑校.北京:人民卫生出版社,1994.

[14] 尚志钧.神农本草经校注 [M].北京:学苑出版社,2008.

[15] 苏颂.本草图经 [M].尚志钧,辑校.北京:学苑出版社,2017.

[16] 唐慎微.证类本草 [M].北京:中国医药科技出版社,2011.

[17] 李时珍.本草纲目 [M].北京:人民卫生出版社,2005.

[18] 马继兴.神农本草经辑注 [M].北京:人民卫生出版社,2013.

[19] 陶弘景.名医别录 [M].尚志钧,辑校.北京:人民卫生出版社,1986.

[20] 日华子.日华子本草 [M].尚志钧,辑校.合肥:安徽科学技术出版社,2005.

[21] 韩保昇.蜀本草 [M].尚志钧,辑复.合肥:安徽科学技术出版社,2005.

[22] 苏敬.新修本草 [M].尚志钧,辑校.合肥:安徽科学技术出版社,1981.

中药索引